红细胞研究进展

Research Progress of Red Blood Cell

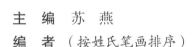

主 编 苏 燕

编 者（按姓氏笔画排序）

马 强　王亚奇　刘 佳　刘 治

刘锦龙　安 亮　苏 燕　李 姝

李晓晶　李嘉欣　杨 静　杨丽丽

杨美霞　邰 玉　周琼秀　赵利美

席海燕　韩晓敏　霍东升　魏春华

中国协和医科大学出版社

北 京

图书在版编目（CIP）数据

红细胞研究进展 / 苏燕主编 . — 北京：中国协和医科大学出版社，2024.1

ISBN 978-7-5679-2315-7

Ⅰ . ①红… Ⅱ . ①苏… Ⅲ . ①红细胞—研究进展 Ⅳ . ① R322.2

中国国家版本馆 CIP 数据核字 (2023) 第 217997 号

红细胞研究进展

主　　编：苏　燕
策　　划：朱志祥
责任编辑：杨小杰
封面设计：周晓冰
责任校对：张　麓
责任印制：张　岱

出版发行：中国协和医科大学出版社
　　　　　（北京市东城区东单三条 9 号　邮编 100730　电话 010-65260431）
网　　址：www.pumcp.com
经　　销：新华书店总店北京发行所
印　　刷：永清县晔盛亚胶印有限公司

开　　本：787mm×1092mm　1/16
印　　张：16.5
字　　数：360 千字
版　　次：2024 年 1 月第 1 版
印　　次：2024 年 1 月第 1 次印刷
定　　价：168.00 元

ISBN 978-7-5679-2315-7

前　言

　　红细胞是哺乳动物细胞中最被我们熟知的细胞，也是最独一无二的细胞。正常成熟红细胞没有细胞核及亚细胞结构，只能存活 3～4 个月，但它们一生依靠其特有的变形能力马不停蹄地穿行在各种管径的血管中，行程达数千里。红细胞赋予血液颜色，同时为机体运来氧气带走二氧化碳。尽管红细胞看起来很简单，且新陈代谢能力有限，但实际上，体内所有其他细胞的存活均取决于红细胞的正常功能。暴露在高含氧量环境中的红细胞能第一时间与体内外各种内源性和外源性化学物质接触，时刻感知机体任何微小的变化，并努力抵御侵袭和传递信息，因此，红细胞也被看作机体的健康卫士。

　　此外，红细胞还是临床检测最容易获得的组织标本，其形态、数量、功能的变化常成为临床诊断疾病的依据。作为机体最简单的细胞，红细胞及血红蛋白曾经作为很多研究的经典模型，如红细胞膜骨架的组成和运动、血红蛋白结构与功能的关系、血红蛋白基因表达的时空调控、血红蛋白病的基因诊断与治疗等均成为教科书中的经典内容。

　　然而，在研究技术和手段不断发展和进步的今天，人们对红细胞的研究并没有停滞。在新科技的带动下，红细胞的研究不断焕发出新的生机，这些看似简单的红细胞中蕴藏的奥秘远远超出了我们之前的想象，一些新的研究进展和技术应用一次次地刷新我们对红细胞的认知。

　　本研究团队从 20 世纪 60 年代起就开始进行血红蛋白和红细胞的研究，对红细胞的认识在不断深入。我们对该领域研究进展进行系统梳理，编写了这部著作，以期为同行提供一本比较全面、系统介绍红细胞及其研究进展的参考书。

　　本书以红细胞形态、结构、代谢、功能及在运动、疾病、体外存储过程中的变化为主线，分 16 章，分别从红细胞分化和发育、组成和代谢、衰老和清除、免疫和相互作用等方面介绍红细胞的研究进展；从临床常用的红细胞相关检测方法、本实验室建立的血红蛋白再释放实验及组学技术（RNA 组学、蛋白质组、代谢组学）和外泌体检测等相关技术在红细胞及其相关疾病诊断及研究中的应用，分析了红细胞与运动的关系及红细胞在体外存储和相关疾病中的改变，综述了红细胞作为药物递送载体在临床药物研发中的应用。本书内容丰富、翔实，可供医学检验专业从业人员、血液科医务人员和相关科研人员及医学生阅读参考。

　　由于作者水平有限，书中不妥之处还请读者批评指正。

苏　燕

2023 年 12 月

目　　录

第1章

红细胞的分化、发育及研究进展

 第一节 红细胞生成的胚胎起源及分化发育

一、红细胞生成的胚胎起源

红细胞是哺乳动物胚胎植入后第一种功能特化的细胞，其特定的功能对于生命体的胚胎发育乃至出生后的生存都是必需的。胚胎期血细胞发生包括原始造血（primitive hematopoiesis）和永久造血（definitive hematopoiesis）。在胚胎发育早期，原始造血先出现，产生独特的血细胞来执行特定功能，短期内满足胚胎生存和发育的需要。随后产生造血潜能和功能更多样的造血系统，这时永久造血独立出现，先产生红系/髓系祖细胞（erythroid myeloid progenitor，EMP），然后产生造血干细胞（hematopoietic stem cell，HSC）。HSC 是最后出现的造血细胞类型，具有自我更新和分化成各类成熟血细胞的潜能，确保终生造血活性。脊椎动物胚胎期造血分为几个阶段，涉及多个造血部位，如卵黄囊（yolk sac，YS）、主动脉 - 性腺 - 中肾区（aorta-gonad-mesonephron，AGM）、动脉丛、肝和骨髓（图 1-1）。第一阶段发生在卵黄囊中，主要产生原始红细胞及巨噬细胞和巨核细胞；第二阶段也出现在卵黄囊，永久造血独立出现，产生 EMP；第三阶段发生在胚胎的 AGM 区、大血管、胎盘和卵黄囊，以产生 HSC 为主要特征，HSC 迁入胎儿肝脏并增殖分化，之后迁入骨髓，此后骨髓就成为了红细胞发生的主要部位。

二、红细胞的分化与发育

红细胞生成（erythropoiesis）是指红系祖细胞产生并逐渐分化的过程，总体上可分为红系祖细胞、红系前体细胞和红系终末细胞三大阶段，每一阶段又可细分为多个层级。在哺乳动物胚胎发育过程中，在卵黄囊、胎肝和骨髓中相继出现三轮连续发生、并有部分重叠的红系造血活动（图 1-2）。

根据红系细胞分化形态差异和发生时间先后，可将其分为原始红系细胞分化谱系（primitive erythroid lineage，EryP）和定向红系细胞分化谱系（definitive erythroid

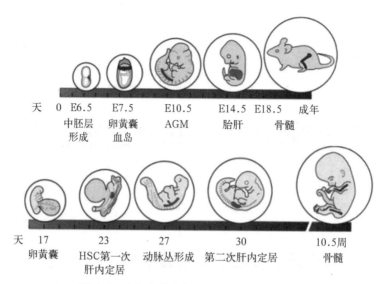

图 1-1 小鼠和人类发育过程中的造血部位

注：1. 小鼠的造血发育。小鼠的造血发育包括原肠胚形成中胚层（E6.5 左右）、卵黄囊血岛发育（E7.5）、主动脉 - 性腺 - 中肾区出现造血干细胞（E10.5；其他部位，如大动脉和胎盘未显示）、胎肝造血（E14.5）及妊娠晚期胎儿（E18.5）和成年动物的骨髓造血。活跃的循环大约始于 E9.0；2. 人类胚胎的造血发育。人类胚胎的造血发育包括卵黄囊造血期（第 17 天）、HSC 第一次肝内定居（第 23 天）、动脉丛形成（第 27 天）、HSC 第二次肝内定居（第 30 天）和骨髓定植（10.5 周）。活跃的循环大约在第 21.3 天开始。

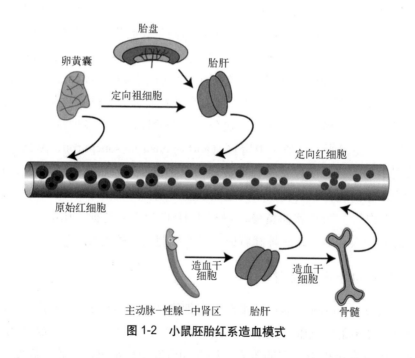

图 1-2 小鼠胚胎红系造血模式

lineage，EryD）。尽管参与第一轮造血的 EryP 和参与第二轮造血的 EryD 起源于中胚层不同的祖细胞群，但两者的分化过程极为相似，均在红细胞发育过程中起着重要作用。两者的差异主要表现在细胞体积（EryP 大于 EryD）和所含珠蛋白的组分（EryP 为胚胎型，EryD 为成年型）不同，因此两类细胞群的携氧能力和对低氧刺激的反应性也有所不同。最终造血干细胞完成更替，在胎肝中进行第三轮造血，产生 EryD。通常认为，HSC 于妊娠末期迁入骨髓，此后（从胎儿出生直至成年），骨髓就成为了红细胞发生的主要部位。然而也有学者认为，HSC 在妊娠中期就已经在胎肝和骨髓定居，只不过它们在骨髓中一直保持静息状态，直至出生后才发挥造血功能。

（一）第一轮原始红系造血

EryP 起源于非常接近腔内内胚层的中胚层祖细胞，在小鼠胚胎期的第 7.5 天（E7.5）迁移入卵黄囊的血岛之中。腔内内胚层通过分泌某些因子调节原始红细胞发生。研究发现，*GATA-4* 基因控制原始造血过程，敲除 *GATA-4* 的小鼠胚胎干细胞不能形成腔内内胚层，从而导致 EryP 消失；体外共培养实验也提示内胚层分泌的印度豪猪蛋白（indian hedgehog，IHH）和血管内皮生长因子（vascular endothelial growth factor，VEGF）信号能够促进 EryP 增殖。EryP 最终也要经历在胎肝中脱核成熟的步骤。首先，原始红系细胞在卵黄囊中分化为暂时存在的祖细胞 EryP-CFC（colony forming cell），它们于 E7.25 出现，E8.25 到达峰值，并于 E9 消失。胎鼠的心脏在 E9 开始搏动，将卵黄囊中的 EryP 送入胎血循环，在 E9.5 ～ E12.5 分化为原始红系前体细胞（erythroblast precursor）。与定向红系前体细胞相同，经过原红细胞（proerythroblast）、早幼红细胞（basophilic erythroblast）、中幼红细胞（polychromatophilic erythroblast）、晚幼红细胞（orthochromatophilic erythroblast）四个阶段后（图 1-3），细胞分裂终止。此过程伴随有限代数的对称分裂以扩大细胞群体、减小细胞直径、富集血红蛋白，浓缩细胞核，减少 RNA 含量和细胞间黏附分子表达。随后终末分化的红细胞完成脱核成为原始无核红细胞，即红细胞。在 E13.5 ～ E14.5，有核 EryP 约减少 50%；至 E15.5，几乎所有 EryP 均已完成脱核。在妊娠全程均能发现终末分化的原始红细胞，并在出生后至少 3 周内持续存活，

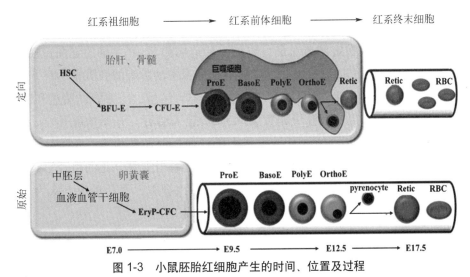

图 1-3　小鼠胚胎红细胞产生的时间、位置及过程

注：HSC，造血干细胞；BFU-E，红系爆式集落形成单位；CFU-E，红系集落形成单位；ProE，原红细胞；BasoE，早幼红细胞；PolyE，中幼红细胞；OrthoE，晚幼红细胞；Retic，网织红细胞；RBC，红细胞。

数量约占外周血细胞总数的 0.5%，其寿命也与成体红细胞相近。

和小鼠类似，人类 EryP 也经历成熟脱核步骤。不同的是，人类 EryP 的成熟脱核现象是发生在胎盘中的。原始造血对于发育具有相当重要的生物学意义，首先 EryP 为细胞供氧以支持胚胎的迅速生长；其次它们还能有效清除内环境产生的活性氧；最关键的是胎心收缩能够驱动 EryP 产生剪切力，这对于血管重塑至关重要，有利于建立卵黄囊和胚体之间的循环通道。

（二）第二轮定向红系造血

在小鼠中期妊娠阶段，循环中 EryP 的比例逐渐降低，而 EryD 的数目逐渐增加，标志着第二轮定向造血活动的开始。妊娠期定向造血活动主要在胎肝进行，胎肝为 EryD 的增殖和分化提供了良好的微环境。源自卵黄囊（E8.25 ～ E11.5）的红系 - 髓系祖细胞，从 E10.5 起在胎肝中定居并且最终产生无核的成熟红细胞。由于起源于同一祖先，因此在本阶段，红系和髓系的发育也呈同步化趋势。同一时期还从卵黄囊分离鉴定出的大量具有高度增殖能力的其他红系祖细胞，如取自 E8.25 的高度增殖的多能克隆形成细胞（highly proliferative, multipotential progenitor colony forming cell，HPP-CFC）和取自 E9.5 的具有广泛自我更新能力的红系祖细胞（extensively self-renewing erythroid progenitor，ESRE）。与取自胎肝（E12.5）和骨髓的 ESRE 相比，卵黄囊来源的 ESRE 具有更强的自我更新能力，其机制可能是与该类细胞通过上调 Bmi-1 蛋白水平以促进自我更新。由于这几类祖细胞群在发生时间和空间上具有重叠性，目前尚不清楚它们之间相互关系，ESRE 究竟起源于 HPP-CFC 还是 EMP，HPP-CFC 和 EMP 之间又存在怎样的衍化关系，这些问题仍需进一步研究。

第二轮定向造血的生理意义在于，由 EMP 主导的瞬时定向造血是胚胎造血全过程的中间过渡状态，它衔接了第一轮原始造血和第二轮 HSC 主导的定向造血过程，在其间的窗口期起到了承上启下的作用。

（三）第三轮定向红系造血

由 HSC 主导的永久性定向造血最终取代原始造血和 EMP 主导的定向造血，成为妊娠后期和出生后的红细胞来源。小鼠 HSC 最早起源于主动脉旁的胚脏壁（E7.5 ～ E9.5），于 E10.5 ～ E11.5 出现在主动脉 - 性腺 - 中肾（AGM）区域、大血管、胎盘和卵黄囊中。目前认为，大约在 E12 起，来源于卵黄囊的 HSC 迁入胎肝，开始增殖分化，从而启动第三轮定向造血。人类 HSC 的发育过程和小鼠极为相似，在孕 7 ～ 8 周就可检测到胎肝 HSC 所分化出的定向红系祖细胞。关于 HSC 向红系祖细胞分化的路径目前尚存在许多争议，传统观点认为 HSC 经过多级分化形成红系祖细胞，而新近观点认为 HSC 可以直接分化成红系祖细胞。

在胎肝（出生前）或骨髓（出生后）中，由 HSC 衍生的定向红细胞生成过程是一致的。首先，由 HSC 衍生出红系祖细胞，依次经历红系爆式集落形成单位（burst forming unit-erythroid，BFU-E）和红系集落形成单位（colony forming unit-erythroid，CFU-E）阶段。通过联合检测细胞表面标志物 CD34、CD36、CD45 和 CD71，已从人外周血、脐带血和骨髓中富集到高纯度的 BFU-E 和 CFU-E。BFU-E 是一个巨大的细胞克隆，含有数千个细胞，它本身分裂缓慢，却可分化出快速增殖的 CFU-E。BFU-E 能对多种造血刺激因子产生应答，包括促红细胞生成素（erythropoietin，EPO）、干细胞因子（stem cell factor，SCF）、胰岛素样生长因子 -1（insulin like growth factor-1，IGF-1）、糖皮质激素（glucocorticoid，GC）、白介素 3（interleukin-3，IL-3）和白介素 6（interleukin-6，IL-6）等。CFU-E 向红系前体细胞方向分化，并依赖 EPO 以维持其存活状态。此外，CFU-E 能对 SCF 产生应答，却对糖皮质激素无反应。

　　CFU-E 直接分化出原红细胞，该过程往往伴随细胞表面标志 c-Kit（SCF 的受体）的消失和 Ter119 的表达。一旦 CFU-E 开始分化，它就会快速增殖并高度依赖 EPO，EPO 可以抑制 CFU-E 凋亡并诱导红系特异性基因的表达。由 CFU-E 定向分化为红系前体细胞，围绕巨噬细胞形成血岛，从而组成了终末红细胞生成的微环境，依次通过原红细胞、早幼红细胞、中幼红细胞和晚幼红细胞阶段，经 4 ～ 5 轮细胞分裂后逐步成熟，至晚幼红细胞时便终止分裂。在正常情况下，CFU-E 与各型前体细胞的比例维持在 1：2：4：8：16。转录组学研究表明，红细胞分化各阶段的基因表达与其形态学改变吻合，并呈现一定的独特性。故每次分裂都使细胞体积缩小、胞浆血红蛋白累积、细胞核固缩、RNA 含量减少，在网织红细胞（reticulocyte）阶段通过挤压作用脱核，以胞吐和自噬方式丢弃核糖体、线粒体等细胞器，随后进入外周血，最终分化为成熟红细胞（见图 1-3）。

三、终末期红系造血微环境——成红细胞岛（血岛）

（一）血岛的组成

　　在胚胎期的胎肝和出生后的骨髓中，处于各分化阶段的红系前体细胞黏附在中心巨噬细胞边缘，组成终末期定向红系造血的结构单元——成红细胞岛（erythroblastic island，EBI），为红细胞成熟提供造血微环境。若干成红细胞在一个血岛中同步增殖和分化，最终同时成熟。此外，血岛也在胚胎期原始红系造血过程中也发挥作用。以大鼠为例，血岛在骨髓中的分布并不均匀，有些紧邻血窦，有些则远离血窦。其中远离血窦的血岛含有较原始的成红细胞，而紧邻血窦的血岛则含有终末分化的成红细胞。对于这种现象，一种解释是中心巨噬细胞与正在分化的成红细胞间相互作用，刺激巨噬细胞分泌蛋白酶，通过降解细胞外基质以驱动血岛向血窦移动；另一种解释是逐渐分化成熟的成红细胞通过和不同位置的中心巨噬细胞的结合 - 解离作用，实现向血窦的转移。总之，巨噬细胞和成红细胞间的相互作用对于红细胞生成至关重要。

（二）血岛的细胞黏附机制

　　血岛中的各级成红细胞和巨噬细胞会在分化过程中表达多种细胞表面黏附分子，从而介导细胞间、细胞与细胞外基质间的相互作用，以控制红细胞生成。血岛功能的完整性与这些黏附机制是紧密联系的。

　　1. 成红细胞 - 巨噬细胞蛋白　最早发现的介导成红细胞与巨噬细胞蛋白间黏附的分

子是成红细胞 - 巨噬细胞蛋白（erythroblast macrophage protein，Emp），它位于巨噬细胞和成红细胞的表面，是相对分子质量为 33 ～ 36kD 的跨膜蛋白。Emp 可介导巨噬细胞 - 成红细胞或者成红细胞 - 成红细胞间的黏附。体外培养 Emp 缺失的血岛，可见成红细胞凋亡增加；Emp 敲除小鼠则因严重贫血而在出生前死亡。Emp 在胎肝未成熟巨噬细胞的胞浆中表达，但却在成熟巨噬细胞表面表达，这种定位差异会导致未成熟巨噬细胞缺乏黏附和形成血岛的能力。故 Emp 的定位和功能异常会严重阻碍红细胞的发生。

2. α4β1 整合素和血管内皮细胞黏附分子 -1　α$_4$β$_1$ 整合素（α4β1 integrin）也称极迟抗原 4（very late antigen-4，VLA-4），位于成红细胞表面，而血管内皮细胞黏附分子 -1（vascular cell adhesion molecule-1，VCAM-1）位于巨噬细胞表面，两者通过受体 - 配体相互作用使得血岛细胞互相黏附。用抗体封闭其中任何一种分子，均能干扰血岛形成。进一步研究表明，在体内阻断 VLA-4，可下调血岛数量和血岛中成红细胞的数量，导致红细胞成熟障碍。此外，VLA-4 还在应激造血中起关键作用。

3. 细胞间黏附分子-4 与 α$_V$ 整合素　成红细胞表面的 ICAM-4 和巨噬细胞表面的 α$_V$整合素之间也存在受体 - 配体相互作用。阻断两者的结合可以使血岛数量下降 70%；在ICAM-4 敲除鼠中，也可见到血岛显著减少。此外，另有一种分泌型 ICAM-4 可正向调节红细胞终末分化，它通过与膜型 ICAM-4 竞争，优先结合 α$_V$ 整合素，促使网织红细胞从中心巨噬细胞表面解离，以利于其进入外周血。

4. 其他黏附分子　巨噬细胞表面的 CD163 受体也能与成红细胞产生相互作用，促进成红细胞增殖，并维持其生存，目前尚不清楚它所识别的红细胞表面配体，有关调节成红细胞增殖的受体 - 配体相互作用也尚未明确。巨噬细胞表面蛋白 Ephrin-2（HTK 配体）和成红细胞表面受体 EphB4（HTK）或许是一对候选调节因子。对于血岛的细胞黏附机制的研究，将来的任务是进一步阐明各类黏附分子的具体功能、作用时相和完整的信号通路。

（三）中心巨噬细胞的作用

处于血岛的中心巨噬细胞发挥着滋养细胞的作用，为红系前体细胞合成血红蛋白（hemoglobin，Hb）提供铁离子，同时吞噬清除排出的红细胞核。更重要的作用是中心巨噬细胞能直接刺激成红细胞增殖，并维持其存活状态。分化异常的中心巨噬细胞直接影响血岛功能。研究表明，视网膜母细胞瘤抑制基因（retinoblastoma tumor suppressor，Rb）敲除的小鼠胚胎会因严重贫血而死亡，其原因是由于 Rb 缺失导致巨噬细胞分化障碍，从而影响血岛中成红细胞的成熟与排核。细胞骨架相关蛋白 palladin 的缺失也会造成巨噬细胞的功能缺陷，使其不能黏附成红细胞，导致血岛解体转录因子 c-Maf 的缺失，也会导致巨噬细胞功能受损，其后果是胎肝中血岛减少及胎鼠中红细胞数量下降。巨噬细胞是改变造血微环境的关键因素，其功能异常将会干扰正常造血过程。

四、成年人红细胞生成过程

正常成年人每天产生约 2×10^{11} 个红细胞。骨髓是成年人生成红细胞的唯一场所。

红骨髓内的造血干细胞首先分化成为红系定向祖细胞，再经过原红细胞、早幼红细胞、中幼红细胞、晚幼红细胞和网织红细胞的阶段，最终成为成熟红细胞（图 1-4、图 1-6）。从原红细胞到中幼红细胞阶段，经历 3 ～ 5 次有丝分裂，每次有丝分裂约持续 1 天。最终 1 个原红细胞可产生 8 ～ 32 个晚幼红细胞，需 3 ～ 5 天。机体贫血时细胞分裂加快，可缩短到 2d。晚幼红细胞不再分裂，细胞内血红蛋白的含量已达到正常水平，脱去细胞核成为网织红细胞。网织红细胞进入血液循环后，通过自噬清除残留的线粒体、核糖体等细胞器而发育为成熟红细胞，此过程约需 1 天。在人外周血的血涂片中，成熟红细胞中央染色较浅，周缘染色较深（图 1-5）。

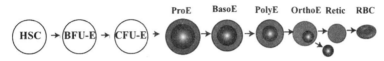

图 1-4　红细胞生成模式图

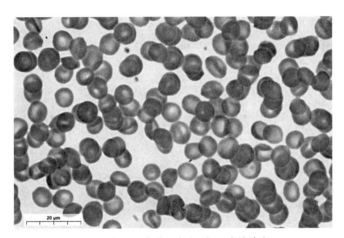

图 1-5　外周血涂片示红细胞（瑞特染色）

　　红细胞发生过程的形态演变（表 1-1）和（图 1-5）。由于网织红细胞持续时间较短，成人外周血中网织红细胞的数量只占红细胞总数的 0.5% ～ 1.5%（图 1-7），新生儿较多，可达 3% ～ 6%。当骨髓造血功能增强时，大量网织红细胞释放入血，血液中网织红细胞计数可高达 30% ～ 50%。临床工作中常通过外周血网织红细胞计数来了解骨髓造血功能的盛衰。

　　成熟红细胞的生成需要多种生物学过程参与，而细胞自噬在红细胞生成过程中发挥着重要作用，尤其是红细胞终末分化阶段的线粒体、核糖体及其他细胞器的清除过程。Fader 和 Colombo 借助慢性粒细胞白血病细胞系 K562，发现在红细胞成熟过程中存在着自噬现象。细胞自噬是指在自噬相关基因的调控下，降解细胞自身受损或无关细胞器，以此维持细胞自身的更新和活力。线粒体自噬是一种通过自噬机制选择性清除受损伤或不必须的线粒体的过程。红细胞中的线粒体自噬水平过高或过低，会导致红细胞成熟缺

表 1-1　红细胞发生过程的形态演变

发育阶段	名称	细胞形态		细胞核			细胞质			分裂能力
		直径 / μm	形状	形状	染色质	核仁	嗜碱性	着色	血红蛋白	
原始阶段	原红细胞	14 ～ 22	圆	圆	细粒状	2 ～ 3	强	墨水蓝	无	有
幼稚阶段	早幼红细胞	11 ～ 19	圆	圆	粗粒状	> 1/2	很强	墨水蓝	开始出现	有
	中幼红细胞	10 ～ 14	圆	圆	粗块状	约 1/2	减弱	嗜多染性红蓝间染	增多	弱
	晚幼红细胞	9 ～ 12	圆	圆	致密块	更小	弱	红	大量	无
成熟阶段	网织红细胞	7 ～ 9	圆盘状	无细胞核				红	大量	无
	红细胞	7 ～ 8	圆盘状	无细胞核				红	大量	无

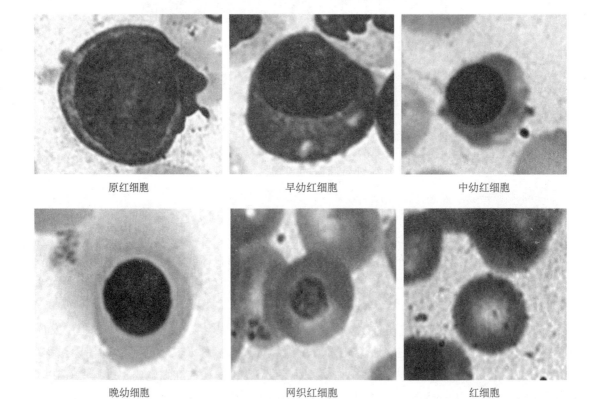

原红细胞	早幼红细胞	中幼红细胞
晚幼细胞	网织红细胞	红细胞

图 1-6　骨髓涂片光镜图（瑞特染色）

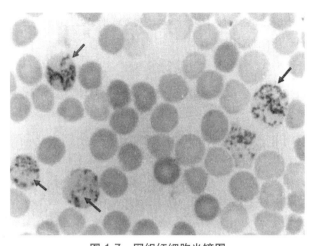

图 1-7　网织红细胞光镜图

注：煌焦油蓝染色，箭头所示细网状的为网织红细胞。

陷相关的血液疾病发生。近年来线粒体自噬在红细胞发育中的作用是该领域广泛关注的焦点问题。已有学者对 Nix（即 Bcl-2 连接蛋白，Bnip3L）、unc-51 样激酶（unc-51 like kinase1，ULK1/Atg1Ulkl）、自噬相关基因 7（autopha-related gene，ATG7）、自噬相关基因 5（autopha-related gene 5，ATG 5）在红细胞线粒体自噬中的作用机制进行研究，但目前关于红细胞线粒体自噬有哪些途径及机制尚不清楚。探究线粒体自噬在红细胞发育中的作用不仅可以阐明生理条件下红细胞成熟的机制，明确与红系造血相关疾病的病因，而且还可通过控制线粒体质量，为地中海贫血、骨髓增生异常综合征等血液疾病提供新的治疗策略。

五、红细胞生成所需物质

在红细胞生成的过程中，需要有足够的蛋白质、铁、叶酸和维生素 B_{12} 的供应。蛋白质和铁是合成血红蛋白的重要原料，而叶酸和维生素 B_{12} 是红细胞成熟所必需的物质。此外，红细胞生成还需要氨基酸、维生素 B_6、维生素 B_2、维生素 C、维生素 E 和微量元素铜、锰、钴、锌等。

（一）铁是合成血红蛋白的必需原料

正常成年人体内共有铁 3 ～ 4g，其中约 67% 存在于血红蛋白中。血红蛋白的合成从原红细胞开始，一直持续到网织红细胞阶段。成年人每天需要 20 ～ 30mg 的铁用于红细胞生成，但每天仅需从食物中吸收 1mg 以补充排泄的铁，其余 95% 来自体内铁的再利用。衰老的红细胞被巨噬细胞吞噬后，血红蛋白分解所释放的铁可再用于血红蛋白的合成。进入血液的铁通过与转铁蛋白结合而被运送到幼红细胞。当铁摄入不足或吸收障碍，或长期慢性失血导致机体缺铁时，可使血红蛋白合成减少，引起缺铁性贫血。

（二）叶酸和维生素 B_{12} 是合成 DNA 所需的重要辅酶

叶酸在体内需转化成四氢叶酸才能参与 DNA 的合成。叶酸的转化需要维生素 B_{12} 的参与。维生素 B$_{12}$ 缺乏时，叶酸利用率下降，可引起叶酸相对不足。因此，缺乏叶酸或维生素 B$_{12}$ 会导致 DNA 合成障碍进而引起细胞核发育异常、幼红细胞分裂减慢、核浆发育不平衡、红细胞体积增大，最终导致巨幼细胞性贫血。

 ## 第二节　红细胞生成的调节

红细胞生成的调节因素较为复杂，是一个多因素参与、多层次调节、多步骤发展的有序过程。

一、转录水平的调节

从红细胞谱系建立、红系祖细胞生成到红细胞终末分化，整个红细胞生成过程涉及复杂的调控网络，而单细胞测序等新技术的迅速发展，使研究者对红细胞生成调控网络的探索更为深入。近年，红细胞生成的调控机制被逐步阐明，特别是转录调控方面，GATA 转录因子、Kruppel 样转录因子（Kruppel-like transcription factors，KLF）及叉头框（forkhead box，FOX）转录因子对红细胞生成均发挥重要的转录调控作用。上述转录因子可作用于红细胞生成的各个阶段，通过靶向作用于不同的红系特异性基因，从而调控不同状态下的红细胞生成。

（一）GATA 转录因子

GATA 转录因子家族是红细胞生成过程中最重要的转录因子家族之一，其对红细胞生成的转录调控主要通过 GATA1 和 GATA2 发挥作用。

1. 调控红细胞谱系分化　GATA 转录因子对红细胞生成的调控主要靠调控红细胞谱系的分化来完成。正常生理状态下，GATA2 在造血干 / 祖细胞（HS/PC）中高表达，而 GATA1 则低表达。HSC/PC 向红系组细胞分化过程中，GATA1 表达水平逐渐升高，同时 GATA2 表达水平下降，这种 GATA1 与 GATA2 表达水平的转换被称为 "GATA 转录因子开关"。HSC/PC 中 GATA1 的表达受 GATA1 基因甲基化水平的抑制。特异性敲除小鼠 GATA1 基因的甲基化调控元件后，其 HSC/PC 的 GATA1 表达水平升高，GATA2 表达受抑制，GATA1 促进 HSC/PC 向红系祖细胞分化，同时诱导 HSC/PC 凋亡。miRNA 的研究进一步揭示了 GATA 转录因子在红细胞谱系分化中的具体调控机制。miRNA-27a 和 miRNA-24 可促进 BFU-E 和 CFU-E 的形成，增加了成熟红细胞的数量，提高了 γ-珠蛋白 mRNA 的表达水平，从而促进红细胞生成。体外实验结果显示，在 HSC/PC 中，GATA2 占据 miRNA-27a 和 miRNA-24 启动子位点后，可抑制 miRNA-27a 和 miRNA-24 的表达和功能；而 GATA1 则可直接增强 miRNA-27a 和 miRNA-24 表达。进一步研究发现，miRNA-27a 可促进 K562 细胞系中 γ-珠蛋白 mRNA 的表达，加快 Hb 的合成。

此外，miRNA-27a 和 miRNA-24 还可反馈性抑制 GATA2 的翻译，促进 "GATA 转

录因子开关"的转换，提高 GATA1 的表达水平，从而促进红细胞谱系分化。Su 等在急性红白血病细胞系中发现，miRNA-23a 可提高 GATA1 的表达水平和活性，恢复该细胞系中正常的红细胞生成。由此可见，"GATA 转录因子开关"可以通过调控 miRNA-27a 和 miRNA-24 的表达，调控红细胞生成。抑制 miR-144/451 可阻断组织培养模型中的红细胞生成，miR-144/451 基因敲除（KO）小鼠表现出轻度贫血，这种贫血随着氧化应激增强而不断恶化。Cab39 编码丝氨酸 - 苏氨酸激酶 LKB1 的辅因子，研究表明，miR-144/451 的缺失会增加 miR-451 靶基因 Cab39 的表达；在红细胞生成应激期间，miR-144/451 −/− 成红细胞表现出异常增加的 Cab39 蛋白，后者会激活 LKB1 及其下游 AMPK/mTOR 途径；通过药物或 shRNAs 抑制该途径可提高突变成红细胞的存活率；miR-144/451 可通过抑制 Cab39/AMPK/mTOR 促进急性贫血的恢复。因此，miR-144/451 在与红细胞生成需求显著增加相关的病理状态下（包括急性失血和溶血性贫血）是成红细胞的关键保护因子。

2. 调控 Hb 合成　GATA1 参与调控 Hb 的合成。5- 氨基乙酰丙酸合酶 2（5-aminolevulinate syntha se2，ALAS2）是血红素生物合成的限速酶，可催化血红素前体物质 5- 氨基乙酰丙酸（5-aminolevulinate，5-ALA）的生成。GATA1 可激活 ALAS2 的转录，促进血红素合成，同时 GATA1 亦可激活编码珠蛋白链的 Hbβ 和 Hbα 基因表达。应用基因编辑技术删除 ALAS2 上的 GATA1 结合域，可导致 ALAS2 的转录受阻，原始红细胞中血红素水平明显降低，同时影响 Hbβ 和 Hbα 基因的表达，导致 α- 和 β- 珠蛋白合成受限，正常的红细胞生成受阻。体外细胞培养实验中，向 ALAS2 转录受阻的原始红细胞中加入 5-ALA，可使其血红素水平恢复至正常水平，并增加 GATA1 靶基因的表达，恢复 Hb 的生成。

近年，研究者在表达高水平血红素小鼠模型的晚期红系细胞（CD71$^+$Ter119^{lo-hi}）中发现，高水平的血红素可降低 GATA1 基因，从而抑制红细胞有丝分裂，导致小鼠体内红细胞生成减少，这和体外细胞培养实验中的结果一致。GATA1 可启动血红素合成，GATA1 和血红素共同介导红细胞成熟，而过高水平的血红素则抑制 GATA1 表达，这表明 GATA1 和血红素存在直接的反馈调节方式。

（二）Kruppel 样转录因子

Kruppel 样转录因子（KLF）家族亦为红细胞生成的关键调控因子，主要由红细胞特异性转录因子 KLF1 发挥作用，可调控红系谱系分化、Hb 合成及红细胞的终末分化、成熟。KLF 家族中的其他成员，如 KLF2、KLF3 等，也可直接或间接地调控红细胞生成。

1. 调控红系谱系分化　KLF1 可在红系 - 巨核系祖细胞及红系各阶段细胞中表达，通过与其他谱系特异性转录因子之间的相互作用，调控红系谱系分化。对人和小鼠造血祖细胞谱系分化的研究发现，KLF1 与 GATA1 的转录水平呈正相关关系，两者在红系谱系的建立中发挥协同驱动作用。在 UT-7/GM 细胞系中加入促红细胞生成素后，KLF1 表达水平升高，并呈现阈值效应，即 KLF1 水平高于阈值，则激活调节反馈，将 KLF1 的表达水平控制在有效区间内，导致 UT-7/GM 细胞系不可逆地向红系分化。这种调控受转录因子 RUNX1 的影响，后者通过增加与 KLF1 基因的结合抑制 KLF1 基因表达，阻碍 KLF1 驱动的红系分化。此外，该调控作用不受其他谱系相关的细胞因子如促血小板生成素的影响。

2. 调控 Hb 合成　随着红系谱系的确立，KLF1 主要定位于红系祖细胞的细胞质中，而在红系前体细胞阶段，KLF1 向细胞核中转移，并与 β-珠蛋白基因位点共定位。通过对胎肝组织和红白血病小鼠模型的研究发现，KLF1 是在 CFU-E 或者原始红细胞向早幼红细胞的发育过程中从细胞质转移到细胞核内的。此转移过程对有效激活成年人 β-珠蛋白基因转录是必需的，随着红系谱系分化的进行，β-珠蛋白基因与 KLF1 的共定位促进了这种激活。此外，KLF1 通过对 γ-珠蛋白基因的调控，影响 γ-珠蛋白的生成，从而影响胎儿 Hb 合成。研究者采用离体分化的 CD34+ 脐血干细胞进行胚胎期红系细胞发育的研究发现，部分 KLF1 可直接结合于 γ-珠蛋白启动子，促进 γ-珠蛋白基因表达；同时 KLF 也可使 γ-珠蛋白阻遏物表达水平增加，从而抑制 γ-珠蛋白基因的过表达。因此，在胚胎期红系细胞发育过程中，KLF1 对 Hb 合成具有正向和负向的双向调控作用。

3. 调控红细胞终末分化　在红细胞分化的终末阶段，KLF1 通过调控细胞周期抑制剂 p18 和 p27 的表达影响红细胞成熟。晚幼红细胞敲除 KLF1 后，其体积较正常晚幼红细胞减小，细胞核凝聚并持续极化，但不发生脱核。这是由于 KLF1 敲除的晚幼红细胞中，细胞周期抑制剂 p18 和 p27 表达水平降低，使细胞无法退出细胞周期，故不发生脱核，影响红细胞成熟。

4. KLF 家族转录因子在红细胞生成调控中的相互作用　在红细胞生成调控过程中，KLF 家族的其他转录因子与 KLF1 之间存在相互作用，KLF2 对于胚胎期红细胞生成至关重要。在小鼠发育过程中，KLF2 与 KLF1 协同调控包括 β-珠蛋白基因在内的多种红系基因的表达。与 KLF1 或 KLF2 单基因敲除小鼠相比，KLF1 及 KLF2 双基因敲除小鼠胚胎祖细胞中，红系祖细胞数量显著减少，红系分化障碍，导致小鼠外周血中红细胞缺乏，同时因 β-珠蛋白基因表达减少会促使贫血加剧。KLF1 可促进 KLF2 对红系前体细胞增殖的调控。KLF3 则主要发挥转录抑制作用。转录组学分析发现，KLF3 可在人体关键的红系基因启动子和增强子上置换 KLF1，导致超过 50 个重要基因的转录异常。KLF1 通过红系特异性启动子直接激活 KLF3 基因，而 KLF3 激活后反馈性抑制 KLF1 驱动的红细胞增殖。通过构建 KLF3-/3-鼠模型发现，其发生贫血后可快速恢复，并且表现出持续的红细胞生成，这可能与解除了 KLF3 对 KLF1 的抑制作用有关。

（三）叉头框转录因子

叉头框转录因子家族并非红细胞生成的决定性调控因素，但 Forkhead box O3（FOXO3）及 Forkhead box M1（FOXM1）与红细胞生成相关，且有可能成为 β-地中海贫血治疗的靶点。FOXO3 主要作用于红细胞生成的晚期阶段，与红细胞的终末分化及成熟有关；而 FOXM1 作用于红细胞生成的早期阶段，影响红系祖细胞及红系前体细胞的产生。

1. FOXO3　转录组学分析显示，FOXO3-/-小鼠骨髓红细胞的自噬及线粒体清除相关基因表达降低。在 FOXO3 突变小鼠的红细胞脱核过程中，核小体组装及 DNA 包装相关基因转录受损，细胞极化过程受到抑制，最终使小鼠的成熟红细胞比例降低。此外，FOXO3－/－小鼠的哺乳动物雷帕霉素靶蛋白（mammalian target of rapamycin，mTOR）信号通路被过度激活，使处于细胞周期 S 期的早幼红细胞比例增加。由此推测，FOXO3 通过对红细胞细胞周期的影响，阻碍红细胞的成熟。FOXO3 异位表达可以逆转上述过程，并促进 FOXO3 野生型小鼠红细胞的脱核及成熟，这表明增强 FOXO3 活性，可促进红细胞生成。对 β-地中海贫血小鼠模型，给予抗氧化剂白藜芦醇，可增加 FOXO3 的表达，诱导小鼠红系前体细胞成熟。

2. FOXM1　采用人脐血 CD34$^+$ 细胞分化的红系细胞，其 FOXM1 高表达，靶向敲除 FOXM1 后，红系祖细胞和前体细胞的数量均增加，且红系祖细胞的增殖能力增强。因此，应用 FOXM1 抑制药亦可促进红系细胞生成，使其可能成为 β- 地中海贫血患者的治疗靶点。

（四）其他转录因子

B 细胞淋巴瘤 / 白血病（B cell lymphoma/leukemia11A，BCL11A）在 Hb 合成中发挥重要作用，可以抑制 γ-珠蛋白的生成。Li 等研究发现，下调 BCL11A 表达水平，可以重新激活 β-地中海贫血患者 γ-珠蛋白的合成，却不影响红细胞成熟，从而减轻患者的贫血症状。Xu Peng 等研究表明，E3 泛素连接酶 FBXO11 通过降解异染色质相关蛋白 BAHD1 促进人类红细胞生成。

二、细胞因子水平的调节

由于许多细胞因子对红细胞生成均有调节作用，因此成为临床运用细胞因子疗法治疗贫血的基本切入点。

（一）正向调节因子

在红细胞生成过程中，红系祖细胞向红系前体细胞增殖分化的调节是红细胞生成的关键环节。不同发育阶段的红系祖细胞，由于细胞表面受体表达差异而对不同造血调控因子呈现出不同的反应。SCF、IL-3 和 GM-CSF 可刺激早期红系祖细胞增殖发育为晚期红系祖细胞。晚期红系祖细胞因存在较密集的 EPO 受体，可以接受 EPO 调节；而早期红系祖细胞由于 EPO 受体稀疏，受 EPO 影响较少。

1. EPO　造血的体液调节的概念最早于 1906 年提出。Allan J. Erslev 于 1953 年证实，在贫血兔子的血浆中存在红细胞生成刺激活性的物质，并在理论上提出如果这一物质被分离，将有潜在的治疗意义。1977 年分离出天然人 EPO。EPO 是一种糖蛋白，其基因定位于 7 号染色体，由 165 个氨基酸残基组成，分子量约 34kD。晚期红系祖细胞（CFU-E）是 EPO 作用的主要靶细胞。

EPO 促红细胞生成作用可归纳为：① CFU-E 的存活完全依赖于 EPO 的存在。EPO 主要作为存活因子（survival factor）抑制 CFU-E 的凋亡，这是 EPO 促进 CFU-E 增殖和分化的前提。②激活血红蛋白等红系特异基因的表达，促进红系祖细胞向原红细胞分化及幼红细胞合成血红蛋白。③促进网织红细胞的成熟与释放。EPO 是机体红细胞生成的主要调节物。血浆 EPO 的水平与血液血红蛋白的浓度呈负相关，严重贫血时血浆中 EPO 浓度可增高 1000 倍左右。体内 EPO 增高可促进红细胞生成；而红细胞数量增多时，EPO 分泌则减少，这一负反馈调节使红细胞的数量保持相对稳定（图 1-8）。

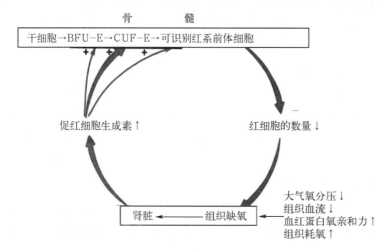

图 1-8　促红细胞生成素调节红细胞生成的反馈环

注：BFU-E，红系爆式集落形成单位；CFU-E，红系集落形成单位；+，促进；−，抑制。

肾脏是产生 EPO 的主要部位，肾皮质肾小管周围的间质细胞（如成纤维细胞、内皮细胞）可产生 EPO。与一般内分泌细胞不同的是，肾脏不能储存 EPO。缺氧可迅速引起 EPO 基因表达增加，使 EPO 的合成和分泌增多。正常生理情况下，血浆中有一定量的 EPO，可维持正常的红细胞生成。完全缺乏 EPO 时，骨髓中几乎没有红细胞生成。组织缺氧是促进 EPO 分泌的生理性刺激因素。任何原因引起的肾脏氧气供应不足，如贫血、缺氧或肾血流量减少等，均可促进 EPO 合成与分泌增加，使血浆 EPO 含量增加。机体在低氧环境中数小时即可引起 EPO 产生增多，并于 24 小时达峰值。因此，双肾实质严重破坏的晚期肾脏病患者常因缺乏 EPO 而发生肾性贫血。正常人从平原进入高原低氧环境后，由于肾脏产生 EPO 增多，可使外周血液的红细胞数量和血红蛋白含量增高。低氧促进 EPO 基因表达的机制与低氧诱导因子 -1（hypoxia-inducible factors-1，HIF-1）的作用有关。HIF-1 是一种转录因子，低氧时肾内 HIF-1 的活性增强，可与位于 EPO 基因 3' 端的增强子结合而促进 EPO 的表达。Gkotinakou 等最近的研究表明，HIF-2 也可以促进 EPO 的表达。铁的缺乏可以也可通过 IRP-HIF2a 轴减少 EPO 的产生，从而抑制红细胞生成。

此外，肾外组织缺氧（如肝）亦可促进肾脏分泌 EPO，这可能与肾外组织产生的去甲肾上腺素、肾上腺素和多种前列腺素等激素刺激肾产生 EPO 有关。正常人体内有 5% ～ 10% 的 EPO 是由肾外组织，如肝、脾脏、骨髓、大脑、睾丸产生，故双肾严重破坏而依赖人工肾生存的尿毒症患者，体内仍有少量 EPO 可以促使骨髓继续产生红细胞。

目前临床上已将重组的人 EPO 应用于治疗肾功能不全性贫血、获得性免疫缺陷综合征/艾滋病本身或治疗引起的贫血、恶性肿瘤伴发的贫血及风湿病贫血等多种贫血的治疗，以促进患者的红细胞生成。此外，在脑、心和血管内皮等非造血组织也存在EPO受体。实验研究显示，大剂量的EPO具有抗凋亡作用，对神经、心脏和肾脏均显示出细胞保护效应。EPO还被认为是具有抗炎特性的多功能细胞因子，局部和皮下应用EPO可加速创面再上皮化。

2. 激素 雄激素可提高血浆中EPO的浓度，促进红细胞的生成。若切除双肾或给予抗EPO抗体，可阻断雄激素的促红细胞生成作用。因此，雄激素主要通过刺激EPO的产生而促进红细胞生成。此外，雄激素刺激骨髓红系祖细胞增殖的效应先于体内EPO的增加，这表明雄激素也可直接刺激骨髓，促进红细胞生成。此外，雄激素还可促进血红蛋白的合成。与雄激素的作用相反，雌激素可降低红系祖细胞对EPO的反应，抑制红细胞的生成。如果切除大鼠的卵巢，红细胞数会增多。雄激素和雌激素对红细胞生成的不同效应，可能是成年男性红细胞数和血红蛋白量高于女性的原因之一。从青春期开始，男性外周血红细胞和血红蛋白含量均高于女性，若摘除睾丸，上述水平则降为女性水平。

此外，还有一些激素，如甲状腺激素、肾上腺皮质激素和生长激素等可改变组织对氧的需求，进而间接促进红细胞生成。甲状腺功能低下的人常患有贫血，而甲状腺功能亢进患者红细胞数较正常高。有研究以细胞和动物为模型证实，甲状腺激素负责红细胞成熟的最后一步，并找到了调控这一过程的关键因子。该研究表明成熟红细胞表面有与甲状腺激素结合的特定受体，即甲状腺激素受体β亚型（TRβ），负责催化祖细胞的分化，能够缓解小鼠的贫血症状。而且，TRβ会与核受体共激活因子4（NCOA4）共同协作，调控红细胞的成熟。这些研究揭示了甲状腺激素和红细胞成熟之间的关联，有望开发出新的治疗方法。

某些脑肿瘤患者常伴有红细胞增多现象。电刺激下丘脑或其附近的脑区，可见EPO生成增加，网织红细胞和红细胞数明显增多，阿托品可阻断上述反应。由此推测，下丘脑可感受组织中氧含量的多少，通过自主神经系统或垂体-肾上腺系统调节红细胞生成。

（二）负向调节因子

一些炎症因子如TGF-β、TNF-α、IFN-γ和IL-6等都具有抑制造血的功能。如TGF-β能抑制红系前体细胞的增殖；TNF-α通过诱导GATA-1降解来抑制红系分化，促进红系前体细胞凋亡；IFN-γ通过诱导血岛细胞分泌TNF依赖性的凋亡配体TRAIL表达来抑制其分化；IL-6通过阻断铁离子向成红细胞的输送来抑制造血。总之，慢性炎症可上调上述炎症因子水平，使造血功能受到不同程度的抑制。

三、稳态造血的调节

稳态造血是指在生理状态下，机体造血功能维持红细胞稳定输出的过程。稳态造血的调节靶点主要是CFU-E。当机体血红蛋白水平下降时，肾脏即可感知低氧刺激，肾小管周围成纤维细胞就会分泌HIF2，从而诱导EPO上调。EPO首先通过上调抗凋亡蛋白

Bcl-XL 以避免 CFU-E 凋亡，继续升高的 EPO 水平还能下调众多促凋亡蛋白以进一步扩增 CFU-E，从而代偿性增加红细胞输出，维持血红蛋白水平的稳定。

四、应激造血的调节

应激造血是指在急性贫血（如溶血、失血等）引起红细胞大量丢失时，骨髓造血功能代偿性增强以促进红细胞大量生成的过程，其意义在于尽快恢复红细胞水平以满足机体基本的生理需要。在这种极端刺激下，稳态造血所增加的 CFU-E 尚不足以纠正红细胞缺乏，需要 BFU-E 参与，从而达到爆发式增加红细胞的目的。

已知有三大信号通路调节应激造血。其一是糖皮质激素核受体信号途径。最初发现缺乏糖皮质激素受体的小鼠的稳态造血功能正常，而应激造血功能受损，说明糖皮质激素受体对于应激造血具有重要的调节作用。Flygare 等进一步研究发现，糖皮质激素可单独或协同其他信号如 HIF-1α、PPAR-α，以显著促进 BFU-E 增殖，从而快速恢复红细胞水平。其二是 SCF/c-Kit 信号途径。SCF 对于稳态和应激造血均有调节作用，用 c-Kit 抗体阻断 SCF 的结合，可以严重削弱苯肼所致贫血的恢复。此外，糖皮质激素也可通过 SCF/c-Kit 信号途径持续促进 BFU-E 增殖。其三是骨形成蛋白（bone morphogenetic protein-4，BMP-4）信号途径。在急性贫血刺激下，BMP-4 可通过 Smad5 促进 BFU-E 的自我更新，并加速红系的增殖分化。

Bennett 等利用小鼠无菌炎症模型证明，通过 TLR 信号反义地增加了脾脏巨噬细胞吞噬红细胞的能力，从而使编码转录因子 SPI-C 的血红素应答基因得以表达，增加的 SPI-C 信号与 TLR 信号偶联促进了生长分化因子-15（growth differentiation factor-15，GDF-15）和 BMP-4 的表达，这两个基因都编码启动脾脏应激性红系祖细胞扩张的配体。此外，尽管它们抑制了骨髓稳态红细胞生成，但促炎细胞因子 TNF-α 和 IL-1β 促进了脾脏 SEP 的扩张和分化。当炎症抑制稳态红细胞生成时，炎症信号诱导应激性红细胞生成，以维持红细胞稳态。Robert 等在 2020 年提出，应激红细胞生成是由炎症诱导的，并在炎症反应期间维持红细胞稳态中起着关键作用。Aglialoro 研究表明，机械应力诱导红细胞内 Ca^{2+} 依赖性信号转导，从而调节红细胞生成。

五、其他调节

肥胖基因的产物瘦素（leptin）的分子量为 16kD，主要由成熟脂肪细胞分泌，通过与其下丘脑中的受体结合，调控身体脂肪的积聚。瘦素还在生殖生理和造血及免疫系统中发挥作用。人骨髓脂肪细胞能够分泌瘦素。瘦素受体（obese receptor，OBR）是造血细胞因子受体家族成员，瘦素通过与其受体结合，影响早期造血细胞的增殖与分化。瘦素与 EPO 协同作用可诱导大量多系集落产生，促进红系发育。另外，脂肪连接蛋白对早期红系祖细胞（BFU-E）或多向祖细胞（CFU-Mix）没有明显影响。Huang 等提出了脂质代谢改变对终末期红细胞生成至关重要的证据。实验显示，PHOSPHO1 基因敲除小鼠和人类红系组织中的红细胞增殖和去核减少，是通过抑制脂肪酸的氧化磷酸化和晚期糖酵解中三磷酸腺苷（adenosine triphosphate，ATP）的产生而导致的能量耗竭，说明与脂质代谢相关的基因表达变化在红细胞晚期成熟过程中非常重要。这些发现可能为诊断或促进体外红系生成提供新的思路。

 ## 第三节　红细胞的破坏

正常成人红细胞的平均寿命为 120 天，每天约有 0.8% 的衰老红细胞被破坏。红细胞在体内破坏的场所主要在单核 - 巨噬细胞系统，90% 的衰老红细胞被巨噬细胞吞噬，首要器官是脾和肝，其次为骨髓及其他部位。由于衰老红细胞的变形能力减退、脆性增高、难以通过微小的孔隙，因此容易滞留于脾脏和肝脏中而被巨噬细胞所吞噬，称为血管外破坏。巨噬细胞吞噬红细胞后，将血红蛋白消化分解，释出铁、氨基酸和胆红素，其中铁和氨基酸可被重新利用，而胆红素则由肝脏排入胆汁，最后排出体外。血液通过脾的容量仅占全身的 5%，而通过肝的高达 35%，但由于肝对红细胞的微细胞改变的识别能力较差，因此仅对畸变较明显的红细胞才有清除作用。

此外，还有 10% 的衰老红细胞在血管中受机械冲击而破损，称为血管内破坏。血管内破坏所释放的血红蛋白立即与血浆中的触珠蛋白结合，进而被肝摄取。当血管内的红细胞大量破坏，血浆中血红蛋白浓度过高而超出触珠蛋白的结合能力时，未能与触珠蛋白结合的血红蛋白将经肾脏排出，出现血红蛋白尿。红细胞破坏过多可引起溶血性贫血。

红细胞衰老的特征是在脱离循环前发生一系列变化，包括红细胞水合作用丧失、膜脱落、变形能力丧失、磷脂酰丝氨酸（phosphatidy lserine，PS）暴露、膜唾液酸含量降低和黏附分子激活等。目前对引发这些变化的机制仍不十分了解，也不知道它们是否相互关联。近年来有研究发现红细胞衰亡（eryptosis）非随机事件，而是受到程序性死亡过程的调控，出现类似有核细胞的凋亡现象，表现为膜内侧的磷脂酰丝氨酸外翻、细胞皱缩体积变小及细胞膜囊泡化等，这些衰亡的红细胞可被巨噬细胞表面的 PS 受体识别，进而被吞噬并降解。然而，磷脂酰丝氨酸暴露于衰老红细胞的机制尚不清楚，Momoko 等采用密度梯度离心法分离了衰老红细胞，发现衰老的红细胞的翻转酶活性下降，细胞内物质的改变和 ATP11C 水平的降低，导致衰老红细胞的翻转酶活性降低，细胞膜上磷脂酰丝氨酸暴露。该研究有助于为由于红细胞寿命异常缩短所致贫血（如炎症性疾病、类风湿关节炎或肾性贫血等）寻找新的治疗方法。

Thomas 的研究发现，红细胞内 Ca^{2+} 的增加激活了 Gardos 通道，导致含有血糖素 C（GPC）的囊泡脱落，从而导致红细胞变形性丧失，同时也会导致膜唾液酸含量明显降低，说明 Ca^{2+} 依赖的 K^+ 外流（Gardos 效应）加速了红细胞衰老。该研究还发现，GPC 来源的唾液酸残基通过在红细胞膜上形成复合物来抑制 Lu/BCAM 和 CD44 的活性，而

Gardos 通道介导的 GPC 脱落会导致 Lu/BCAM 和 CD44 的激活。

（杨美霞）

参 考 文 献

[1]   BARON MH, ISERN J, Fraser ST. The embryonic origins of erythropoiesis in mammals[J]. Blood, 2012, 119(21):4828-4837.

[2]   廖晓红, 陈松, 储智勇. 红细胞生成及调节的研究进展 [J]. 生命的化学, 2017,37(3):373-380.

[3]   BIELINSKA M, NARITA N, HEIKINHEIMO M, et al. Erythropoiesis and vasculogenesis in embryoid bodies lacking visceral yolk sac endoderm[J]. Blood, 1996, 88(10):3720-3730.

[4]   LAVARONE A, KING ER, DAI XM, et al. Retinoblastoma promotes definitive erythropoiesis by repressing Id2 in fetal liver macrophages[J]. Nature, 2004, 432(7020):1040-1045.

[5]   GROSSO R, FADER CM, COLOMBO MI. Autophagy: A necessary event during erythropoiesis[J]. Blood reviews, 2017, 31(5):300-305.

[6]   FADER CM, COLOMBO MI. Multivesicular bodies and autophagy in erythrocyte maturation[J]. Autophagy, 2006, 2(2):122-125.

[7]   高梦莹, 郑以州. 红细胞生成的转录调控机制研究进展 [J]. 国际输血及血液学杂志, 2020, 43(05):457-460.

[8]   SU R, DONG L, ZOU D, et al. microRNA-23a, -27a and-24 synergistically regulate JAK1/Stat3 cascade and serve as novel therapeutic targets in human acute erythroid leukemia[J]. Oncogene, 2016, 35(46):6001-6014.

[9]   FANG X, SHEN FY, CHRISTOPHE L, et al. miR144/451 represses the LKB1/AMPK/ mTOR pathway to promote red cell precursor survival during recovery from acute anemia[J]. Haematologica, 2018, 103(3):406-416.

[10]   SHAH NA, LEVESQUE MJ, RAI A, et al. Robust hematopoietic progenitor cell commitment in the presence of a conflicting cue[J]. Journal of Cell Science, 2015, 128(21):4024.

[11]   GNANAPRAGASAM MN, MCGRATH KE, CATHERMAN S, et al. EKLF/KLF1 regulated cell cycle exit is essential for erythroblast enucleation[J]. Blood, 2016, 128(12):1631-1641.

[12]   YOUN M, WANG N, LAVASSEUR C, et al. Loss of Fork head box M1 promotes erythropoiesis through increased proliferation of erythroid progenitors[J]. Haematologica, 2017, 102(5):826-834.

[13]   LI J, LAI Y, SHI L. BCL11A down-regulation induces gamma-globin in human beta-thalassemia major erythroid cells[J]. Hemoglobin, 2018, 42(4):225-230.

[14]   XU P, DANIEL CS, XU B, et al. FBXO11-mediated proteolysis of BAHD1 relieves PRC2-dependent transcriptional repression in erythropoiesis[J]. Blood, 2021, 137(2):155-167.

[15]   GKOTINAKOU I M, BEFANI C, SAMIOTAKI M, et al. Novel HIF-2α interaction with Reptin52 impairs HIF-2 transcr iptional activity and EPO secretion[J]. Biochem Biophys Res Commun, 2021, 557:143-150.

[16]   AIRIE K, ELIZABETA N. New insights into iron regulation and erythropoiesis[J]. Current Opinion in Hematology, 2015, 22(3):199-205.

[17]   TAHAMTAN M. Electrophysiological and inflammatory changes of CA1 area in male rats exposed to acute kidney injury: Neuroprotective effects of erythropoietin[J]. Brain Research Bulletin, 2021, 171:25-34.

[18]   FLYGARE J, RAYON EV, SHIN C, et al. HIF1α synergizes with glucocorticoids to promote BFU-Eprogenitor self-renewal[J]. Blood, 2011, 117(12): 3435-3444.

[19] SEKI M, ARASHIKI N, TAKAKUWA Y, et al. Reduction in flippase activity contributes to surface presentation of phosphatidylserine in human senescent erythrocytes[J]. Journal of Cellular and Molecular Medicine, 2020, 24(23):13991-14000.

[20] KLEI TRL, DALIMOT JJ, BEUGER BM, et al. The Gardos effect drives erythrocyte senescence and leads to Lu/BCAM and CD44 adhesion molecule activation[J]. Blood Advances, 2020, 4(24):6218-6229.

第2章

红细胞生理

红细胞（red blood cell，RBC；erythrocyte）存在于所有脊椎动物和部分无脊椎动物（如螠虫、光裸星虫、绿纽虫、海豆芽、扫帚虫、魁蛤、海棒槌等部分海生动物）的血液中。在脊椎动物中，红细胞的大小和形状也各不相同。哺乳动物血液中的成熟红细胞呈中心部凹陷的圆盘状，无细胞核，但造血组织中的红细胞是有细胞核的。鸟类及以下的动物（鱼类、两栖类、爬行类）的红细胞多数呈椭圆形，中心具核，中心部向两面突出。

脊椎动物红细胞的大小因动物种类不同而异。哺乳类红细胞的直径为 4 ~ 8μm（人的为 6 ~ 9μm），厚度 1.5 ~ 2.5μm；鸟类的长径为 12 ~ 15μm，短径为 7 ~ 9μm；爬行类的长径为 17 ~ 20μm，短径为 10 ~ 14μm；两栖类的长径为 23 ~ 60μm，短径为 13 ~ 35μm。总体上，进化越高等，红细胞的体积越小（图 2-1）。

多毛山羊	马	松鼠	人类	印度象	蜂鸣鸟	家鸡	大马哈鱼	鳄鱼	三趾文昌鱼
3.9	5.5	5.6	7.9	9.3	9.5	12.1	16.7	20.6	70.0

图 2-1 不同脊椎动物红细胞的大小（μm）

一、红细胞的形态和数量

1. 红细胞的形态　红细胞是血液中数量最多的一种血细胞。人红细胞平均直径为 7μm 左右，呈双凹圆盘状，中央较薄（约 1.0μm），周缘较厚（约 2.0μm），故在血液涂片标本中呈现中央染色较浅、周围边缘染色较深。成熟的红细胞没有细胞核，在扫描电镜下，可清楚地显示红细胞的这种形态特点。红细胞的这种形态使它具有较大的表面积（约 140μm²），从而能最大限度地适应其携带氧气和二氧化碳的功能。同时红细胞还有一定的弹性和可塑性，在通过直径较小的毛细血管时，可以通过变形顺利地通过毛细血管，并释放氧分子。红细胞正常形态的保持需 ATP 供给能量。一旦 ATP 缺乏，细胞的正常形态将不能维持，会由圆盘状变为棘球状。这种形态改变一般是可逆的，可随着 ATP 供能状态的改善而恢复。在不同的病理条件下，红细胞的大小和形态也会发生改变，呈现出不同形态的红细胞，常见的有以下几种。

（1）球形红细胞（spherocyte）：直径一般小于正常值，厚度增加常大于 $2\mu m$，无中心浅染色区，似球形。常见于遗传性球形红细胞增多症和伴有球形红细胞增多的其他溶血性贫血，如自身免疫性溶血性贫血、新生儿溶血病及红细胞酶缺陷所致的溶血性贫血。

（2）椭圆形红细胞（elliptocyte）：细胞呈卵圆形、杆形，长度可大于宽度的 $3 \sim 4$ 倍，最大直径可达 $12.5\mu m$，横径为 $2.5\mu m$。将此种红细胞置于高渗、等渗、低渗溶液或正常人血清内，其椭圆形保持不变。常见于遗传性椭圆形红细胞增多症（25% ~ 50%）、地中海贫血、巨幼红细胞性贫血、骨髓硬化症、缺铁性贫血。在遗传性椭圆形红细胞增多症患者的血涂片中，此种红细胞比例可达 25%，严重者甚至高达 75%（正常人约占 1%）。

（3）棘状红细胞（acanthocyte）：红细胞表面有针尖状突起，其间距不规则，突起的长度和宽度不一。在 β 脂蛋白缺乏症患者的血涂片中出现较多，也可见于脾切除后、酒精中毒性肝脏疾病。应注意与皱缩红细胞相区别，皱缩红细胞周边的突起呈锯齿形、排列紧密、大小相等、外端较尖。

（4）口形红细胞（stomatocyte）：红细胞中央有裂缝，中心苍白区呈扁平状，颇似张开的口形或鱼口。正常人偶见，多见于口形红细胞增多症。少量出现可见于弥散性血管内凝血（DIC）、酒精中毒。

（5）泪滴形红细胞（teardrop cell）：泪滴形红细胞是外周血中呈泪滴状或梨形的红细胞，主要见于原发性骨髓纤维化、地中海贫血及各种原因的骨髓恶性疾病合并继发性骨髓纤维化等。

（6）靶形红细胞（target cell）：红细胞中心部位染色较深，周围为苍白区域，而细胞边缘又深染，形如射击之靶。有的中心深染区不像孤岛而像从红细胞边缘延伸的半岛状态或柄状，成为不典型的靶形红细胞。靶形红细胞直径可比正常红细胞大或正常，但厚度变薄；靶形红细胞常见于各种低色素性贫血，在珠蛋白生成障碍性贫血时尤易见到。

（7）镰状红细胞（sickle cell）：形如镰刀状，这是由于红细胞内存在着异常血红蛋白 S（HbS）所致。人体在缺氧情况下易形成此类红细胞，因此检查镰状红细胞需将血液制成湿片，然后加入还原剂如偏亚硫酸钠。

红细胞形态不整是就红细胞形态发生各种明显改变的情况而言。正常色素性是指正常红细胞在瑞氏染色的血涂片中为淡红色圆盘状，中央有生理性空白区，通常呈正常色素性。低色素性是红细胞的生理性中心区浅染色扩大，甚至成为环圈形红细胞，提示其血红蛋白含量明显减少。高血色素性指红细胞内生理性中心浅染色区消失，整个红细胞均染成红色，而且胞体很大，多见于恶性贫血。嗜多色性多见于尚未完全成熟的红细胞，故细胞较大。由于胞质中含数量不等的嗜碱性物质 RNA，而被染成灰色、蓝色。碱性点彩红细胞简称点彩红细胞，指在瑞吉染色条件下，胞质内存在嗜碱性灰蓝色颗粒的红细胞，属于未完全成熟的红细胞，其大小不一、数量不等，正常人血涂片中很少见到，仅为万分之一。染色质小体位于成熟或幼红细胞的胞质中，呈圆形，大小为 $1 \sim 2\mu m$，染成紫红色，可一至数个。卡波环是在嗜多色性或碱性点彩红细胞的胞质中出现的紫红色细线圈状结构，有时绕成"8"字形。有核红细胞即幼稚红细胞，存在于骨髓中，正常成人外周血液中见不到。

2. 红细胞数量　红细胞数由于物种的不同而异，但红细胞体积较大的，一般在单位体积中血细胞数减少。处于冬眠期的动物，红细胞数比活动期显著减少。正常成人每微升血液中红细胞数的平均值，男性为 400 万～ 500 万个，女性为 350 万～ 450 万个。每 100ml 血液中血红蛋白含量，男性为 $12 \sim 15g$，女性为 $10.5 \sim 13.5g$。全身所有红细胞表面积总计相当于人体表面积的 2000 倍。

红细胞的数目及血红蛋白的含量可有生理性改变，如婴儿高于成人，运动时多于安静状态，高原地区居民高于平原地区居民。红细胞的形态和数目的改变及血红蛋白质和量的改变超出正常范围，则表现为病理现象。

一般说来，红细胞数 <300 万 /μl，血红蛋白含量 <10g/100ml，即为贫血，此时常伴有红细胞直径及形态的改变，如大红细胞贫血的红细胞平均直径 >10μm，小红细胞贫血的红细胞平均直径 <6μm。缺铁性贫血的红细胞由于血红蛋白的含量明显降低，以致中央淡染区明显扩大。

外周血中除大量成熟红细胞以外，还有少量未完全成熟红细胞即网织红细胞。在成人占红细胞总数的 0.5%～ 1.5%。新生儿较多，可达 3%～ 6%。网织红细胞的直径略大于成熟红细胞，在常规染色的血涂片中不能与成熟红细胞区分。用煌焦油蓝做体外活体染色，可见网织红细胞的胞质内有染成蓝色的细网或颗粒，它是细胞内残留的核糖体。核糖体的存在，表明网织红细胞仍有一些合成血红蛋白的功能。红细胞完全成熟时，核糖体消失，血红蛋白的含量不再增加。贫血病人如果造血功能良好，其血液中网织红细胞的百分比值会增高。因此，网织红细胞的计数有一定临床意义，它是贫血等某些血液病的诊断、疗效判断和评估贫血指标之一。

红细胞的平均寿命约 120 天。衰老的红细胞虽无形态上的特殊性，但其机能活动和理化性质都有变化，如酶活性降低、血红蛋白变性、细胞膜脆性增大及表面电荷改变等，因而细胞与氧结合的能力降低且容易破碎。衰老红细胞多在脾、骨髓和肝等处被巨噬细胞吞噬，同时由红骨髓生成和释放同等数量红细胞进入外周血液，维持红细胞数量的相对恒定。人正常红细胞的直径平均为 7μm，在此以上的为大红细胞，以下的为小红细胞。小红细胞正常人偶见，大红细胞多见于溶血性贫血及巨幼细胞贫血。在 15μm 以上的为巨红细胞，最常见于缺乏叶酸及维生素 B_{12} 所致的巨幼细胞性贫血。

二、红细胞的构成

正常成熟红细胞没有细胞核，也没有高尔基体和线粒体等细胞器，但仍具有代谢功能。红细胞表面的细胞膜由蛋白质（约49%，重量比）、脂类（约44%）和糖类组成；

其胞质内充满血红蛋白（Hb），约占细胞重量的 32%，水占 64%，其余 4% 为脂肪、糖类、蛋白质和各种电解质。

（一）血红蛋白

血红蛋白是高等生物体内负责运载氧的含铁蛋白质，具有结合与运输氧气和二氧化碳的功能，当血液流经肺时，肺内的氧分压高，二氧化碳分压低，血红蛋白即释放出二氧化碳而与氧气结合；当血液流经其他器官组织时，由于该处的二氧化碳分压高而氧分压低，于是血红蛋白释放出氧气并结合二氧化碳。由于血红蛋白具有这种特殊性质，所以红细胞能为全身各组织和细胞运输所需的氧气，同时将代谢产生的二氧化碳带走。

1. 血红蛋白结构　人血红蛋白的分子量约 67kD，是由两个 α 亚基和两个 β 亚基构成的四聚体蛋白（图 2-2）。血红蛋白的每个亚基由一条珠蛋白链和一个血红素分子构成，珠蛋白链在生理条件下会盘绕折叠成球形，并把血红素分子包在里面。血红素分子是一个具有卟啉结构的小分子，在卟啉分子中心，四个吡咯环上的氮原子与一个亚铁离子配位结合。珠蛋白肽链中第 8 位组氨酸残基中的咪唑基侧链上的氮原子从卟啉分子平面的上方与亚铁离子配位结合。当血红蛋白不与氧结合的时候，一个水分子从卟啉环下

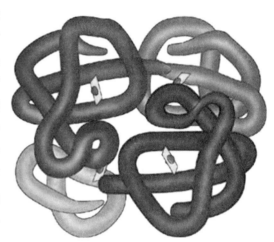

图 2-2　血红蛋白

方与亚铁离子配位结合；而当血红蛋白载氧的时候，就由氧分子顶替水分子的位置。血红蛋白与氧结合时，形成氧合血红蛋白，呈鲜红色；与氧解离后带有淡蓝色。

2. 血红蛋白的类型　血红蛋白（Hb）是存在于红细胞内的一种主要结合蛋白质，它占红细胞中蛋白总量的 90%。Hb 由珠蛋白肽链与血红素组成，主要功能是向机体各部分运输氧。Hb 不是均一的，正常人红细胞中含有多少种血红蛋白决定于人体发育的不同时期，也就是说人体各个不同发育阶段，合成多肽链种类是不同的。每种血红蛋白都含有两条 α 类珠蛋白肽链和两条 β 类珠蛋白肽链，不同发育阶段和不同场所合成的 α 类和 β 类珠蛋白肽链组成的血红蛋白四聚体至少可分为 6 种，胚胎型三种：HbGower Ⅰ（$\zeta_2\varepsilon_2$）、HbGower Ⅱ（$\alpha_2\varepsilon_2$）、HbPortland（$\zeta_2\gamma_2$）；胎儿型一种：HbF（$\alpha_2\gamma_2$）；成人型两种：HbA（$\alpha_2\beta_2$）、HbA$_2$（$\alpha_2\delta_2$）。正常情况下，α 类珠蛋白基因与 β 类珠蛋白基因的表达始终保持平衡，如果这一平衡失调就导致 α 地中海贫血和 β 地中海贫血症。

人类珠蛋白基因分为 α 类和 β 类两大基因簇。α 类珠蛋白基因簇包括 4 个功能基因和 2 个无功能基因（又称假基因），位于 16 号染色体短臂上，按 5'-ζ-ψζ-ψα$_1$-α$_1$-α$_2$-θ-3' 顺序排列，长度为 30kb，其中 ζ 为胚胎型功能基因，α$_1$、α$_2$ 和 θ 为成年型功能基因，θ 为新发现的功能基因，具体功能尚未清楚，ψζ 和 ψα$_1$ 为假基因。β 类珠蛋白基因簇

包括 5 个功能基因和 1 个假基因，位于 11 号染色体短臂上（区带 p15），按 5'-ε-G_γ-A_γ-ψβ-δ-β-3' 顺序排列，长度为 60kb。γ 基因有两个，一个是 G_γ，另一个是 A_γ，均为胎儿型功能基因，两者的表达产物只有第 136 位的氨基酸不同，前者为甘氨酸（Gly），后者为丙氨酸（Ala）。ε 为胚胎型功能基因，δ、β 为成年型功能基因，ψβ 为假基因。所谓假基因是一些有缺陷的基因，它们的 DNA 序列与珠蛋白功能基因的序列有 70% ～ 80% 的同源性，但是不能编码正常功能的珠蛋白多肽链。在生物进化过程中，有些假基因所以能保存下来，推测可能有其尚未清楚的功能。最近假基因序列分析表明，有几处阻止正常表达的结构变异，例如，在 $\psi\alpha_1$ 结构基因上有很多突变、删除和读码框架位移，因此使 75、79 和 83 位上的密码子变成了终止密码，多聚 A 信号序列突变成了 AATGAAA，导致转录产物 ψα 不能在红细胞中被检出。α 和 β 珠蛋白基因簇中各个基因的核苷序列已测定。

（1）血红蛋白 A（HbA）：是成人中主要的血红蛋白，由一对 α 链和一对 β 链组成（$\alpha_2\beta_2$），分子量为 65kD，一个血红蛋白分子含 4 个铁原子（0.346%W/W）。HbA 在氧合和脱氧时的吸收光谱不同，氧合 Hb 在 540nm、580nm 处各有一个吸收峰，而脱氧 Hb 只在 560nm 处有一个吸收峰。在新生儿中 HbA 占所有血红蛋白的 20% 左右，出生后快速增加，出生 6 个月后成为血红蛋白中的主要成分，占所有血红蛋白的 90% 以上。HbA 是目前研究最多的一个，关于它的结构与功能关系的研究极大地丰富了对蛋白质的认识。

（2）血红蛋白 A_2（HbA_2）：是正常人红细胞中的次要血红蛋白成分，它是由一对 α 珠蛋白链和一对 δ 珠蛋白链组成（$\alpha_2\delta_2$）。在整个正常人血红蛋白中，HbA_2 的含量少，出生 6 个月后，HbA_2 仅占所有血红蛋白总量的 2% ～ 2.5%，但它在各红细胞中是均匀分布的。HbA（$\alpha_2\beta_2$）和 HbA_2 的差别在于 β 类亚基，在 HbA 为 β 亚基，而在 HbA_2 为 δ 亚基。在化学结构方面，δ 珠蛋白链和 β 珠蛋白链具有高度同源性，均含有 146 个氨基酸残基，其中有 10 个位点氨基酸残基不同。这 10 个不同残基中的 8 个是中性氨基酸的互换。然而，β22Glu → δ22Ala 及 β116His → δ116Arg 的改变，使得 δ 珠蛋白链的正电荷多于 β 珠蛋白链，从而造成 HbA_2 的等电点升高，碱性电泳时向 HbA 的阴极移动。其层析行为也不同于 HbA，在 DEAE 纤维素柱层析中，HbA_2 先于 HbA 被洗脱下来。在抗原性方面，HbA_2 比 HbA 强。HbA_2 和它的氧化变性产物——高铁血色原 A_2（hemichrome A_2）与红细胞膜，特别是与红细胞膜带 3 蛋白的结合力大于 HbA 和高铁血色原 A 与红细胞膜结合力。氧合 HbA_2 在磷酸缓冲液中的溶解度稍低于氧合 HbA。尽管 HbA 和 HbA_2 性质上有这些不同，但是两者在生理功能上的特性几乎是一样的，例如 HbA_2 的氧亲和力、与 2，3-二磷酸甘油酸（2，3-DPG）结合能力、Bohr 效应和协同效应与 HbA 没有显著差别。在成人体内由于 HbA_2 含量低，行使生理功能的主要是 HbA。虽然 HbA_2 在生理上并不重要，但却没有在漫长的进化过程中被淘汰，说明它可能还具有未知的重要功能，另外发现 HbA_2 具有抑制红细胞内脱氧 HbS 聚合的作用，通过增加 HbA_2 合成量可以保护大部分含有 HbS 的红细胞免于镰刀形化损伤，这有希望为治疗镰刀型贫血病

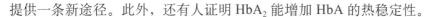

提供一条新途径。此外，还有人证明 HbA₂ 能增加 HbA 的热稳定性。

（3）血红蛋白 F（HbF）：又称胎儿血红蛋白，由一对 α 链和一对 γ 链组成（α₂γ₂），是胎儿第 2 个月后和新生儿血液中的主要血红蛋白。脐带血中 HbF 的含量占总血红蛋白的 70%～80%，出生后很快减少，至 6 个月后，绝大部分被 HbA 替代。成人中 HbF 约占总 Hb 的 1% 左右。这种血红蛋白有许多性质与 HbA 不同。它具有明显的抗碱性和抗酸性，人们可以利用这种特性测定 HbF 的含量，检测红细胞中 HbF 的"酸洗脱"技术就是根据此特性建立的。组成 HbF 的 γ 链中含有 4 个异亮氨酸（Ile），而 HbA 和 HbA₂ 中不含有这种氨基酸。抗原性方面，HbF 也比 HbA 强。HbF 的电泳行为和层析性质也与 HbA 有些不同，在碱性缓冲液中，其电泳速度稍慢于 HbA；用 DEAE-纤维素柱层析分离脐带血时，HbF 稍后于 HbA 被洗脱下来。这些性质已广泛用于 HbF 的分离和研究。HbF 的另一个重要性质在于它在生理条件下对氧的亲和性明显高于 HbA，这就意味着任何一定的氧分压情况下，HbA 倾向释放氧交给 HbF，从而将氧从母体转移至胎儿，这对处在低氧紧张期的胎儿是有益的。

在成人血液中 HbF 约占总血红蛋白的 1%，用酸洗脱或荧光免疫技术分析红细胞中 HbF 的分布，发现 HbF 在各红细胞中不是均匀分布的，并非所有红细胞中 γ 珠蛋白含量都占 β 珠蛋白含量的 1% 左右。事实上，多数红细胞都不含 HbF，而有些红细胞中 HbF 占 Hb 总量的 10%～30%，这类红细胞称为 F 细胞。因此在成人血液中至少有两种红细胞，一种是 F 细胞，它既合成 β 珠蛋白，又合成 γ 珠蛋白；另一种红细胞则合成 β 珠蛋白。用聚丙烯酰胺凝胶酸性电泳方法进行珠蛋白肽链分析，发现人类胎儿 HbF 中的 γ 珠蛋白链存在两种类型，一种在肽链的 136 位为甘氨酸（Gly），另一种在肽链的 136 位为丙氨酸（Ala），分别称为 Gγ 和 Aγ 链。它们是 Gγ 和 Aγ 两个不等位基因的表达产物。大量新生儿脐带血分析结果表明，Gγ 和 Aγ 链的平均值分别为 70% 和 30%（即 Gγ/Aγ 比值为 7∶3）。在整个胎儿时期，Gγ/Aγ 比值较稳定。在出生后头几个月，Gγ/Aγ 比值由 7∶3 变为 6∶4。出生 6 个月后，比值变为成人型的 4∶6。现在查明，这两种 γ 链存在于所有人群中，也就是说在正常人血液中含有两种 HbF，一种由一对 α 链和一对 Gγ 链组成（α₂Gγ₂），另一种由一对 α 链和一对 Aγ 链组成（α₂Aγ₂）（表 2-1）。并发现有些新生儿 Gγ/Aγ 比值明显高于 7∶3。基因图谱分析发现这些新生儿常有 γ 珠蛋白基因的异常，发生 γ 基因重排。另外还发现一些 γ 珠蛋白变异体。Hb Sardinin 是最先发现的一种 γ 链变异体，它的结构特点是 γ 链的 136 位为丙氨酸（Ala），75 位异亮氨酸（Ile）被苏氨酸（Thr）取代，用 Aγ75Ile → Thr 表示，简称 AγT 链，实际上是 AγI 链变异体。用聚丙烯酰胺凝胶电泳（PAGE）方法一般不能将 AγT 和 AγI 分开。1984 年，Shelton 用反相高效液相层析（RP-HPLC）方法成功地将 AγT 和 AγI 链分开。Huisman 等人改进和应用上述分析方法分析了大量不同人种和民族的脐带血标本，发现 Hb Sardinin 是一种常见的 Aγ 链变异体，在不同人种、民族或人群中发生率有差别，具有种族和民族特异性，如在意大利人中 AγT 链发生率为 38%，南斯拉夫人中为 46%，保加利亚人中为 39%，印度人中为 35%，日本人中为 31%，澳大利亚人中为 12%。中国医学科学院梁植权教授实验室检测了我国汉族，西藏藏族，贵州苗族，广西壮族、侗族，辽宁满族，新疆维吾尔族、回族和哈萨克族等民族新生儿 HbF 中 $A_\gamma T$ 链发生率，与世界其他不同人群（或民族）相比较，发现我国汉族新生儿中，这种变异体发生率为 7% ～ 10%；广西壮族和辽宁满族中未发现存在有 $A_\gamma T$ 链；贵州苗族约有 12% 新生儿中含有 $A_\gamma T$ 链。值得注意的是西藏藏族和新疆哈萨克族新生儿血液 HbF 中含有 $A_\gamma T$ 链分别高达 30% 和 38%。

表 2-1　各发育阶段 Hb 种类和分子组成

发育阶段	Hb 种类	分子组成
成年期	HbA	$\alpha_2\beta_2$
	HbA_2	$\alpha_2\delta_2$
胎儿期	HbF	$\alpha_2\gamma_2$
	HbA	$\alpha_2\beta_2$
胚胎期	HbGower Ⅰ	$\zeta_2\varepsilon_2$
	HbGower Ⅱ	$\alpha_2\varepsilon_2$
	HbPortland	$\zeta_2\gamma_2$

（二）红细胞膜

红细胞膜在红细胞生活过程中起着重要的作用，除了维持红细胞的正常形态外，红细胞与外界环境发生的一切联系和反应，如物质运输、免疫、信息传递和药物的作用等，都必须通过红细胞膜。红细胞膜除具有一般细胞膜的共性外，还有其特殊性，人类红细胞膜由外层脂质结构域（主要由胆固醇和磷脂构成）和内层由 Spectrin 参与构成的细胞骨架（覆盖红细胞表面约 65%）组成。其中约有 20 种主要蛋白质和至少 850 种次要蛋白质镶嵌于细胞膜中。细胞膜通过蛋白质 - 蛋白质和脂质 - 蛋白质的相互作用附着在细胞内的细胞骨架上，赋予红细胞双凹圆盘的独特形状，并维持其稳定性和可变形性。跨膜蛋白主要具有转运功能。但也有一部分发挥着结构功能，通常通过跨膜蛋白的胞质内结构域与细胞骨架蛋白相互作用来完成。

1. **脂质结构域**　脂质结构域由几乎等量的脂质和蛋白质组成。主要的脂类是胆固醇和磷脂。虽然胆固醇在脂质双分子层的两侧或小叶间的分布似乎相等，但其他脂质的分布是不对称的。糖脂、磷脂酰胆碱和鞘磷脂位于双分子层的外侧，磷脂酰肌醇、磷脂酰乙醇胺和磷脂酰丝氨酸则分布于双分子层的胞质侧。虽然造成这种不对称分布的原因和机制尚不清楚，但膜磷脂的再分布可能会产生严重的后果。如果双分子层内侧的氨基磷脂暴露在血浆中，它们可能触发凝血级联反应。脂质结构域的流动性由胆固醇与磷脂的摩尔比、磷脂酰基链的不饱和度及磷脂酰胆碱与鞘磷脂的比值决定。磷脂酰胆碱形成高度流动的脂质区域，而鞘磷脂使细胞膜硬化。

脂质结构域中的蛋白质通常从红细胞膜内部延伸到外部。这些膜蛋白通常在结构上可分为内部亲水区、跨膜疏水区和连接着糖类的外部亲水区。某些血型就是由外部糖类的结构决定的。跨膜蛋白被归类为整合蛋白质。整合蛋白质包括带 3（band 3 Protein）和几种糖蛋白。带 3 蛋白是一种阴离子交换蛋白，可以介导红细胞内外 Cl^- 和 HCO_3^- 的双向转运，从而将二氧化碳从组织转移到肺排出体外（图 2-3）。

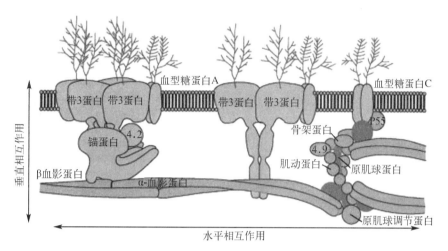

图 2-3　红细胞膜

红细胞膜的脂质结构域是红细胞中阳离子和阴离子进出细胞的屏障，但水分子可以自由通过。与血浆中相应的离子浓度相比，人红细胞内 K^+ 含量高，Na^+ 含量低。维持红细胞内高 K^+ 低 Na^+ 的离子梯度主要靠红细胞膜上的 Na^+-K^+-ATPase。此外，红细胞膜上还有 Ca^{2+}-ATP 酶、Na^+-K^+-$2Cl^-$ 和 Na^+-Cl^-、Na^+-K^+、K^+-Cl^- 共转运体及 Gardos 通道等一系列具有离子转运功能的跨膜蛋白。

2. 红细胞骨架　红细胞最重要的组成部分是细胞骨架，这是一个黏附在红细胞膜内表面的蛋白质网络。它们在脂质双分子层下形成丝状网络。网络由血影蛋白（spectrin）、锚蛋白（ankyrin）、肌动蛋白（actin）和蛋白 4.1（protein 4.1）组成。细胞骨架蛋白与双分子层的整合蛋白和脂质相互作用，以维持膜的完整性。细胞骨架在红细胞形状、柔韧性和脂质组织方面发挥着重要作用。无论是单个红细胞内的拷贝数还是分子大小，血影蛋白都是主要的膜蛋白。血影蛋白由 α 和 β 两种血影蛋白组成，分子量分别为 240kD 和 220kD。这两种蛋白质具有长而柔韧的结构，相互缠绕在一起形成异二聚体。四聚体及高度有序的寡聚体是由异二聚体"头对头"相互作用连接形成的。肌动蛋白与几个异二聚体的"尾部"结合，形成一系列多边形（大部分是六边形），其侧面是血影蛋白四聚体。膜蛋白 4.1（band4.1）促进并可能调节肌动蛋白-收缩蛋白的连接。由血影蛋白（spectrin）、肌动蛋白（actin）和蛋白 4.1（protein 4.1）的蛋白-蛋白相互作用形成的网状结构就位于脂质双层之下。它以至少三种方式附着在双层的蛋白质和脂质上。另一种细胞骨架蛋白血影蛋白在光谱四聚体的中间附近结合，形成从网络到膜蛋白 3.3 的链接，膜蛋白 4.1 将细胞骨架连接到另一种跨膜蛋白——糖蛋白。这种联系可能是由多聚磷脂酰肌醇调节的。此外，光谱与膜内小叶的磷脂直接相关。红细胞骨架在生理上是重要的，因为其任何一种蛋白质的遗传缺陷都会导致细胞膜不稳定、膜脂丢失和受影响的红细胞膜融合倾向的增加。

红细胞骨架的表面积似乎大于覆盖红细胞内表面所必需的面积。理论计算表明，在相邻肌动蛋白分子之间架桥所需的长度上，光谱分子可能要长3倍。尽管血影蛋白在生理条件下的结构是未知的，但是血影蛋白及细胞骨架的扩张能力对红细胞的变形能力和膜强度有影响。

红细胞的变形能力是通过毛细血管床所必需的，可变形性也重新降低大血管的体积和黏度，防止巨噬细胞的吞噬。红细胞的变形能力取决于细胞的几何形状（包括表面体积比）、膜弹性特性和细胞内黏度（主要是血红蛋白浓度）。红细胞的细胞膜在体内循环时，必须抵抗施加在它身上的机械应力。红细胞变形能力和膜强度在很大程度上依赖于红细胞的细胞骨架。

三、红细胞的生理特性

（一）渗透脆性

正常状态下红细胞内的渗透压与血浆渗透压大致相等，这对保持红细胞的形态甚为重要。将机体红细胞置于等渗溶液（哺乳动物：0.9%NaCl溶液）中，它能保持正常的大小和形态。但如果把红细胞置于高渗NaCl溶液中，水分将逸出细胞外，红细胞将因失水而皱缩。相反，若将红细胞置于低渗NaCl溶液中，水分进入细胞，红细胞膨胀变成球形，可至膨胀而破裂，血红蛋白释放入溶液中，称为溶血。把正常人红细胞置入不同浓度的溶液中（0.85%、0.8%……0.3% NaCl溶液），在0.45%的溶液中，有部分红细胞开始破裂，即上层液体呈微红色，当红细胞在0.35%或更低的NaCl溶液中，则全部红细胞都破裂。临床以0.45% NaCl到0.3% NaCl溶液为正常人体红细胞的脆性（也称抵抗力）范围。如果红细胞放在高于0.45% NaCl溶液中时即出现破裂，表明红细胞的脆性大，抵抗力小；相反，放在低于0.45% NaCl溶液中时才出现破裂，表明脆性小，抵抗力大。

（二）悬浮稳定性

悬浮稳定性是指红细胞在血浆中保持悬浮状态而不易下沉的特性。将与抗凝剂混匀的血液置于血沉管中，垂直静置，经过一定时间后，红细胞由于比重大，将逐渐下沉，在单位时间内红细胞沉降的距离，称为红细胞沉降率（简称血沉）。以血沉的快慢作为红细胞悬浮稳定性的大小。正常男子第1小时末，血沉不超过3mm，女子不超过10mm。在妊娠期、活动性结核病、风湿热及患恶性肿瘤时，血沉加快。临床上检查血沉，对疾病的诊断及预后有一定的帮助。

关于维持红细胞悬浮稳定性的原因，有人认为是由于红细胞表面带有负电荷之故，因为同性电荷相斥，红细胞不易聚集，从而呈现出较好的悬浮稳定性。如果血浆中带正电荷的蛋白质增加，其被红细胞吸附后，使之表面电荷量减少，这样就会促进红细胞的聚集和叠连，使红细胞总的外表面积与容积之比减少，摩擦力减小，血沉加快。血沉的快慢主要与血浆蛋白的种类及含量有关。

（三）吸水性

红细胞没有细胞壁，内部溶液浓度高，由于渗透压大量吸水，会胀破细胞膜，内容物流出。

（四）易变形性

由于红细胞无细胞核，由细胞膜和细胞质（主要是血红蛋白）构成，细胞质中的血红蛋白是晶体，且为液晶，因此红细胞的变形主要取决于细胞膜的力学性质。红细胞的大小为 $5 \sim 8\mu m$，毛细血管的直径只有 $2 \sim 3\mu m$，但红细胞能够通过毛细血管，就是因为红细胞易变形。

四、红细胞的功能

红细胞的功能除了运输氧气、二氧化碳、电解质、葡萄糖及氨基酸等人体新陈代谢所必需的物质外，还具有调节酸碱平衡、维持出凝血的平衡和免疫防御功能。红细胞的免疫功能将在后面的章节中单独介绍，本章节主要介绍红细胞的气体运输功能、酸碱调节功能和维持出凝血的平衡功能。

1. 气体运输功能

（1）血红蛋白携氧机制：红细胞通过血红蛋白运送氧气。红细胞由90%的血红蛋白组成。血红蛋白是由4个亚基组成的四级结构蛋白质，每个亚基结构中间有一个疏水局部，可结合1个血红素并携带1分子氧，因此1分子血红蛋白共结合4分子氧。它可以在肺部或腮部临时与氧分子结合，血红蛋白分子中的 Fe^{2+} 在氧分压高时，与氧结合，形成氧合血红蛋白（HbO_2）；在氧分压低时，又与氧解离，从身体的组织中释放出氧气，成为还原血红蛋白，由此实现运输氧的功能。所以血红蛋白与氧气的结合是可逆的，氧合血红蛋白占总血红蛋白的百分数（称百分饱和度）随 O_2 浓度变化而变化。血红蛋白的氧解离曲线为S状曲线，提示血红蛋白的4个亚基与4个 O_2 结合时有4个不同的平衡常数。肺中的氧气张力高，血红蛋白在微血管中与氧结合，形成氧合血红蛋白，氧合血红蛋白在氧气张力较低的组织微血管中释出氧气。血红蛋白和氧结合时，血液颜色鲜红，变成动脉血；和二氧化碳结合时，血液颜色暗红，变成静脉血。

血红蛋白既能和它们很快地结合，而且还能够和它们分开。当红细胞流经肺的时候，它就跟氧结合在一起，并把氧运送到人体全身的各个角落里，让肌肉、骨骼、神经等细胞得到氧气，能够正常地工作。红细胞把氧气送出后就很快地和二氧化碳结合，将这些细胞排出的二氧化碳运回肺部并呼出体外。另外，并非所有的血红蛋白的构造都相同，例如胎儿血红蛋白比成人血红蛋白有着更强的氧亲和力，在任何氧分压下，都有着比母亲血红蛋白更高的百分比，因而能从母亲的血液中获取氧。胎儿出生后20周，血红蛋白就变为成年人的形式了。

血红蛋白中 Fe^{2+} 如果氧化成 Fe^{3+}，称为高铁血红蛋白，后者丧失了携带氧气的能力。除了运载氧，血红蛋白还可以与二氧化碳、一氧化碳、氰离子结合，结合的方式也与氧完全一样，所不同的只是结合的牢固程度。一氧化碳、氰离子一旦和血红蛋白结合就很难离开，这就是煤气中毒和氰化物中毒的原理，遇到这种情况可以使用其他与这些物质结合能力更强的物质来解毒，比如一氧化碳中毒可以用静脉注射亚甲基蓝的方法来救治。

（2）血红蛋白携氧的调节：血红蛋白与氧结合的过程是一个非常神奇的过程。首先一个氧分子与血红蛋白四个亚基中的一个结合，与氧结合之后的血红蛋白结构发生变化，这种变化使得第二个氧分子相比于第一个氧分子更容易与血红蛋白的另一个亚基结合，而它的结合会进一步促进第三个氧分子的结合，以此类推直到血红蛋白的四个亚基分别与四个氧分子结合。而在组织内释放氧的过程也是这样，一个氧分子的离去会刺激另一个的离去，直到完全释放所有的氧分子，这种现象称为协同效应（positive cooperativity）。协同效应是指一个亚基与其配体（Hb中的配体为O_2）结合后，能影响此寡聚体中另一亚基与配体的结合能力。如果是促进作用则称为正协同效应；反之则为负协同效应。由于协同效应，血红蛋白与氧气的结合曲线呈S形，在特定范围内随着环境中氧含量的变化，血红蛋白与氧分子的结合率有一个剧烈变化的过程，生物体内组织中的氧浓度和肺组织中的氧浓度恰好位于这一变化的两侧，因而在肺组织，血红蛋白可以充分地与氧结合，在体内其他组织则可以充分地释放所携带的氧分子。可是当环境中的氧气含量很高或者很低的时候，血红素的氧结合曲线非常平缓，氧气浓度巨大的波动也很难使血红素与氧气的结合率发生显著变化，因此健康人即使呼吸纯氧，血液运载氧的能力也不会有显著的提高，从这个角度讲，对健康人而言吸氧所产生的心理暗示要远远大于其生理作用。

2. 缓冲酸碱平衡　正常人血浆的pH值相当恒定。血液具有缓冲作用，是一种很好的缓冲溶液。血液中存在很多缓冲系，在这些缓冲系中，红细胞中的血红蛋白和氧合血红蛋白缓冲系对维持血液正常pH值具有重要作用。当机体产生CO_2过多时，主要是通过血红蛋白和氧合血红蛋白运送到肺部排出，血红蛋白中含有的血红素在气体运输的过程中具有缓冲作用。因为血红素十分活跃，既能和氧气结合在一起，也能和二氧化碳相结合，所以其主要工作为运输氧气和二氧化碳。如果红细胞破裂，血红蛋白释放出来，溶解于血浆中，即丧失上述功能。

波尔（Bohr）早已发现血红蛋白的氧亲和力随着血液中H^+浓度增加和CO_2分压（PCO_2）的增高而减弱，Hb分子由R型转化为T型，促使HbO_2解离释出O_2；反之亦然。当PO_2增高时，由于O_2和Hb结合使Hb分子由T型转化为R型，促使Hb释放H^+和CO_2。此现象最早由波尔发现，故又称为波尔效应。波尔效应具有重要生理意义。如当血液流经组织时，因细胞的pH较血液低而PCO_2较血液高，有利于HbO_2释放O_2，使细胞获得充足的O_2，同时HbO_2释放O_2又促进了Hb和H^+、CO_2结合。当血液流经肺部时，PO_2高，HbO_2的生成促使Hb释出H^+和CO_2。CO_2的呼出又有利于HbO_2的形成。H^+与Hb的结合能影响Hb的分子构象，使Hb对O_2的亲和力降低。当血液的H^+浓度增高（pH由7.4降至7.2）时，Hb对O_2的亲和力降低，氧解离曲线向右移动，P50值增大；当血液的H^+浓度下降（pH由7.4增至7.6）时，Hb对O_2的亲和力增加，氧解离曲线向左移动，P50 值减小。故在同一 PO_2 下，pH 越低，Hb 对 O_2 的亲和力越小，血氧饱和度也越小。PCO_2 分压对 Hb 结合 O_2 的影响基本上与 pH 相似。PCO_2 增高所产生的效应和 pH 下降完全一样，能使 Hb 对 O_2 的亲和力和 O_2 饱和度下降，氧解离曲线向右移动。研究结果表明，在有氧代谢中，每消耗一个 O_2 分子，约生成 0.8 个分子 CO_2。大多数 CO_2 是作为碳酸氢根运载的，而后者在红细胞中通过碳酸酐酶的作用形成的（$CO_2+H_2O \rightarrow HCO_3^-$ $+H^+$），在这个反应中产生的 H^+ 可参与脱氧 Hb 的波尔效应，换句话说，CO_2 形成的碳酸能使红细胞中的 pH 下降，故 CO_2 对 Hb 与 O_2 结合的影响主要是通过降低 pH 而实现的。此外，CO_2 还被 Hb 以氨基甲酸（HbNHCOOH）形式运载。Hb 的氨基未电离的形式能与 CO_2 进行可逆反应：在此反应中释放出的 H^+，也可参与脱氧 Hb 的波尔效应。故有人认为这可能是 CO_2 降低血液 pH 的主要原因。

3. **维持出凝血的平衡** 红细胞对出血与凝血的作用很少有人注意。早在 1910 年 Duke 曾报道过，血小板减少的患者，输血后虽然血小板数未增加，但出血时间有改进，他提出红细胞可能对凝血有作用。50 年后 Hellen 经大量的实验证实红细胞确与凝血有关，红细胞膜有缺陷（球形红细胞增多症）及血红蛋白异常（地中海贫血）的患者都有血栓的形成。他认为是由于红细胞的集聚及对内皮细胞的黏附性增加，促进血栓形成。体外实验观察，如加红细胞到血小板中，促进了血小板对玻璃壁的黏附性，在电镜下可观察到它们的集聚。Valles 提出红细胞的游离脂肪酸及类花生四烯酸代谢产物诱导血小板活化。另外，红细胞可促使血小板脱颗粒，释放 ADP、5-羟色胺、β-血小板球蛋白，从而使血小板集聚。他们还认为，红细胞有多种隐蔽的黏附因子，正常生理情况下，是非黏附性的，当病态下（如球形红细胞贫血、口形红细胞贫血、地中海贫血、镰状细胞贫血）转化成黏附性的。这些因子如：CD44（透明质酸受体）、LFA-3（leucocyte function associated antigen-3）、LW 血型抗原、CD47（整联蛋白相关蛋白）、血小板反应蛋白（thrombospondin）受体、lutheran 血型抗原（层粘连蛋白受体）和 CD36（血小板反应蛋白受体，在成熟红细胞没有，在网织红细胞中含少量）。红细胞膜上还有爬行酶，它是维持磷脂双层不对称性重要的酶，当出血时，细胞内 Ca^{2+} 增加，使爬行酶活化，促使丝氨酸磷脂（PS）外翻，PS 是凝血因子的活化剂，可引起凝血的瀑布反应。红细胞除了与凝血有关外，还有抗凝血的作用。体内在无外来刺激时，出凝血机制处于动态平衡，当有微小变化时，可随时加以纠正。当血红蛋白脱氧时，伴有血红蛋白的结构转换，促使血红蛋白的 β93 半胱氨酸释放 NO，NO 有使微血管扩张及抑制血小板活化的作用。同样，在 pH 低、PO_2 低、剪切力低时，也可活化内皮细胞的嘌呤能受体（purinergic receptor），也促进 NO 产生。红细胞还可表达外酶（ectoenzyme），使 ADP 降解成 AMP，可避免 ADP 对血小板的激活。从以上红细胞在出凝血中的作用看来，红细胞在维持机体正常生理状态下出凝血的平衡起着一定的作用。

（魏春华）

参 考 文 献

[1]   JOSEPH FH. Reflections on the crooked timber of red blood cell physiology[J]. Blood Cells, Molecules and Diseases, 2019, 79:102-354.

[2]   FORD J. Red blood cell morphology[J]. Int J Lab Hematol, 2013, 35(3):351-357.

[3]   张冰 . 红细胞聚集与健康风险 [M]. 北京 : 科学技术文献出版社 , 2018:10-21.

[4]   MOSTAFA HA, MOHINI SG, MARTIN KS. Hemoglobin: Structure, Function and Allostery[J]. Subcell Biochem, 2020, 94:345-382.

[5]   IOLASCON A, PINTO L, NOBILI B, et al. Developmental changes in HbA2 and HbF on neocytes and gerocytes in normal infants during the first year of life[J]. Acta Haematol, 1983, 70(4):278-279.

[6]   STEINBERG MH, ADAMS JG. HemoglobinA2:origin,evolution,and aftermath[J]. Blood, 1991, 78(9):2165-2177.

[7]   CHEN JJ, PERRINE S. Stressing HbF synthesis: role of translation?[J]. Blood, 2013, 122(4):467-468.

[8]   SIMONE JD, MUELLER AL. Fetal hemoglobin (HbF) synthesis in baboons, Papio cynocephalus. Analysis of fetal and adult hemoglobin synthesis during fetal development[J]. Blood, 1979, 53(1):19-27.

[9]   SMITH JE. Erythrocyte Membrane: Structure, Function, and Pathophysiology[M]. Vet. Pathol, 1987:24471-24476.

[10]   ANDOLFO I, RUSSO R, GAMBALE A, et al. New insights on hereditary erythrocyte membrane defects[J]. Haematologica, 2016, 101(11):1284-1294.

[11]   LIU SC, DERICK LH, PALEK J. Visualization of the hexagonal lattice in the erythrocyte membrane skeleton[J]. J Cell Biol, 1987, 104(3):527-536.

[12]   CHEN K, LIU J, HECK S, et al. Resolving the distinct stages in erythroid differentiation based on dynamic changes in membrane protein expression during erythropoiesis[J]. Proc Natl Acad Sci U S A, 2009, 106(41):17413-17418.

第3章

红细胞的蛋白质组成及蛋白质组学研究

　　成熟红细胞是人体内最简单的细胞，膜骨架结构和几乎充满胞质的血红蛋白是其最具特征的结构特点。作为传统蛋白质研究的模式细胞之一，以往关于红细胞蛋白质的研究主要集中于红细胞膜的蛋白组成与功能，以及血红蛋白的结构与功能，其成果已成为研究膜骨架和蛋白质结构与功能关系的经典理论。进入 21 世纪，随着蛋白质分离检测技术和生物信息学的飞速发展及与之相伴而来的蛋白质组学研究的建立和兴起，让我们有机会再次探索红细胞的蛋白的组成定位、结构、功能、相互作用及特定时空的蛋白质表达谱等，成为生物化学研究的热点。与其他细胞相比，红细胞易获得、易纯化、结构相对简单。这些特点使红细胞再次成为蛋白质组学研究的最佳选择，并最有可能成为完整完成蛋白质组学图谱检测的细胞。

一、红细胞的蛋白质组成

　　红细胞起源于骨髓造血干细胞，成熟红细胞没有细胞核和内膜系统，其蛋白组成包括膜蛋白、膜骨架及胞浆蛋白。膜蛋白分为整合蛋白（integral proteins）和外周蛋白（peripheral proteins）；膜骨架蛋白是细胞膜下与膜蛋白相连的由纤维蛋白组成的网状结构，参与维持质膜性状并协助完成其多种生理功能；胞浆蛋白主要是血红蛋白（hemoglobin，Hb），大约每个红细胞中有 2.8×10^9 个血红蛋白。此外，在红细胞内还含有碳酸酐酶、硫氧还蛋白过氧化物酶和其他抗氧化酶。

（一）红细胞膜蛋白

　　红细胞膜是一种由多种蛋白质和脂质组成的复杂双层膜结构，其组成蛋白可分为外周蛋白和整合蛋白（图 3-1）。外周蛋白主要包括血影蛋白、锚蛋白、肌动蛋白、蛋白 4.1、蛋白 4.2；整合蛋白主要包括带 3 蛋白和血型糖蛋白（图 3-2）。

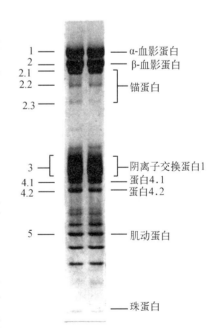

图 3-1　红细胞膜蛋白 SDS-PAGE 电泳图

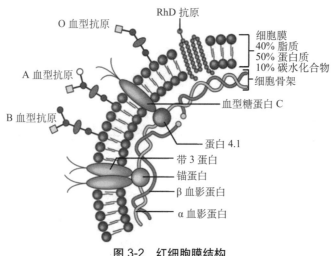

图 3-2　红细胞膜结构

1. 外周蛋白

（1）血影蛋白（spectrin，Sp）：血影蛋白是由不同基因编码的 α-血影蛋白（α-Sp）和 β-血影蛋白（β-Sp）亚基组成的二聚体，占总膜蛋白的 25%～30%。每个红细胞含有约 20 万个 α 和 β-Sp 拷贝，两者以反向平行方式形成异质二聚体，两个二聚体头部对头部经自身聚合形成四聚体。α-Sp 分子质量为 240 kD，由 20 个同源的 106 个氨基酸和两个非同源段节组成；β-Sp 分子质量为 220kD，由 17 个同源的 106 个氨基酸，一个含肌动蛋白结合域的非同源 N 末端及一个含酪蛋白磷酸化部位共有序列的非同源 C 末端组成。在胰蛋白酶作用下可将血影蛋白 α 与 β 亚基解离为 αl-αV 和 β1-βIV 的结构域，α- 与 β- 血影蛋白所含的 106 个同源氨基酸借助短的非螺旋段节相连，折叠成 α-螺旋。通过与膜蛋白作用，血影蛋白参与维持红细胞的正常形态，调节整合膜蛋白侧向运动，为脂质双层提供结构支撑。在非幼红细胞系细胞，血影蛋白涉及质膜蛋白局部浓度的形成或维持，并调节分泌小泡进入质膜。

（2）锚蛋白（ankyrin）：锚蛋白分子是不对称的极性蛋白，是膜骨架和膜脂质双层之间重要的连接分子。锚蛋白是由 N 末端、中间片段和 C 末端组成的球状结构，在细胞内发挥重要作用：①N 末端结构域同带 3 蛋白（band 3）和微管蛋白（tubulin）结合；②中间片段中的特定结构域同带 3 蛋白、收缩蛋白结合，将膜骨架固定在膜脂质双层上；③C 末端结构域参与广泛的选择性 mRNA 加工并调节其与血影蛋白、带 3 蛋白的相互作用，影响锚蛋白流体动力学性质。此外，C 末端对蛋白酶极为敏感，同时锚蛋白对维持带 3 蛋白单体、二聚体和四聚体之间的动态平衡发挥重要作用，但具体机制尚不明确。

（3）肌动蛋白（actin）：肌动蛋白分子质量为 42kD，是一种高度保守的球状蛋白。肌动蛋白是真核细胞中最丰富的蛋白之一，有 α、β、γ 三种。其中 β 和 γ 肌动蛋白是构成细胞骨架的重要组成成分，参与细胞收缩，充当细胞内介质；β-肌动蛋白参与交叉复合物的形成。每个红细胞含有 40 万～ 50 万个肌动蛋白单体。

（4）蛋白 4.1：蛋白 4.1 是由 4.1α 和 4.1β 两个亚基组成的球形蛋白，约占膜蛋白的 6%。4.1 蛋白在膜骨架中通过与 β-血影蛋白结合促进血影蛋白和肌动蛋白的结合，形成血影蛋白四聚体 - 蛋白 4.1 二聚体 - 肌动蛋白寡聚体复合物。此复合物以锚蛋白、蛋白 4.1 为桥梁，与带 3 蛋白 - 血型糖蛋白膜内复合物连接。随着蛋白 4.1 和带 3 蛋白的分离，锚蛋白和带 3 蛋白作用增强，使细胞膜变形性降低。此外，膜氧化会导致蛋白 4.1 和收缩蛋白结合能力减弱，从而降低与肌动蛋白的结合，红细胞膜结构改变影响膜的流动性，使红细胞对切应力的应答能力降低。

（5）蛋白 4.2：蛋白 4.2 是一种球状蛋白质。目前的研究发现蛋白 4.2 可以与带 3 蛋白、锚蛋白形成锚定复合物，对红细胞膜骨架六边形网状结构和细胞膜的连接有稳定作用。缺失蛋白 4.2 可减弱肌动蛋白与带 3 蛋白的结合能力，影响肌动蛋白构成红细胞膜骨架蛋白二维网状结构的功能。此外，蛋白 4.2 缺失可引起大量 CD47 缺失，使红细胞被巨噬细胞吞噬，降低红细胞寿命。

2. 整合蛋白

（1）带 3 蛋白：带 3 蛋白是红细胞整合蛋白中的代表性蛋白，其在红细胞结构稳定、生理功能正常发挥中起到至关重要的作用。带 3 蛋白又名人阴离子交换蛋白（anion exchanger 1，AE1），是存在于红细胞膜上的一种内在蛋白质，约占膜蛋白含量的 25%。带 3 蛋白有单体、二聚体、四聚体三种存在形式，其中只有二聚体具有离子转运功能，介导阴离子 Cl^-/HCO_3^- 的转运，在组织 CO_2 运输、肺 CO_2 排出中发挥重要作用。同时，带 3 蛋白具有与糖酵解酶、酪氨酸磷酸化酶、膜骨架蛋白、血红蛋白、过氧化氢酶等结合的位点，将膜、膜骨架与细胞内环境相联系，在调节红细胞的糖酵解速率、变形能力、携氧能力和免疫清除中发挥重要作用。

（2）血型糖蛋白（GP）：血型糖蛋白属跨膜唾液酸糖蛋白家族，包括血型糖蛋白 A、B、C、D、E 五种。血型糖蛋白 A、B 和 E 携带 MNS_s 血型系统抗原，而 C 和 D 携带 Gerbich 血型决定簇。在红细胞膜中血型糖蛋白 B、C、D 浓度较低。血型糖蛋白 A 是由 131 个氨基酸组成的单次跨膜糖蛋白，其亲水氨基端位于膜外侧，结合 16 个低聚糖侧链。血型糖蛋白的基本功能可能是由于其唾液酸中含大量负电荷，可防止红细胞在循环经过狭小血管时相互聚集而沉积在血管中。

（二）红细胞膜骨架

红细胞膜骨架在红细胞膜内侧，是一种能变形的圆盘状网架结构。主要成分为血影蛋白、肌动蛋白、原肌球蛋白、锚定蛋白、带 4.1 蛋白及内收蛋白等红细胞膜外周蛋白和纤维蛋白。膜骨架网架结构的形成及其与膜的结合过程可分为：①血影蛋白与蛋白 4.1、肌动蛋白相互作用：血影蛋白首先形成 α-二聚体、β-二聚体，进一步在红细胞膜内形成四聚体，在蛋白 4.1 帮助下和肌动蛋白寡聚体结合组成骨架基本网络。②蛋白 4.1 与血型糖蛋白作用：蛋白 4.1N 端生理状态下带正电荷，血型糖蛋白带负电荷，蛋白 4.1 以静电稳定性同血型糖蛋白结合。③锚定蛋白与血影蛋白、带 3 蛋白相互作用：锚定蛋白 N 端不同位置通过与带 3 蛋白、血影蛋白结合，将骨架蛋白与质膜相连。实现红细胞质膜的

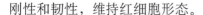

刚性和韧性，维持红细胞形态。

（三）胞浆蛋白

1. **血红蛋白** 血红蛋白（hemoglobin，Hb）是红细胞运氧的载体，是红细胞内含量最多的蛋白。每个红细胞大约含有 2.8×10^9 个血红蛋白，约占红细胞蛋白总量的 90%。血红蛋白的功能主要是运输 O_2、CO_2，调节血液的酸碱平衡。除此之外，血红蛋白在 H_2O_2 分解、电子传递等重要生理活动中发挥作用。血红蛋白分子质量为 64kD，是由 4 条珠蛋白链（两条 α 链和两条 β 链）组成的四聚体。在每条珠蛋白链上各结合含有一个铁离子的血红素分子，后者可结合氧气并随血液循环进行运输。正常成人红细胞主要含有三种血红蛋白，即 HbA（$\alpha_2\beta_2$，占 95% ~ 98%）、HbA$_2$（$\alpha_2\delta_2$，占 2% ~ 3%）及 HbF（$\alpha_2\gamma_2$，< 1%）。血红蛋白在红细胞内的存在形式主要是游离状态，小部分会和红细胞膜上的结合位点结合。血红蛋白在红细胞膜上的结合位点有两种类型：一种是高亲和性的，如带 3 蛋白；另一种是低亲和性的，如血型糖蛋白和某些膜磷脂的极性头部。血红蛋白和红细胞膜之间的相互作用对红细胞膜的流动性、离子通透性、变形性等方面产生影响，还会对红细胞的新陈代谢进行调节。

2. **碳酸酐酶** 碳酸酐酶（carbonic anhydrase，CA）是一类含锌的酶，在其活性中心存在一个锌原子，是红细胞内除血红蛋白外含量最多的蛋白。在红细胞内含有三种碳酸酐酶，分别为 CA I 、CA II 、CA III 。红细胞中碳酸酐酶催化 CO_2 向 HCO_3^- 的转变，进而参与机体内 CO_2 从组织向血浆的转运。

3. **硫氧还蛋白过氧化物酶 2** 红细胞胞浆中的硫氧还蛋白过氧化物酶 2 （peroxiredoxin 2，Prx2）是硫氧还蛋白过氧化物酶家族的一员，分子质量为 22kD，是红细胞中 Prx 的重要亚型，具有典型的 2-Cys 巯基依赖蛋白结构。在红细胞胞质中 Prx2 以二聚体（氧化态）和十聚体（结合态）混合的形式存在，是红细胞内除血红蛋白和碳酸酐酶外含量最丰富的抗氧化酶。有别于其他过氧化物酶，Prx2 没有辅因子或辅基，主要利用含巯基的蛋白提供还原电子还原 H_2O_2 和烷基过氧化氢。Prx2 可以在 C 末端绑定带 3 蛋白与膜结合，可以防止血红蛋白降解产物形成，清除脂质氢过氧化物，抑制红细胞变形力受损，保护红细胞免受血红蛋白自氧化而引起的氧化损伤。

4. **其他抗氧化酶** 红细胞在运输氧气的过程中不断接触外源和内源性活性氧（ROS），产生氧化应激。因此，红细胞内具有广泛的抗氧化酶，主要包括超氧化物歧化酶（superoxide dismutase，SOD）、过氧化氢酶（catalase，CAT）和谷胱甘肽过氧化物酶（glutathione peroxidase，GPx）。过氧化酶各司其职，在红细胞内发挥抗氧化作用：① SOD 是一种碱性蛋白，催化细胞内超氧化物阴离子自由基 O_2^- 发生歧化反应，减少 O_2^- 积聚，阻断其转化为自由基；② CAT 是重要的抗氧化防御性功能酶，可以催化过氧化氢（H_2O_2）分解，缓解氧化应激引起的功能损伤；③ GPx 主要负责清除脂质过氧化物和 H_2O_2。GPx 通过催化 GSH 参与过氧化反应，清除细胞代谢过程中产生的过氧化物和羟自由基，减轻细胞膜多不饱和脂肪酸的过氧化作用。

二、红细胞蛋白质组学的研究进展

红细胞蛋白质组学主要研究红细胞中每种蛋白质的氨基酸序列、蛋白含量及蛋白质间的相互作用。进入 21 世纪，现代质谱技术和生物信息学的应用，使人们对红细胞蛋白质组学有了深层认识并取得了一系列研究成果。从红细胞蛋白质组研究中，我们可以更多地了解红细胞在健康和疾病时的功能，通过对红细胞功能更加深入的了解，可为疾病的诊断和治疗筛选更好的生物标志物。

第一个重要研究是 2002 年 Low 等首次使用双向电泳 IEF-SDS-PAGE 分离红细胞膜蛋白，银染后用 MALDI-TOF 质谱鉴定了 84 种膜蛋白。之后，Kakhniashvili 等利用经典的 RBC 分离技术，联合靶向蛋白质组学分析方法和 ThermoFinnigen LCQ DecaXP 离子阱串联质谱鉴定了红细胞中 181 种膜蛋白和胞浆蛋白。在 Kakhniashvili 等的研究中，不仅发现了膜蛋白中的血型糖蛋白 A 和 C，也检测出只有几百拷贝数的其他蛋白，如基底细胞黏附分子（basal cell adhesion molecule，BCAM）。Neelam 等用免疫共荧光和 Western Blot 等方法证明在红细胞中存在蛋白酶体亚型和完整的蛋白酶体，打破之前红细胞中没有蛋白酶体降解蛋白的研究报道。随后的 1 年中，两个研究团队分别将新技术应用到红细胞蛋白质组学的研究中，但并未显著增加蛋白质种类。Tyno 等在 MudPIT（SCX联合反相 HPLC）和串联质谱前用胰蛋白酶和单分子膜进行红细胞蛋白的处理；Bruschi 等在进行基质辅助激光解吸电离飞行时间质谱（MALDI-TOF MS）前用固定化电解质凝胶来代替 IPG 胶条进行双向电泳。

红细胞蛋白质数量实质性的增加是在 2006 年底。Pasina 等利用四极杆 - 飞行时间串联质谱（Q-TOF）和 ThermoFinnigen 混合线性离子阱傅里叶变换质谱（LTQ-FT MS）鉴定出 566 种蛋白质，包括 314 种膜蛋白和 252 种可溶性蛋白质。同时，Pasini 等用乙醇和碳酸钠优化膜蛋白提取方法，对蛋白质鉴定在技术上产生了实质性的进步。至此，忽略转录后修饰和蛋白水解，我们共鉴定了 751 种红细胞蛋白质。D'Amici 等使用双向电泳和质谱观察大气条件下保存的红细胞在有无蛋白酶抑制药情况时细胞膜蛋白的改变。储藏的前 7 天观察到分子质量在 7-15kD 之间的蛋白质点，所有这些新点都是活性氧攻击蛋白质的结果；随着时间的推移，作为化学氧化的结果，一些蛋白质等电点发生改变。结果分析显示，大部分蛋白修饰发生于细胞骨架蛋白。

随着肽配体库（peptide ligand library）和质谱技术的发展，2008 年 Roux- Dalvai 等通过快速和高通量 Electron LTQ Orbitrap 质谱分析成功鉴定了 1578 种红细胞胞质蛋白。2010 年，D'Alessandro 等用 Proteominer 技术对红细胞蛋白质进行分析，使红细胞蛋白质数量增加 1331 种，达到 2082 种。

2010 年至今，红细胞蛋白质组学方面的进展主要集中在膜蛋白领域，许多新的技术被应用于膜蛋白的研究中。Gestel 等用双向蓝色非变性聚丙烯酰胺凝胶电泳（blue native-PAGE）技术从 524 种膜蛋白中鉴定出其中 67 种是胞浆蛋白。最近，这项技术被拓展为四维正交凝胶系统（4-DES）。该系统由非变性电泳部分（Part Ⅰ）：1st-DE （nondenaturing or native thin layer，IEF）、2nd-DE（native-PAGE）及变性电泳部分（Part Ⅱ）：3rd-DE（denaturing IEF）、4th-DE（SDS-PAGE）两部分组成。通过 Part Ⅰ对红细胞及 Raji 细胞胞质蛋白的分离，并结合 SDS-PAGE 及质谱分析，确定了六种蛋白质复合体候选者：蛋白酶体 20S 核心复合体（core particleproteasome，CP）、血红蛋白 A、血红蛋白 F、Prx2、碳酸酐酶 -1 及热休克蛋白 60（heat shock protein 60，HSP 60）。从中选择四种具有不同分子量及等电点的复合体：CP、HbA、Prx2 及 HSP 60 进行 Part Ⅱ蛋白质组学分析。结果表明，4-DES 不仅适用于复杂生物样品中的蛋白质复合体及蛋白质相互作用的研究，而且可用于复杂稀释样品中完整蛋白质复合体分离富集。Palma 等将完整红细胞用胰蛋白酶消化后分离膜蛋白，将其用 Triton X-100 溶解后分离可溶部分和 skeletal pellet，将两者再用胰蛋白酶消化，用 MudPIT 技术和线性离子阱 LTQ 质谱对这三个部分进行蛋白鉴定分析。结果显示，确定的 299 种蛋白中 211 种是膜蛋白。Speicher 等用 SDS-PAGE 分离红细胞膜蛋白后将凝胶分成 30 等份，之后用 LTQ-Orbitrap XL 质谱分析鉴定了 842 种蛋白，而 2008 年，Bosman 等用同样的处理方法将凝胶 6 等分后，利用 ICR-FT 质谱分析得到 257 种蛋白。各种创新性方法的应用，使红细胞蛋白质总数从 2010 年的 2082 种上升到 2289 种。之后伴随蛋白质组学领域研究技术的不断进步，鉴定成熟红细胞和脐带红细胞的蛋白总数已达 2838 种，并通过串联质谱标签的使用，对超过 60% 的红细胞蛋白（约 1000 种膜蛋白和 700 种胞浆蛋白）进行相对定量。

Emilie-Fleur Gautier 等基于蛋白质组学研究的质谱技术对红细胞形成过程中的蛋白质组学的动态变化进行研究。通过绝对定量方法分析人类红细胞分化成熟过程中 6130 个蛋白的绝对表达，发现 mRNA 和蛋白表达之间的相关性；分析红细胞形成过程中比较转录组学和蛋白质组学的修饰及去核后介于网织红细胞与 Pyrenocytes（挤出的细胞核被包裹在一层薄细胞质层中）之间的 1300 种蛋白质的分布情况。通过使用重标记内标准肽 QconCAT 方法，D'Alessandro 等鉴定出血液储存过程中与 RBC 储存质量和稳定性相关的蛋白。在此基础上，研究者应用氧化还原蛋白质组学技术来分析揭示氧化应激条件下红细胞储存过程中氧化还原敏感巯基，对可逆氧化和不可逆氧化的巯基进行鉴定和定量。Bryk 等使用多酶消化、过滤、辅助样品制备（MED-FASP）等方法进行样本处理，并使用 Q-Exactive 质谱进行分析：通过总蛋白法（TPA）计算蛋白质丰度，之后用稳定的同位素标记肽蛋白质定量验证。通过深入分析鉴定的 2650 个蛋白质，其中 1890 个在每个细胞中超过 100 拷贝；研究鉴定出跨越 5 个数量级丰度的 41 种膜转运蛋白，其中包括以前没有在红细胞膜中鉴定过的药物转运体 ABCA7、胆碱转运体 SLC44A1 和 SLC44A2。Muralidharan 等用硼酸盐亲和层析法分别测定正常人和糖尿病患者无血红蛋白的糖化红细胞样本，使用 nano LC/ESI-MS 蛋白组学平台进行蛋白质组学分析，从糖尿病患者糖化血红蛋白样本中鉴定出 37 个糖基化蛋白，特异位点糖基化与过氧化氢酶、硫氧还蛋白过氧化物酶、碳酸酐酶、乳酸脱氢酶 β 和 δ- 氨基乙酰丙酸脱氢酶这 5 个代表性蛋白的功能紊乱相关。

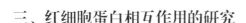

三、红细胞蛋白相互作用的研究

蛋白质通过与其他物质（蛋白质、核酸、小分子等）相互作用而行使功能，带动生命机器的正常运转，而一旦这种有序的相互作用遭到破坏，就会导致疾病甚至死亡。因此，蛋白质与其他物质的相互作用成为人类疾病预防和治疗的重要靶点，而蛋白质与蛋白质之间的相互作用（protein-protein interaction，PPI）又是其中关键的部分。在高通量红细胞及红细胞膜蛋白质组学数据获得后，关于红细胞蛋白质之间的相互作用主要是通过生物信息学进行的理论预测。

初步的红细胞中蛋白的相互作用基于 UniHI 数据库。首先从数据中提取目前可能的相互作用的信息，把这些用 PPI network 表示。要做到尽可能使信息全面，选择适当的方法剔除假阳性和假阴性的结果。合成的 PPI network 中，节点是红细胞蛋白质基因符号，线段代表相应蛋白质之间的相互作用。最初是 Kurdia 等基于已发现的 751 种红细胞蛋白建立了红细胞 PPI network，发现 751 种蛋白中有 279 种与其他蛋白之间存在相互作用。在对红细胞蛋白质相互作用的研究中重要的发现是"损伤和修复"盒（ROD box），此盒主要由蛋白酶体亚基、伴侣分子、热休克蛋白组成，对红细胞的损伤修复至关重要。Ammann 和 Goodman 用广泛拓扑重叠分析（GTOM）的方法对节点的相似性进行统计学的聚类分析（cluster analyse）。运用这样的方法发现在镰状细胞贫血（SCD）中 ROD box 中的蛋白酶体亚基发生改变。这之后有学者提出了 VDG（voronoi diagram for graphs）的概念，利用 VDG 的方法对红细胞蛋白质之间的相互作用进行分析，认为这种分析方法比聚类分析更快捷。

四、红细胞蛋白质组学与相关疾病

早期对红细胞蛋白质组学与疾病关系的研究，利用染色后的双向凝胶电泳图像分析，将两者之间的蛋白进行比较。将疾病组织中的蛋白质含量与正常组织进行比较。Jiang 用这样的方法对正常人群和 2 型糖尿病患者之间的膜蛋白进行比较。在这项研究中，他们在 2 型糖尿病患者的膜蛋白中发现了 27 个上调点和 15 个下调点。这些点进行 MALDI TOF 质谱分析后发现：脂筏蛋白、Flotlin 1、精氨酸酶（arginase）增加，突触融合蛋白 1C（synaxin 1C）减少。推测融合蛋白减少会导致 2 型糖尿病患者红细胞膜 Glut 4 葡萄糖转运体减少，由于 L-精氨酸酶对 NO 合酶的竞争抑制进而减少 NO 的产生。这种凝胶图像分析的方法有一定的意义，但存在着蛋白质在凝胶中迁移不一致的局限性。在此方法的基础上建立了二维差异荧光凝胶电泳技术（2D DIGE），用 Cy3 和 Cy5 对样本进行荧光染料标记。Tonge 等在研究纯合子镰状细胞疾病红细胞膜蛋白中使用了这一方法。在发现的超过 500 个荧光点中，SCD 红细胞膜蛋白中有 38 个点增加；有 11 个点在纯合子 SCD 红细胞膜蛋白中增加。用 Nano LC MS/MS 串联质谱对 44 个点进行鉴定发现其中有 22 个有转录后修饰，纯合子的这些蛋白中的多数与氧化应激有关。2D DIGE 可以发现同种蛋白不同转录后修饰的多种形式。Chou 等将同位素亲和标签（ICAT）技术和质谱联用，它对半胱氨酸残基的肽段进行标记，进行亲和提取。对镰状细胞疾病的红细胞膜骨架蛋白进行研究。这之后同位素相对标记与绝对定量（iTRAQ）在研究中运用，它可以同时对多个样本进行比较，克服半胱氨酸对 ICAT 结果的影响。Prabakaran 等用 2D DIGE 对精神分裂患者的红细胞蛋白进行了研究。研究发现 Spectrinα 和 β-actin 的改变可能会影响转录后修饰。硒绑定蛋白 1（SBP 1）可作为一种精神分裂症的生物标志物。最近对疾病与红细胞蛋白质组学的研究主要是利用蛋白质组学对疾病的分子基础、疾病进程等进行研究，在疟疾、溶血性贫血、阿尔茨海默病、慢性肾病等疾病的相关研究中取得了一定的进展。

红细胞的生物学功能是红细胞蛋白质时空上有序、协同作用的结果。红细胞蛋白质组学研究取得很大进展，但仍面临一些关键挑战。在红细胞蛋白质组学的研究过程中多种技术并存，各有优势和局限。除努力发展新方法、新技术外，更应强调各种不同方法的整合和互补。另外，各学科间的交叉日益显著，特别是蛋白质组学与其他大规模科学领域的交叉，会成为生命科学的新前沿地带，这种交叉也是新技术新方法的"活水之源"。

（安　亮）

参 考 文 献

[1] BARASA B, SLIJPER M. Challenges for red blood cell biomarker discovery through proteomics[J]. Biochim Biophys Acta - Proteins Proteomics, 2014, 1844:1003-1010.

[2] LOW TY, SEOW TK, CHUNG MCM. Separation of human erythrocyte membrane associated proteins with one-dimensional and two-dimensional gel electrophoresis followed by identification with matrix-assisted laser desorption/ionization-time of flight mass spectrometry[J]. Proteomics, 2002, 2:1229-1239.

[3] KAKHNIASHVILI DG, BULLA LA, GOODMAN SR. The human erythrocyte proteome: Analysis by ion trap mass spectrometry[J]. Mol Cell Proteomics, 2004, 3:501-509.

[4] GOODMAN SR, DAESCU O, KAKHNIASHVILI DG, et al. The proteomics and interactomics of human erythrocytes[J]. Exp Biol Med, 2013, 238:509-518.

[5] TYAN YC, JONG S BIN, LIAO J DER, et al. Proteomic profiling of erythrocyte proteins by proteolytic digestion chip and identification using two-dimensional electrospray ionization tandem mass spectrometry[J]. J Proteome Res, 2005, 4:748-757.

[6] BRUSCHI M, SEPPI C, ARENA S, et al. Proteomic analysis of erythrocyte membranes by soft immobiline gels combined with differential protein extraction[J]. J Proteome Res, 2005, 4:1304-1309.

[7] PASINI EM, KIRKEGAARD M, MORTENSEN P, et al. In-depth analysis of the membrane and cytosolic proteome of red blood cells[J]. Blood, 2006, 108:791-801.

[8] D'AMICI GM, RINALDUCCI S, ZOLLA L. Proteomic analysis of RBC membrane protein degradation during blood storage[J]. J Proteome Res, 2007, 6:3242-3255.

[9] ROUX-DALVAI F, DE PEREDO AG, SIMÓ C, et al. Extensive analysis of the cytoplasmic proteome of human erythrocytes using the peptide ligand library technology and advanced mass spectrometry[J]. Mol Cell Proteomics, 2008, 7:2254-2269.

[10] D'ALESSANDRO A, RIGHETTI PG, ZOLLA L. The red blood cell proteome and interactome: An

update[J]. J Proteome Res, 2010, 9:144-163.

[11]　VAN GESTEL RA, VAN SOLINGE WW, VAN DER TOORN HWP, et al. Quantitative erythrocyte membrane proteome analysis with Blue-Native/SDS PAGE[J]. J Proteomics, 2010, 73:456-465.

[12]　WANG X, CHEN G, LIU H, et al. Four-dimensional orthogonal electrophoresis system for screening protein complexes and protein-protein interactions combined with mass spectrometry[J]. J Proteome Res, 2010, 9:5325-5334.

[13]　DE PALMA A, ROVERI A, ZACCARIN M, et al. Extraction methods of red blood cell membrane proteins for Multidimensional Protein Identification Technology (MudPIT) analysis[J]. J Chromatogr A 2010, 1217:5328-5336.

[14]　PESCIOTTA EN, SRISWASDI S, TANG HY, et al. A label-free proteome analysis strategy for identifying quantitative changes in erythrocyte membranes induced by red cell disorders[J]. J Proteomics, 2012, 76:194-202.

[15]　BOSMAN GJCGM, LASONDER E, LUTEN M, et al. The proteome of red cell membranes and vesicles during storage in blood bank conditions[J]. Transfusion, 2008, 48:827-835.

[16]　WILSON MC, TRAKARNSANGA K, HEESOM KJ, et al. Comparison of the proteome of adult and cord erythroid cells, and changes in the proteome following reticulocyte maturation[J]. Mol Cell Proteomics, 2016, 15:1938-1946.

[17]　GAUTIER EF, DUCAMP S, LEDUC M, et al. Comprehensive Proteomic Analysis of Human Erythropoiesis[J]. Cell Rep, 2016, 16:1470-1484.

[18]　D'ALESSANDRO A, DZIECIATKOWSKA M, HILL RC, et al. Supernatant protein biomarkers of red blood cell storage hemolysis as determined through an absolute quantification proteomics technology. Transfusion 56:1329-1339.

[19]　DELOBEL J, PRUDENT M, CRETTAZ D, et al. Cysteine redox proteomics of the hemoglobin-depleted cytosolic fraction of stored red blood cells[J]. Proteomics-Clin Appl, 2016, 10:883-893.

[20]　BRYK AH, WI　NIEWSKI JR. Quantitative Analysis of Human Red Blood Cell Proteome[J]. J Proteome Res, 2017, 16:2752-2761.

[21]　MURALIDHARAN M, BHAT V, BINDU YS, et al. Glycation profile of minor abundant erythrocyte proteome across varying glycemic index in diabetes mellitus[J]. Anal Biochem, 2019, 573:37-43.

[22]　GOODMAN SR, KURDIA A, AMMANN L, et al. The human red blood cell proteome and interactome[J]. Exp Biol Med, 2007, 232:1391-1408.

[23]　AMMANN LP, GOODMAN SR. Cluster analysis for the impact of sickle cell disease on the human erythrocyte protein interactome[J]. Exp Biol Med, 2009, 234:703-711.

[24]　ZIVANIC M, DAESCU O, KURDIA A, et al. The Voronoi diagram for graphs and its application in the Sickle Cell Disease research[J]. J Comput Sci, 2012, 3:335-343.

[25]　JIANG M, JIA L, JIANG W, et al. Protein disregulation in red blood cell membranes of type 2 diabetic patients[J]. Biochem Biophys Res Commun, 2003, 309:196-200.

[26]　TONGE RP, SHAW J, MIDDLETON B, et al. Validation and development of fluorescence two-dimensional differential gel electrophoresis proteomics technology[J]. Proteomics, 2001, 1:377-396.

[27]　KAKHNIASHVILI DG, GRIKO NB, BULLA LA, et al. The proteomics of sickle cell disease: Profiling of erythrocyte membrane proteins by 2D-DIGE and tandem mass spectrometry[J]. Exp Biol Med, 2005, 230:787-792.

[28] CHOU J, CHOUDHARY PK, GOODMAN SR. Protein profiling of sickle cell versus control RBC core membrane skeletons by ICAT technology and tandem mass spectrometry[J]. Cell Mol Biol Lett, 2006, 11:326-337.

[29] PRABAKARAN S, WENGENROTH M, LOCKSTONE HE, et al. 2-D DIGE analysis of liver and red blood cells provides further evidence for oxidative stress in schizophrenia[J]. J Proteome Res, 2007, 6:141-149.

第 4 章

红细胞 RNA 组学研究

红细胞一度被认为是缺乏 RNA 的，因为成熟红细胞表现出较低的 RNA 染料（如亚甲基蓝）结合信号，并且红细胞成熟过程中细胞核的排出也使红细胞中无法继续产生 RNA。然而，2006 年，研究人员首次发现，每个成熟红细胞中含有约为 $2-3 \times 10^{-4}$pg 的 RNA，经 DNase 处理后，这些 RNA 的大小分布显示了小 RNA（small-sized RNAs）的存在，通过 miRNA 芯片分析测试，最终确定了成熟红细胞中丰富的微小核糖核酸（microRNA，miRNA）。

miRNA 是小型非编码 RNA（non-coding RNA，ncRNA），长度约 21-24 个核苷酸，其主要功能是通过与 mRNA 中部分互补序列结合以对基因的表达过程如基因转录、选择性剪接等产生影响。miRNA 最初被转录为长的初级 miRNA（pri-miRNA）转录本，随后被裂解为长 70—100nt 的前体 miRNA（pre-miRNA），通过 Exportin-5/RanGTP 转运机制从细胞核输出到细胞质，在胞质中形成成熟 miRNA。成熟的 miRNA 被选择性地附着在 RNA 诱导沉默复合体（RNA-induced silencing complex，RISC）上，miRNA 通过序列特异性的相互作用引导复合体与 mRNA 上 3'非翻译区（3' untranslated region，UTR）靶点结合，介导转录后如 RNA 降解和翻译抑制的调控。

miRNA 参与了许多细胞过程，如细胞增殖和分化、凋亡、细胞因子和趋化因子的产生、炎症和免疫反应。研究表明，多种 miRNA 在红细胞生成过程中作为造血转录因子（transcription factor，TF）的下游效应器和控制 TF 水平的上游调节器发挥作用，通过限制 TF 的水平以维持分化的适当时间和进展，防止白血病的发生。许多在红细胞生成过程中上调或下调的 miRNA 可能不会被去除或降解，而是选择性地保留在成熟红细胞中。目前关于成熟红细胞中 miRNA 的相关研究尚不多见，其在生理病理条件下的功能及作用机制仍有待进一步确定。

一、miRNA 与红细胞生成

红细胞生成是一个高度调控的发展过程，由特定的转录因子协调以维持循环系统中红细胞数量并对失血或感染引起的急性挑战做出反应。miRNA 与 TF 合作，调节红细胞生成的所有方面，包括干细胞维持、谱系选择、细胞增殖和终端分化。成熟红细胞由骨髓生成，由不朽的长期造血干细胞（immortal long-term，HSCs）经自我更新能力降低的短期造血干细胞（short-term HSCs，ST-HSCs）分化为多能祖细胞（multipotent progenitors，MPPs），而 MPP 又经普通髓系祖细胞（common myeloid progenitor，CMP）和巨核细胞 - 红细胞祖细胞（megakaryocyte–erythrocyte progenitor，MEP）两个分化步骤最终产生了成熟红细胞。在此过程中，已有多种能够调节不同谱系和阶段特异性表达模式的 miRNA 被发现，作为造血过程中关键 TF 的下游效应器及上游调节器来控制 TF 的水平。

（一）miRNA 对造血干细胞的调节

在正常情况下，大多数成人的 HSC 以静止状态存在于骨髓中，并且具有自我更新和多能分化两种必须的潜能。研究表明，不同表达的特异性 miRNA 和 TF 组成了复杂的调控网络，共同参与控制造血干细胞静止状态和两种潜能的维持以及红细胞生成过程中特异性祖细胞的增殖和分化。

1. GATA 结合蛋白 2

GATA 结合蛋白 2（GATA binding protein 2，GATA2）对 HSC 的产生至关重要，也是 HSC 和其所分化的所有类型造血祖细胞（hematopoietic progenitor cell, HPC）存活的必要条件。与成熟血细胞相比，GATA2 在造血干细胞中高度表达，其表达间接依赖于另一种转录因子 SON DNA 结合蛋白（SON DNA binding protein, SON）。SON 在小鼠 HSC 中高表达并在分化过程中发生下调。研究表明，小鼠骨髓细胞、小鼠红系 - 髓系 - 淋巴细胞或人红白血病细胞系 K562 中 SON 的敲除，能够通过激活 miR-23a~27a~24-2 簇转录，导致 miR-27a 介导的 GATA2 蛋白水平的降低。因此，SON 对 miR-23a~27A~24-2 簇转录的抑制，维持了 HSC 中 GATA2 的高表达水平。

2. HOX 基因

哺乳动物基因组包含四类重复的且进化保守的转录调节器 HOX（Homeobox）基因，除了在发育过程中发挥重要功能外，还能够促进成人体内 HSC 的自我更新、增殖和分化。

在造血干细胞中大量表达并在分化过程中下降的 HOXA9，在 HSC 增殖和自我更新中就发挥有重要作用。HOXA9 的功能部分是通过 miR-155 的转录激活介导的，当 miR-155 缺乏时，会减弱 HOXA9 基因刺激骨髓细胞集落形成的能力。此外，HOXA9 还是 miR-126 的直接靶点，miR-126 能够通过位于 HOX 基因编码域内的序列与 HOXA9 的 mRNA 结合，而非 3'UTR。与通常观察到的 miRNA 和 miRNA 靶基因的反向表达模式相反，HOXA9 和 miR-126 都在 HSC 中表达并在分化过程中下调，由于在白血病中观察到高水平的 HOXA9 表达和低水平的 miR-126，miR-126 可能使 HOXA9 蛋白水平受到控制，以促进正常的造血功能，防止 HOXA9 介导的白血病发生。

与 HOX 家族常见的促进 HSC 自我更新的功能有所不同，HOXA1 能够促进造血干细胞的分化。在 HSC 中高表达的、能够维持 HSC 静止和自我更新的 miR-99 家族成员（miR-99a、miR-99b 和 miR-100）能够靶向抑制 HOXA1 从而促进造血干细胞的自我更新。在 miR-99 缺陷的小鼠 LSK 细胞（一种小鼠造血干祖细胞）中敲除 HOXA1，可以恢复 LSK 细胞体外集落形成能力，这一观察同样在人 MonoMac6 白血病细胞中得到印证。

3. 肿瘤抑制因子 p53

肿瘤抑制因子 p53（tumor suppressor p53，tp53/p53）是一种在应对 DNA 损伤、缺氧和肿瘤基因表达时能够介导基因表达变化的转录因子，在造血过程中参与维持 HSC 的静止状态。对携带一个额外的 p53 基因拷贝的超级 p53 小鼠（super-p53 mice，sp53）分析显示，在 p53 活性有一定增加的情况下，sp53 小鼠 HSC 中的 miR-33 水平选择性降低，而 sp53 小鼠 HSC 中 miR-33 的过量表达也会导致体内造血能力的增加，说明 miR-33 能够通过下调 p53 增强 HSC 的自我更新。另外，在斑马鱼中，p53 能够直接被参与造血过程的 miR-142a-3p 靶向进而调节斑马鱼造血干祖细胞（hematopoietic stem-progenitor cell，HSPC）存活，但这一发现在同样具有 miR-142-3p 结合位点的人 p53 基因中尚未被证实。

（二）miRNA 调节成熟红细胞生成

红细胞生成被精确控制，以在稳态条件下产生成熟的红细胞，并对出血和缺氧引起的红细胞应激做出反应。在红细胞生成过程中，由 HSC 产生的 MEP，通过产生爆式集落形成单位（burst-forming units-erythroid，BFU-E）和相继产生的红系集落形成单位（colony-forming units-erythroid，CFU-E）、原红细胞、成红细胞、网织红细胞，最终产生成熟红细胞。在此过程中，红系细胞经历由 TF 复杂相互作用介导的形态和分子变化。一些 miRNA 已被证明通过调节红系细胞存活、增殖和分化以及红系细胞中血红蛋白表达所必需的关键红系 TF——包括 MYB、LMO2（LIM domain only 2）、FOXO3（Forkhead box O3）、BCL11A（B-cell lymphoma/leukemia 11A）和 GATA（GATA binding protein），在红细胞生成中发挥重要作用。

1. MYB

红系转录因子 MYB（c-MYB）是一个被人熟知的肿瘤基因，此外，它还是红细胞祖细胞谱系的决定因素。其通过激活 KLF1（Kruppel-like factor 1，KLF1）和 LMO2 因子正向调节红细胞生成，负向调节巨核细胞生成。MYB 水平受多个 miRNA 调节，其中 miR-15a 和 miR-124 是 MYB 蛋白水平的直接调节分子，通过在红细胞生成过程产生负反馈来控制 MYB 水平。MiR-15a 的表达与 MYB 蛋白水平成反比，在人 HSPC 中过表达 miR-15a 会使 MYB 蛋白水平降低，减少红细胞和骨髓细胞集落形成。MYB 水平也受 miR-124 的调节，它通过直接靶向 MYB 和 TAL1（T-cell acute lymphocytic leukemia 1）来负向调节红细胞生成。此外，MYB 还能够增加 miR-486 靶基因 ANK1（ankyrin 1）的表达，导致红细胞生成过程中 miR-486-3p 表达增加；而在人类 HSPC 中 miR-486-3p 的表达会调节红系与巨核细胞谱系的选择，其过表达会增强红细胞的生成并阻断巨核细胞的生成。另外，在红细胞分化过程中通常下调 c-MAF bZIP 转录因子（c-MAF）也是 miR-486-3p 的直接标靶，在 miR-486-3p 高表达的 HSPCs 中强制表达 c-MAF 会减少红细胞分化，并在一定程度上增加巨核细胞分化。因此，MYB/miR-486-3p/c-MAF 轴可能

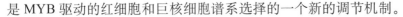

是 MYB 驱动的红细胞和巨核细胞谱系选择的一个新的调节机制。

2. LMO2

LMO2 是转录复合物的一个组成部分，属于 LIM-only class 转录共调节因子的成员，在红细胞分化早期和后期分别起正向和负向调节作用。LMO2 是 miR-223 的直接靶点，二者水平呈反比关系。在 HSPC 中强制表达 miR-223 会降低 LMO2 的 mRNA 和蛋白水平，阻碍红细胞分化。而 miR-223 在 HSPC 的过度表达会使 BFU-E 集落数量减少，因此，miR-223 下调所致的 LMO2 蛋白水平上调在促进红细胞分化中可能起到重要作用。

3. FOXO3

对氧化应激的严格调控在红细胞生成过程中至关重要，特别是在红细胞的成熟过程中，因为红细胞会积累大量的血红蛋白从而导致氧化应激。FOXO3 转录因子在红细胞生成过程中对抗氧化基因的表达具有正向调节作用，通过严格调节红细胞成熟期的氧化应激反应，减少细胞溶血的发生。在小鼠中，FOXO3 的缺陷会使成熟的红细胞数量减少、停滞于 G_1 期红细胞前体比例增加并导致小鼠贫血和寿命的缩短。FOXO3 水平受多种 miRNA 的调节，由红细胞生成的 miR-451 通过直接靶向 14-3-3zeta（一种可抑制 FOXO3 从细胞质向细胞核的转移的磷酸 - 丝氨酸 / 苏氨酸结合蛋白）来增加 FOXO3 的核定位，从而间接增强 FOXO3 的功能。在 miR-451 缺陷的红细胞中 14-3-3zeta 水平的增加，会导致 FOXO3 在细胞质中的积累，从而减少 FOXO3 依赖的抗氧化基因的表达。此外，miR-9 也能够靶向 FOXO3，其异位表达能够降低 FOXO3，增加活性氧的产生并阻断红系分化。

4. BCL11A

BCL11A 是一个锌指转录阻遏物，对 γ-球蛋白基因的表达有负向调节作用，是生理性沉默 γ-珠蛋白表达的关键因素，也是从红细胞由胎儿血红蛋白（fetal hemoglobin，HbF）向成人血红蛋白（HbA）转变的关键因素，目前已被作为通过提高 HbF 水平改善镰状细胞贫血和 β-地中海贫血严重程度的治疗靶点。MiR-486-3p 能够直接靶向 BCL11A，内源性 miR-486-3p 的表达在红细胞生成过程中增加，而其过量表达会降低 BCL11A 蛋白水平，导致 γ-球蛋白基因表达增加。

5. GATA

GATA1 是红系和巨核细胞谱系和功能的主要调节转录因子，而 GATA2 对造血干细胞的产生和维持至关重要。红细胞生成的 miR-144 和 miR-451 在促红细胞生成素（erythropoietin，EPO）诱导的人 HSPCs 红细胞分化过程中表达增加。这两种 miRNA 在小鼠 MEP 细胞中高水平表达，miR-144/451 敲除小鼠表现出红细胞成熟受损并伴有贫血。在斑马鱼中，GATA1 与 miR-144/451 簇的上游结合，刺激 miR-144 和 miR-451 的表达；MiR-451 直接调节 GATA2，促进斑马鱼红细胞生成过程 GATA2 减少和 GATA1 增加。哺乳动物 GATA2 基因中缺乏预测的 miR-451 结合位点，miR-451 在哺乳动物造血中没有直接靶向 GATA2，因此 miR-451 对 GATA2 的直接调节可能在进化上不保守。在人红细胞生成过程中，GATA1 直接结合 miR-23 ～ 27a ～ 24-2 簇基因座的上游调节区，激活 miR-23a、miR-27a、miR-24 的表达。并且，三者的过表达增强了 EPO 诱导的人 HSPC 的红系分化；另外，miR-27a 和 miR-24 都能够直接靶向 GATA2 以降低其在红细胞生成过程中的表达。由于 GATA2 和 GATA1 均能够结合到 miR-23 ～ 27a ～ 24-2 簇相同的上游调节位点，因此，GATA2 可能是在早期祖细胞中抑制 miR-23a、miR-27a 和 miR-24 的表达，然后被 GATA1 取代，在随后的红细胞生成过程中刺激 miR-23 ～ 27a ～ 24-2 簇表达。综上所述，miR-23 ～ 27a ～ 24-2 簇加强了 GATA 转换并促进红细胞生成。

二、红细胞中的 miRNA

（一）成熟红细胞 miRNA

人类红细胞是由造血干细胞终末分化的无核细胞，长期以来被认为缺乏 RNA，然而，成熟红细胞中许多小尺寸 RNA 的发现，打破了这一固有认知。实际上，尽管每个红细胞中 miRNA 含量比其他有核细胞少得多，但作为全血最主要的细胞组成，庞大数量和体积的红细胞代表了全血中 miRNA 的主要来源。

为了全面定义红细胞的转录组，有研究通过高通量测序的方法对源自于健康成人的 5 份红细胞样本中 18-24 nt 的短 RNA 进行了识别，使用 miRDeep 对这些短 RNA 转录组分析发现，成熟红细胞中存在有 287 个已知的和 72 个假定的、新的 miRNA。研究发现红细胞中高丰度存在的前 10 个 miRNA 分别为 miR-486-5p、miR-92a-3p、miR-16-5p、let-7f-5p、let-7a-5p、miR-451a、miR-181a-5p、let-7c、miR-22-3p 和 miR-182-5p。其中，在人红细胞中富集程度最高的 miR-486-5p 已被证明能够加速红细胞分化，其过度表达与巨核细胞白血病的红细胞样亚型有关；miR-451a 和 miR-144-3p 都是红细胞分化过程中上调的 GATA1 相关 miRNA，在红细胞的抗应激能力中发挥重要作用。此外，miR-486-5p、miR-92a、miR-16 和 miR-451a 的高血浆水平与人类血浆样本中红细胞溶血的增加有关。

早期的研究忽略了红细胞中低水平的 mRNA，这意味着 miRNA 在红细胞中可能没有目标，因此没有功能。然而，目前研究证实，成熟红细胞中仍存在有约 8092 个转录产物，其中许多高表达的基因是编码与红细胞分化密切相关的蛋白质的基因。例如，SLC25A37 基因编码的丝裂霉素 -1 是成红细胞线粒体中合成血红素和铁硫簇重要的铁导入因子。BNIP3L 介导网织红细胞终末分化过程中的线粒体清除；FLT 基因编码的铁蛋白轻链是细胞内铁储存的主要成分。另一种高表达基因 Band 4.1（EPB41）能够编码构成红细胞膜的细胞骨架网络蛋白，在维持红细胞形态和红细胞变形过程中起关键作用。据推测，RBC 中任何残留的翻译都可以被这些 miRNA 调节。

循环 miRNAs 被运输到受体细胞，重新编程 mRNA 翻译并对受体细胞状态产生不同影响。为确保 miRNA 不会在循环系统中运输时被降解，AGO2（Argonaute 2）蛋白与循环 miRNA 结合并作为一个基本的功能单位，将复合物定向到被调控的 mRNA 上的特定靶点。作为循环 miRNA 的主要来源，据报道，红细胞产生的 AGO2-miRNA 复合物可能被其他细胞摄取，进而通过靶向特定的 mRNA 下调基因表达。另外，一项评估红细胞上清中与蛋白质结合的 miRNA 研究显示，红细胞上清中的 miRNA 能够对单核细胞产生抑制作用。

细胞外囊泡（extracellular vesicles，EV）是循环系统中主要的 miRNA 载体。在正常生理条件下，红细胞衍生的 EV 占全血总 EVs 的 7.3%，表明红细胞是外周血中 EV 的主要来源之一。有研究将红细胞衍生、血清和 EV 中的 miRNA 进行比较发现，有 38 种 miRNA 为三者所共有的，说明红细胞中的 miRNA 能够通过 EV 释放入血。另外，研究表明，由红细胞衍生的含有 α- 突触核蛋白（α-synuclein）的 EV，能够通过胞吐作用穿过血脑屏障，进而导致帕金森病发生发展。

（二）红细胞 miRNA 与疾病

循环 miRNA 已被证明是一种理想的生物标志物，其在许多疾病状态中高灵敏度和特异性的浓度改变能够作为疾病预测、诊断及预后的重要指标。作为循环 miRNA 的主要组成，红细胞衍生 miRNA 在多种疾病的预测诊断中的作用也逐步被揭示。

1. 疟原虫感染与红细胞 miRNA

在红细胞衍生的 miRNA 相关研究中，对疟原虫感染中红细胞衍生 miRNA 的研究较为广泛。有研究对寄生虫感染的红细胞（iRBC）和健康的红细胞进行小 RNA 表达谱分析发现，在 iRBC 和未分解的红细胞中发现了大量的人源 miRNA，其中最丰富的是在红系细胞分化中发挥作用且大量存在于成熟红细胞中的 miRNA-451。此外，包括 miR-451，许多红细胞中的 miRNA 如 miR-106、miR-16、miR-92、miR-7b、miR-144、miR-142、let-7f、let-7a 和 miR-91 在疟疾患者的 iRBC 中表达下调，而 miR-223 和 miR-19b 则表达上调。因此，红细胞中 miRNA 的含量受到宿主 - 病原体相互作用的影响，可以作为生物标志物用于揭示疟疾相关的免疫反应甚至器官损伤。

宿主 miRNA 表达改变不仅与疟原虫的细胞内复制、逃避宿主免疫反应识别有关，也能够通过靶向寄生虫重要基因对寄生虫的增殖产生抑制作用。已知疟原虫自身无法产生 miRNA，但 miRNA 和人 AGO2（hAGO2，RISC 的一个组成部分）都能被恶性疟原虫导入以调节其自身基因的表达。研究发现，hAGO2 与特定的人 miRNA，包括 let-7a 和 miR15a 均能在寄生虫中共存，并且可以靶向疟原虫关键的 DNA 损伤修复基因 Rad54。另外，miR-92 和 miR-17 还能够调节与疟疾相关的 TGF-β 信号通路。另外，携带血红蛋白 HbS 变异基因的红细胞，在受感染时高度富集 miR-451 和 let-7i，并且这两种 miRNA 能够与关键的寄生虫 mRNA 相互作用，通过受损的核糖体诱导转录抑制。另有研究发现，miRNA-223 也参与了 iRBC 中通过阻断 mRNA 翻译机制抑制的寄生虫增殖。

此外，来源于红细胞的 EV 负责供体细胞和受体细胞之间的恶性疟原虫的一种关键蛋白 pfPTP2 的传递；最近的研究显示，在疟疾感染的血液阶段，红细胞大量释放的 EVs 能够将 hAGO2-miR-451/miR-140 复合物转移到感染红细胞中，靶向寄生虫关键抗原——恶性疟原虫红细胞膜蛋白 -1（P. falciparum erythrocyte membrane protein-1, pfEMP1）的 mRNA 并下调其表达。另外携带 hAGO2-miR-451 复合物的红细胞来源的 EV 能够被内皮细胞内吞并在疟疾感染期间改变血管功能。上述研究提供了红细胞来源的 EV 在细胞间通讯中发挥关键作用的证据，表明 EV 介导的红细胞中 miRNA 传递可能是红细胞中 miRNA 的主要功能途径。除此之外，最近的研究表明，肺、肾等器官均可能被用作红细胞 miRNA 的靶点。

2. 其他疾病与红细胞 miRNA

除疟疾外，红细胞衍生 miRNA 与红细胞异常疾病、癌症、糖尿病等疾病间的关系也逐步被揭示。例如，在免疫球蛋白 A 肾病（immunoglobulin A nephropathy, IgAN）中，血尿合并蛋白尿是影响该病长期预后的危险因素。有研究发现，在红细胞衍生 miRNA 的前 50 个种类中，有 33 个可能是 IgAN 的潜在尿液生物标志物，其中存在于尿沉积物中的源于尿红细胞的 miR-25-3p、miR-144-3p 和 miR-486-5p，已被证明可用作该病的非侵入性候选生物标志物。并且，当红细胞从受损肾脏流出时可能受到压缩，使其衍生的 EV 增加，这些红细胞及 EV 能够被肾实质细胞吞噬，而其中含有的 miRNA 可能会改变受体细胞的转录组，影响 IgAN 的发生和发展。

近期有研究团队发现，晚期癌症肿大的脾脏中存在的成红细胞样亚群 Ter 细胞，能够分泌神经营养因子从而促进癌症恶性进展，表明成红细胞可能受到肿瘤微环境的影响并经历显著的生理变化。在非小细胞肺癌和急性白血病中发现失调的 miR-451、miR-144、miR-16 和 miR-486，在红细胞中均有高度表达。另外，红细胞、血小板衍生的外泌体，被认为能够参与影响全血样品中的癌症特异性 miRNA；对结肠、直肠癌患者和对照组粪便中富含血液的最高 miRNA 标记物分析表明，表明红细胞特异性 miRNA 包括 miR144-3p、miR-144-5p、miR-451a、miR-486-5p、miR-363-3p 和 miR-20b-5p 可作为粪便隐血试验标志物测量粪便中血红素的水平。

此外，在自身免疫性疾病多发性硬化中，来源于红细胞的 miR-3200-3p、miR-3200-5p 和 miR-30b-5p 的表达水平有所下调，而红细胞中 miR-183 簇的相关 miRNA 包括 hsa-miR-96-5p, hsa-miR-182-5p 和 hsa-miR-183-5p 的表达则有所增加。红细胞中 MiR-320 的下调与镰状细胞性贫血患者红细胞 CD71 上调相关。CD71 是网织红细胞终末分化过程中的关键蛋白。另外，除了参与红细胞生成调节剂疟原虫感染，红细胞中 miR-451 的表达水平还与慢性高原病的发生有关，红细胞 miR-144-5p 和 miR-30b-5p 也受到高海拔缺氧的影响。此外，在红细胞中具有高丰度表达的 miR-486-5p、miR-92a、miR-16 和 miR-451a，这些 miRNAs 在血浆的上调已被发现与溶血增加有关。MiR-15a、miR-15b 和 miR-499 已被证明在糖尿病前期非裔美国成年人的红细胞中减少。

（三）储存红细胞 miRNA

在体外储存期间，红细胞会发生一系列生化、形态和结构的变化，这些改变可能导致其在输血过程中容易被破坏，对输血者造成伤害。对储存红细胞中 miRNA 的研究发现，几种 miRNA 的表达在储存过程中也会发生变化。研究表明，从储存的第 0 天到第 40 天，对红细胞中 52 个与细胞凋亡相关的 miRNA 比较评估发现，let-7b 和 miR-16 谱系在红细胞 40 天储存期内保持高水平；另有 4 种 miRNA，即 miR-96、miR-150、miR-196a 和 miR-197，在储存 20 天期间表达水平有明显的升高。另有研究显示，与新鲜红细胞组相比，储存 20 天的红细胞有 211 个 miRNA 失调，其中 miR-31-5p、miR-196a-5p、miR-203a、miR-654-3p、miR-769-3p 升高 2 ～ 3 倍，而 miR-96-5p、miR-150-5p、miR-197-3p 下降 20% ～ 30%。在上述 miRNA 中，已知 miR-16 参与造血系统的系谱分化；let-7b 能够调节编码红细胞骨架蛋白 β-亚基的 mRNA，参与调节细胞的渗透脆性，影响红细胞膜的完整性；而 miRNA-96 在成人血液网状细胞中具有高丰度表达，其作用是减少胎儿典型血红蛋白（$\alpha_2\gamma_2$）的表达，在 miR-96 的多个靶基因中，就包括红细胞膜上的带 4.1 蛋白（band 4.1 protein）和一种与红细胞衰亡途径密切相关的 CAPNS1 蛋白，并且在人乳腺癌细胞，miRNA-96-5p 的过量表达能够抑制自噬和凋亡。另外，尽管尚无直接证据显示 miR-31-5p、miR-203a、miR654-3p 和 miR-769-3p 和 miR-196a 与红细胞衰亡的相关性，但已有证据显示这几种 miRNA 在不同细胞中可能参与细胞的老化和凋亡过程。上述研究说明，储存的红细胞中的 miRNAs 图谱可能在一定程度上反映了储存相关的红细胞损伤。

已知成熟的 miRNA 对有核细胞中的 mRNA 的调节是由 RISC 完成的，该复合物由 DICER1 发起，以成熟的 miRNA 和催化成分 AGO2 蛋白作为基本功能单元，在 miRNA 引导下使复合物识别到 mRNA 上并对特定目标位点进行调节。尽管成熟红细胞无核且缺乏 DICER1，但在储存 24 小时的红细胞中存在多种与 AGO2 结合的 miRNA，这其中，miR-16-5p、miR-451a-5p、miR-92a-3p 和 miR486-5p 是富集程度最高的 miRNA，分别占该研究已鉴定 miRNA 总量的 20.6%、16.7%、12.6% 和 12.6%。这一结果提示，红细胞中的 miRNA 可能以 AGO2-miRNA 复合物的形式存在于血液循环并发挥其调节功能。

（刘　治）

参 考 文 献

[1] KIM MJ, CIVIN CI, KINGSBURY TJ. MicroRNAs as regulators and effectors of hematopoietic transcription factors[J]. Wiley Interdiscip Rev RNA, 2019, 10(5):e1537.

[2] JAFARI M, GHADAMI E, DADKHAH T, et al. PI3k/AKT signaling pathway: Erythropoiesis and beyond[J]. J Cell Physiol, 2019, 234(3):2373-2385.

[3] SUN L, YU Y, NIU B, et al. Red Blood Cells as Potential Repositories of MicroRNAs in the Circulatory System[J]. Front Genet, 2020, 11:442.

[4] DOSS JF, CORCORAN DL, JIMA DD, et al. A comprehensive joint analysis of the long and short RNA transcriptomes of human erythrocytes[J]. BMC Genomics, 2015, 16:952.

[5] AZZOUZI I, MOEST H, WOLLSCHEID B, et al. Deep sequencing and proteomic analysis of the microRNA-induced silencing complex in human red blood cells[J]. Exp Hematol, 2015, 43(5):382-392.

[6] PRABHU SR, WARE AP, SAADI AV. Erythrocyte miRNA regulators and malarial pathophysiology[J]. Infect Genet Evol, 2021, 93:105000.

[7] DUAN ZY, CAI GY, LI JJ, et al. Urinary Erythrocyte-Derived miRNAs: Emerging Role in IgA

Nephropathy[J]. Kidney Blood Press Res, 2017, 42(4):738-748.

[8]　Han Y, Liu Q, Hou J, et al. Tumor-Induced Generation of Splenic Erythroblast-like Ter-Cells Promotes Tumor Progression[J]. Cell, 2018, 173(3):634-648.

[9]　Chen X, Xie X, Xing Y, et al. MicroRNA Dysregulation Associated with Red Blood Cell Storage[J]. Transfus Med Hemotherapy, 2018, 45(6):397–402.

[10]　Vu L, Ragupathy V, Kulkarni S, et al. Analysis of Argonaute 2–microRNA complexes in ex vivo stored red blood cells[J]. Transfusion, 2017,57(12):2995–3000.

第 5 章

红细胞的代谢及代谢组学研究

红细胞是血液中最主要的细胞，约占人体总细胞数的 84%。哺乳动物的成熟红细胞除质膜和胞质外，无细胞核和线粒体等细胞器，因而丧失了核酸和蛋白质生物合成的能力。同时，由于红细胞没有线粒体，不能进行三羧酸循环，因此无法进行葡萄糖的有氧氧化，只能通过糖酵解产能。此外，红细胞也不能利用脂肪酸和其他非糖物质作为能源，因此其代谢比一般细胞简单很多。

 第一节 红细胞的代谢

一、糖代谢

葡萄糖是红细胞的主要能量来源，虽然成熟红细胞因线粒体缺失而无法进行葡萄糖有氧氧化，但红细胞保留了糖酵解、2, 3- 二磷酸甘油酸（2, 3-BPG）支路及磷酸戊糖途径，这些代谢不仅可为红细胞提供能量、防止红细胞氧化应激，而且可以参与调节红细胞的气体运输。通常情况下，红细胞内 90%～95% 的葡萄糖经糖酵解通路和 2, 3-BPG 支路进行代谢，5%～10% 通过磷酸戊糖途径进行代谢。与其他组织细胞不同，红细胞仅在网织红细胞阶段具有部分裂解丙酮酸为二氧化碳，同时产生 ATP 的能力；成熟红细胞则仅靠葡萄糖的无氧酵解获取能量。

（一）红细胞对葡萄糖的摄取

红细胞每天大约从血浆摄取 30g 葡萄糖，但这些葡萄糖并非通过简单的异化扩散作用进入红细胞内，而是需要通过红细胞膜上的葡萄糖转运蛋白（glucose transporter, GLUT）转运入红细胞内被利用。GLUT 由 SLC2 基因编码，属于主要协助转运蛋白超家族（major facilitator superfamily, MFS）成员。在结构上，GLUT 具有 12 个跨膜区段，包括一个单一的 N 端连接糖基化位点，以及一个相对较大的中央细胞质接头结构域。在人类中已经鉴定出 14 种 GLUT，基于序列同源性和结构相似性分成三个主要类别：I 类包括 GLUT1-4 和 14，对葡萄糖具有相对高的特异性；II 类包括 GLUT5、7、9 和 11，对果糖具有相对高的特异性；III 类包括 GLUT6、8、10、12 和 13，为 GLUT 结构非典型成员。GLUT 在人各种类型细胞普遍表达，其分布具有组织特异性和对葡萄糖亲和力的可变性。在功能上，GLUT 通过不依赖能量的方式介导细胞内外及细胞亚结构之间的葡萄糖跨膜双向转运，维持正常细胞代谢。GLUT1 是最早被克隆的膜转运蛋白之一，其在许多组织细胞中表达，但是在人红细胞质膜中表达水平最高（约占膜蛋白的5%，占总整合膜蛋白的 10%）。GLUT1 的主要底物是葡萄糖，但也能够转运甘露糖、半乳糖、葡萄糖胺和脱氢抗坏血酸等。红细胞膜 GLUT1 高水平表达可有效增加对血液中葡萄糖的摄取能力。有研究发现，长期的高血糖症程度越重，对红细胞膜 GLUT1 浓度的抑制作用就越大。在 1 型糖尿病（T1DM）患者长期高血糖的情况下，GLUT1 的减少可能有助于防止过多葡萄糖转运到红细胞和其他表达 GLUT1 的细胞中。也有研究结果与通过 GLUT1 介导的葡萄糖转运结果不一致，说明了 GLUT1 转运葡萄糖的复杂性。

（二）糖酵解——红细胞内能量产生的主要途径

1. 糖酵解过程　葡萄糖是糖酵解的主要底物，红细胞中存在催化糖酵解所需要的各种酶和中间代谢物（表 5-1），糖酵解的基本反应和其他组织相同（图 5-1）。体内糖酵解是红细胞获得能量的唯一途径，1mol 葡萄糖经糖酵解生成丙酮酸的过程中，净生成 2mol ATP 和 2mol NADH+H$^+$，红细胞通过糖酵解可使细胞内 ATP 的浓度维持在 1.85×10^3mol/L 左右。

表 5-1　红细胞中糖酵解中间产物的浓度　　　　　　　　单位：mol/L

糖酵解中间产物	动脉血	静脉血	糖酵解中间产物	动脉血	静脉血
葡萄糖-6-磷酸	30.0	24.8	2-磷酸甘油酸	5.0	1.0
果糖-6-磷酸	9.3	3.3	磷酸烯醇式丙酮酸	10.8	6.6
1，6-二磷酸果糖	0.8	1.3	丙酮酸	87.5	143.2
磷酸丙糖	4.5	5.0	2，3-二磷酸甘油酸	3400	4940
3-磷酸甘油酸	19.2	16.5			

2. 能量代谢的作用　红细胞内糖酵解产生的能量主要用于维持红细胞以下几方面的生理活动。

（1）维持红细胞膜上钠泵（Na$^+$，K$^+$-ATP 酶）的运转：Na$^+$ 和 K$^+$ 不能自由通过细胞膜，需通过钠泵消耗 ATP，将 Na$^+$ 泵出、K$^+$ 泵入红细胞，以维持红细胞的离子平衡及细胞容积和双凹盘状形态。

（2）维持红细胞膜上钙泵（Ca^{2+}-ATP 酶）的运转：正常情况下，红细胞内的 Ca^{2+} 浓度低（20μmol/L），而血浆的 Ca^{2+} 浓度高（2～3mmol/L）。血浆内的 Ca^{2+} 通过被动扩散进入红细胞，钙泵能将红细胞内的 Ca^{2+} 泵入血浆以维持红细胞内的低钙状态。ATP 缺乏

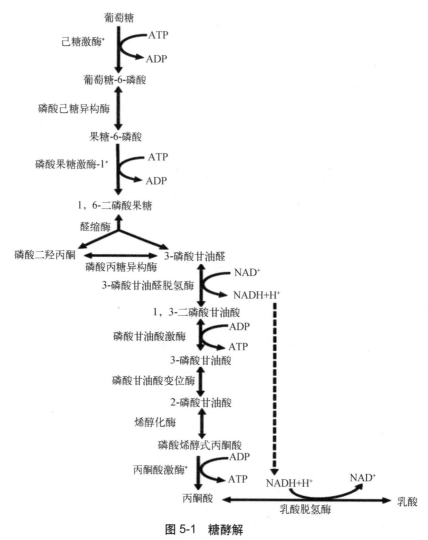

图 5-1 糖酵解

注：*.1分子葡萄糖在关键酶己糖激酶、磷酸果糖激酶-1、丙酮酸激酶的催化下，生成2分子乳酸，净生成2分子ATP。

时，钙泵不能正常运转，Ca^{2+} 易沉积于红细胞膜，使红细胞膜失去韧性而脆性增加，当红细胞流经狭窄的脾窦时易被破坏。

（3）维持红细胞膜上脂质与血浆脂蛋白中的脂质进行交换：红细胞膜的脂质需消耗ATP才能不断地更新。当ATP缺乏时，脂质更新受阻，红细胞的可塑性降低，易被破坏。

（4）用于谷胱甘肽、NAD^+/$NADP^+$ 的生物合成：谷胱甘肽是红细胞内重要的抗氧化物质。肝细胞是合成谷胱甘肽的主要部位，此过程需要消耗ATP。烟酰胺在体内与ATP反应生成 NAD^+ 和 $NADP^+$，这两种辅酶在生物氧化还原反应中起递电子或递氢体作用。

（5）维持红细胞的正常形态及变形能力：红细胞膜发生机械性改变需要消耗化学能，主要由ATP提供。ATP对维持红细胞正常的双凹圆盘状至关重要，缺乏ATP可使RBC

膜呈钝锯齿状，变形性降低，但体积不变。红细胞能量代谢障碍可导致 ATP 浓度降低，红细胞膜两侧的离子梯度不能维持（细胞内 K^+ 丧失和脱水，膜内 Ca^{2+} 堆聚），膜脂质更新减慢、膜骨架的组装和运动障碍，这些都会影响红细胞的变形能力、正常形态和携氧功能等。

（6）活化葡萄糖：红细胞需要消耗 ATP 将葡萄糖磷酸化而活化，进而参加糖酵解。

3. 网织红细胞的糖代谢　网织红细胞的糖代谢比成熟红细胞要活跃得多，除了糖酵解速率较快外，由于其具有线粒体，且含有完整的线粒体酶系统，因此网织红细胞内的葡萄糖不仅能通过糖酵解途径和磷酸戊糖途径代谢，也能进入三羧酸循环代谢。网织红细胞的耗氧量是成熟红细胞的 60 倍，葡萄糖的消耗量比成熟红细胞高 75 倍以上，网织红细胞的这种能量代谢特点使其能较快促进 ADP 磷酸化为 ATP，并提供合成血红素所需的琥珀酸。

4. 其他糖的代谢　在血循环中，红细胞主要利用葡萄糖作为能源，但在某些情形下，红细胞还可以利用其他糖作为能源，包括果糖、甘露糖、半乳糖、二羟丙酮和甘油醛等。

（1）果糖：红细胞可随时利用果糖作为能源，但速率较葡萄糖低。果糖在己糖激酶催化下，磷酸化成 6- 磷酸果糖。6- 磷酸果糖是无氧糖酵解过程中的正常中间代谢产物，因此，果糖磷酸化后可参与糖酵解途径代谢。果糖也可参与另一红细胞内酶——山梨醇脱氢酶催化的反应。该反应把果糖分解为山梨醇及作为供氢体的 NADH，该反应是可逆的，因而也是葡萄糖经山梨醇脱氢酶反应生成果糖的途径。

（2）甘露糖：甘露糖同样可经己糖激酶催化磷酸化。6- 磷酸甘露糖经甘露糖磷酸异构酶催化异构为 6- 磷酸果糖，再被红细胞进一步代谢。红细胞内甘露糖磷酸异构酶的活性很低，即使是在最适合 pH 5.9 的条件下也是如此。因此，甘露糖的利用速率主要受限于甘露糖磷酸异构酶活性。年轻红细胞的甘露糖磷酸异构酶活性比成熟红细胞高，故年轻红细胞对甘露糖的利用率也比成熟红细胞要高得多。

（3）半乳糖：相对于其他糖类而言，红细胞利用半乳糖的途径要复杂得多。低浓度时，半乳糖通过半乳糖激酶、1-磷酸半乳糖尿苷转移酶和葡萄糖磷酸变构酶等途径代谢。与葡萄糖、果糖和甘露糖不同，半乳糖是在 C1 上磷酸化的。经过一系列酶促反应最终转变为 6- 磷酸果糖后，即可参与糖酵解途径继续代谢。另外，它也可经异化作用，进入磷酸己糖通路。

（4）二羟丙酮和甘油醛：红细胞内甘油醛可被还原为甘油。另外，在丙糖激酶存在时，甘油醛和二羟丙酮可通过消耗 ATP 而被磷酸化，生成 3- 磷酸甘油醛和磷酸二羟丙酮，均是糖酵解的中间产物，可通过糖酵解途径代谢。

（三）2，3- 二磷酸甘油酸支路——调节组织供氧

红细胞内的糖酵解还存在一个特殊的侧支循环，即 2，3-BPG 支路。糖酵解过程中生成的部分 1，3- 二磷酸甘油酸（1，3-BPG）在 1，3- 二磷酸甘油酸变位酶的催化下，将 1，3-BPG 的 C1 上的磷酸基团转移到 C2 合成 2，3- 二磷酸甘油酸（2，3-BPG），后者再在 2，3-BPG 磷酸酶的催化下转变为 3- 磷酸甘油酸，3- 磷酸甘油酸继续回到糖酵解

途径代谢（图5-2）。如图5-2所示，2，3-BPG
支路的分支点是1，3-BPG。正常情况下，
红细胞内2，3-BPG对二磷酸甘油酸变位酶
的负反馈作用大于对3-磷酸甘油酸激酶的
抑制作用，故2，3-BPG支路占糖酵解的
15%～50%。但是由于2，3-二磷酸甘油酸
磷酸酶的活性很低，从而使2，3-BPG的生
成大于分解，因此红细胞内2，3-BPG浓度
较高。由于红细胞不能储存葡萄糖，且2，
3-BPG氧化时可产生ATP，因此2，3-BPG
可视为红细胞内能量的储存形式。

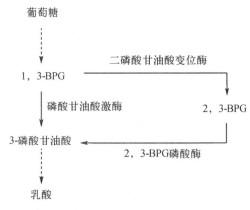

图5-2　红细胞2，3-二磷酸甘油酸支路

　　虽然红细胞内2，3-BPG也能供能，但其最主要功能是调节血红蛋白（hemoglobin，Hb）的运氧功能。2，3-BPG是一个电负性较高的分子，可与Hb结合，结合部位在Hb分子4个亚基的对称中心孔穴内。2，3-BPG的负电基团与Hb分子2个β亚基的带正电基团形成盐键，从而使Hb分子的紧张态构象更趋稳定，降低Hb与O_2的亲和力。当血液流经氧分压较高的肺部时，2，3-BPG对Hb携氧的影响不大；而当血液流经氧分压较低的组织时，红细胞内2，3-BPG的存在则显著增加氧合血红蛋白中O_2的释放，为组织提供O_2。在氧分压相同的条件下，氧合血红蛋白对O_2的释放，会随2，3-BPG的浓度增大而增多。因此，人体能够通过改变红细胞内2，3-BPG的浓度来调节组织的供氧。

（四）磷酸戊糖途径——提供NADPH

　　1. 代谢途径　与糖酵解不同，磷酸戊糖途径不产生任何高能磷酸键。进入红细胞内的葡萄糖有5%～10%通过磷酸戊糖途径进行代谢，其主要功能是为红细胞提供还原当量NADPH。此途径的第一阶段反应为葡糖-6-磷酸被氧化，生成核糖-5-磷酸和NADPH；核糖-5-磷酸经第二阶段的一系列基团转移反应最终生成3-磷酸甘油醛和果糖-6-磷酸，二者均可作为糖酵解过程的中间产物进一步被氧化利用（图5-3）。NADPH能够对抗氧化剂，维持红细胞内谷胱甘肽还原系统和高铁血红蛋白的还原状态，保护谷胱甘肽、Hb、细胞膜蛋白质和酶蛋白的巯基等不被氧化，从而维持红细胞的正常功能。

　　2. 生理意义　磷酸戊糖途径最主要的生理意义在于生成大量的NADPH，后者作为还原当量不仅可以对抗氧化剂对红细胞的损伤，也可作为供氢体参与体内多种代谢反应。此处主要介绍其在红细胞内的抗氧化作用。

　　（1）维持谷胱甘肽的氧化还原系统平衡：谷胱甘肽（GSH）是红细胞内重要的还原剂，半衰期约4天。其分子中半胱氨酸的巯基具有还原性，是主要的功能基团。谷胱甘肽有两种形式：还原型谷胱甘肽（GSH）和氧化型谷胱甘肽（GSSG）。GSH的一个重要功能是能够消除红细胞内低水平过氧化氢（H_2O_2）的毒性作用，能够还原被氧化的Hb、细胞膜蛋白质、酶蛋白质上的巯基，因而在维持红细胞的完整性方面有重要作用。在谷胱甘肽过氧化物酶（GP）作用下，还原被氧化的蛋白质巯基过程中，GSH转变为GSSG，

之后，GSSG 在谷胱甘肽还原酶（GR）的催化下能够被 NADPH 再还原为 GSH（图 5-4）。GR 是一种黄素酶，在完整的红细胞内，只有 NADPH 能够作为它的供氢体，其活性多会受食物中维生素 B_2 含量的影响。

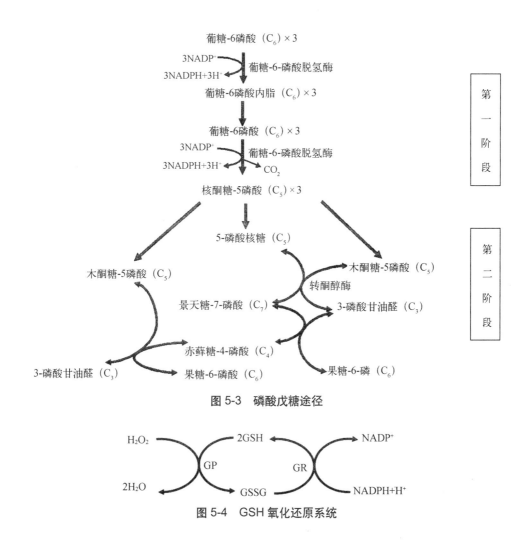

图 5-3　磷酸戊糖途径

图 5-4　GSH 氧化还原系统

当某些疾病状态下，如葡糖-6-磷酸脱氢酶缺乏症（俗称蚕豆病）。患者因磷酸戊糖途径关键酶缺乏，导致 NADPH 生成障碍，进而无法维持红细胞谷胱甘肽的还原状态，例如当食用某些含强氧化因子的物质（如蚕豆）或服用某些药物（如磺胺类、抗疟疾药及阿司匹林等）时，短期内导致过氧化氢和超氧化物大量堆积，由于红细胞内 NADPH 的缺乏使谷胱甘肽不能维持还原状态，进而红细胞膜蛋白得不到保护而被氧化，导致溶血现象的发生。

（2）维持高铁血红蛋白的还原状态：正常红细胞内血红蛋白各亚基中所含的铁是 Fe^{2+}，由于氧化作用，可将 Fe^{2+} 氧化为 Fe^{3+}，产生高铁血红蛋白（methemoglobin，MHb），MHb 失去携氧能力。但红细胞内有 NADH-高铁血红蛋白还原酶和 NADPH-

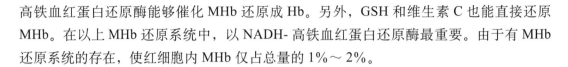

高铁血红蛋白还原酶能够催化 MHb 还原成 Hb。另外，GSH 和维生素 C 也能直接还原 MHb。在以上 MHb 还原系统中，以 NADH- 高铁血红蛋白还原酶最重要。由于有 MHb 还原系统的存在，使红细胞内 MHb 仅占总量的 1%～2%。

二、脂代谢

成熟红细胞的脂质几乎都存在于细胞膜。尽管成熟红细胞不能从头合成脂肪酸，但膜脂的不断更新却是红细胞生存的必要条件。红细胞仍可以从血浆中吸收脂肪酸，从而产生双酰基甘油并将其掺入磷脂中参与构成膜结构。因此，红细胞通过主动参入和被动交换不断地与血浆进行脂质交换，维持其正常的脂质组成、结构和功能。

三、核苷酸代谢

成熟红细胞失去 DNA、RNA 的合成能力，但成熟红细胞内仍存在某些核苷酸代谢的酶及核苷酸的代谢中间产物。核苷酸补救合成途径是红细胞代谢的关键特征，因为成熟的红细胞无法从头合成 ATP，只能通过回收核苷和碱基（如腺嘌呤、鸟嘌呤、黄嘌呤和次黄嘌呤等）为 ATP 的生成提供底物。这些底物在核糖磷酸焦磷酸的参与下，通过核苷酸补救合成途径，可以合成 AMP、GMP、XMP 和 IMP。腺嘌呤是红细胞存储溶液的关键成分。在红细胞体外存储过程中，随着存储时间的延长，腺嘌呤水平会逐渐下降，主要用来驱动细胞内嘌呤的补救合成途径，使腺苷、AMP、肌苷、次黄嘌呤和黄嘌呤水平逐渐增加，但 IMP 水平降低。腺苷经腺苷脱氨酶脱氨后生成肌苷，这一反应的主要作用是调节红细胞内嘌呤核苷酸的浓度。肌苷可经磷酸化生成次黄嘌呤和 1- 磷酸核糖（R-1-P）。这样，红细胞无须消耗 ATP 即可生成 R-1-P，其进一步代谢可获得高能磷酸。因此，肌苷的利用在血液保存技术中有较大意义。

四、血红蛋白的合成和降解

血红蛋白（hemoglobin, Hb）是红细胞中最主要的成分，其分子由四个珠蛋白（globin）亚基组成，每个珠蛋白亚基含一个血红素（heme）辅基。成熟红细胞既无细胞核，又无线粒体和核糖体，不能合成血红蛋白。因此，血红蛋白的合成是在红细胞成熟之前完成的。

（一）血红素的生物合成

血红素是含铁卟啉衍生物，由四个吡咯环组成。血红素可在体内许多细胞内合成，参与血红蛋白组成的血红素主要在骨髓的有核红细胞及网织红细胞的线粒体和细胞质基质中合成。血红素合成的主要原料有琥珀酰 CoA、甘氨酸和 Fe^{2+}，其反应步骤大致如下。

1. δ- 氨基-γ-酮戊酸（aminolevuli nic acid，ALA）的生成　在线粒体内，琥珀酰 CoA 和甘氨酸在 ALA 合酶（ALA synthase）的催化下，缩合生成 ALA。ALA 合酶是卟啉生物合成，也是血红素生物合成的关键酶，其辅酶是磷酸吡哆醛。

2. 胆色素原的生成　ALA 生成后从线粒体进入细胞质，在胞质中，ALA 脱水酶催化 2 分子 ALA 脱水缩合生成 1 分子胆色素原（porphobilinogen，PBG）。ALA 脱水酶含

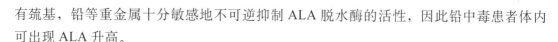

有巯基，铅等重金属十分敏感地不可逆抑制 ALA 脱水酶的活性，因此铅中毒患者体内可出现 ALA 升高。

3. 尿卟啉原Ⅲ及粪卟啉原Ⅲ的生成　在细胞质中，4 分子胆色素原由胆色素原脱氨酶（porphobilinogen deaminase，PBGD）催化缩合生成 1 分子线性四吡咯，后者再由尿卟啉原Ⅲ合成酶（UPG Ⅲ cosynthase）催化生成尿卟啉原Ⅲ（UPG Ⅲ）。这两种酶协同作用可合成 UPG Ⅲ，若无 UPG Ⅲ合成酶时，线性四吡咯则环化生成 UPG Ⅰ，UPG Ⅲ和 UPG Ⅰ的差异是在卟啉环第 7、第 8 位所连基团恰好相反。在正常情况下，红细胞 UPG Ⅲ的合成是主要途径，UPG Ⅰ极少（UPG Ⅰ仅占 UPG 总含量的万分之一）。在某些病理情况下，UPG Ⅲ的合成受阻，能生成较多的 UPG Ⅰ。

UPG Ⅲ再经尿卟啉原Ⅲ脱羧酶催化，使其四个乙酰基（A）侧链脱羧基变为甲基（M），生成粪卟啉原Ⅲ（coproporphyrinogen Ⅲ，CPG Ⅲ）。

4. 血红素的生成　细胞质中生成的粪卟啉原Ⅲ再进入线粒体，经粪卟啉原Ⅲ氧化脱羧酶作用生成原卟啉原Ⅸ（protoporphyrinogen Ⅸ，PRO Ⅸ），原卟啉原Ⅸ再由原卟啉原Ⅸ氧化酶催化脱氢，使卟啉环的四个甲烯基氧化为甲炔基，则生成原卟啉Ⅸ。随后在亚铁螯合酶（又称血红素合酶）的催化下，原卟啉Ⅸ与 Fe^{2+} 螯合生成血红素。铅等重金属对血红素合酶有抑制作用。

（二）血红素生物合成的调节

血红素的合成受多种因素的调节，其中催化 ALA 生成的 ALA 合酶是调节血红素合成过程的关键酶，其活性受下列因素影响。

1. 血红素　血红素对 ALA 合酶具有反馈抑制作用。正常情况下，血红素合成后迅速与珠蛋白结合形成血红蛋白，没有过多的血红素堆积。如果血红素合成速度大于珠蛋白的合成速度，则过剩的游离血红素可以别构抑制 ALA 合酶。另外过剩的游离血红素还可被氧化生成 MHb，后者是 ALA 合酶的强烈抑制剂，可以减慢血红素的合成速度。此外，ALA 合酶的辅酶是磷酸吡哆醛，故缺乏维生素 B_6 可以减少血红素的合成。

2. 促红细胞生成素　促红细胞生成素（erythropoletin，EPO）是由肾脏产生的一种糖蛋白，由 166 个氨基酸残基组成，分子质量为 34kD。促红细胞生成素经血液循环流经骨髓等造血组织后，可诱导 ALA 合酶的活性，进而促进血红素的合成。当血细胞比容降低或机体缺氧时，促红细胞生成素分泌增多，促进血红素和血红蛋白的合成。慢性肾炎、肾功能不良患者常见的贫血现象与肾促红细胞生成素合成及分泌减少有关。

3. 多种物质可诱导 ALA 合酶的合成　体内某些固醇类激素，如睾酮及雌二醇等，均可诱导 ALA 合酶的合成，进而促进血红素的合成。临床上应用丙酸睾酮及其衍生物治疗再生障碍性贫血。还有杀虫剂、致癌物及药物等也可诱导 ALA 合酶的合成。这些物质在肝细胞内进行生物转化时，需要细胞色素 P_{450}（含有血红素辅基）参与。此时，ALA 合酶合成增多可促进血红素合成，从而加强对这些毒性物质的生物转化。此外，铅还可抑制 ALA 脱水酶及亚铁螯合酶活性，导致血红素生成受抑制。

（三）珠蛋白的合成

人珠蛋白基因有位于第 16 号染色体上的 α 家族和位于第 11 号染色体上的 β 家族。两组基因按在染色体上的排列顺序及在个体发育的不同阶段依次表达（图 5-5）。胚胎期合成的是 ξ、α 链和 ε 链，胎儿期合成的是 α 链和 γ 链，成人合成的是 α 链和 β 链。血红素对珠蛋白的合成有促进作用，可以协调两者的生成比例。

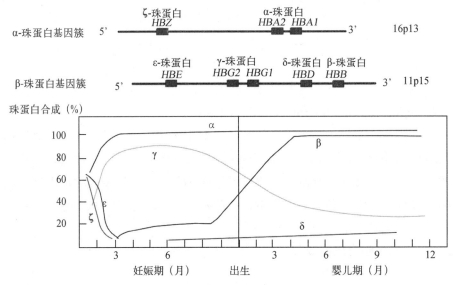

图 5-5　珠蛋白基因簇及发育过程中珠蛋白的基因表达变化

（四）血红蛋白的合成

成人血红蛋白是由两条 α 珠蛋白链和两条 β 珠蛋白链聚合形成的四聚体蛋白，每个珠蛋白亚基中均容纳一分子血红素。α 珠蛋白链含 141 个氨基酸残基，β 珠蛋白链含 146 个氨基酸残基，两条多肽链间的氨基酸残基序列虽然相差很大，但都能卷曲成相似的球状空间结构。当珠蛋白在核糖体合成并折叠成相应的空间构型后，血红素能即刻与之结合，并使珠蛋白折叠成最终的空间结构，再形成稳定的 αβ 二聚体，最后两个二聚体构成有生物学功能的 $a_2\beta_2$ 四聚体血红蛋白（图 5-6）。

（五）血红蛋白的降解

红细胞的平均寿命约 120 天。生理状况下，以 70kg 体重正常成人计算，每小时有 $(1\sim2)\times10^8$ 个红细胞被破坏。衰老的红细胞被肝脏、脾脏、骨髓等部位的单核吞噬系统细胞识别并吞噬，每天释放约 6g 血红蛋白（每克血红蛋白约产生 35mg 胆红素）。释放的血红蛋白再分解为珠蛋白和血红素。珠蛋白可降解为氨基酸供机体再利用；血红素则由单核吞噬系统细胞降解生成胆红素后释放入血。血液中的未结合胆红素主要以胆红素 - 清蛋白复合体形式运输，既提高了血浆对未结合胆红素的运输能力，又避免了未结合胆红素可能对组织细胞产生的毒性作用。当未结合胆红素到达肝脏后，可迅速被肝细胞摄取。大部分未结合胆红素在葡萄糖醛酸转移酶（UGT）的催化下与葡萄糖醛酸基结合生成结合胆红素，结合胆红素随胆汁排入肠道，大部分随粪便排出，少量可通过胆素原的肠肝循环重吸收入肝被利用，其中小部分随尿排出体外（图 5-7）。

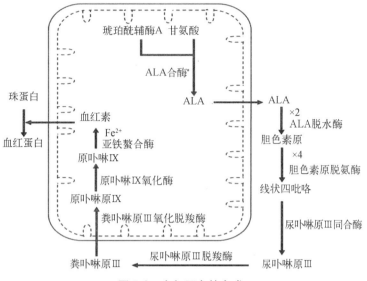

图 5-6 血红蛋白的合成

注：参与血红蛋白合成的血红素主要在骨髓的有核红细胞及网织红细胞的线粒体和细胞质中利用琥珀酰 CoA、甘氨酸和 Fe^{2+} 等原料在关键酶 ALA 合酶 * 的催化下合成，并在细胞质与珠蛋白结合成血红蛋白。

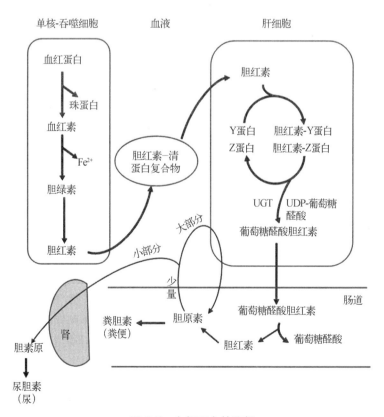

图 5-7 血红蛋白的降解

第二节 代谢组学在红细胞相关研究中的应用

代谢组学（metabolomics）是定量描述生物内源性代谢物对内外因变化应答规律的科学，能够直接反映生命体的终端和表型信息，近年来在疾病诊断和分型、生物标志物发现、药物研发、基因功能解析、代谢途径及调控机制等领域发挥着重要作用，是继基因组学和蛋白质组学之后新近发展起来的一门学科，是系统生物学的重要组成部分。目前常用的代谢组学的分析技术包括：液相色谱 - 质谱联用（LC-MS）、气相色谱 - 质谱联用（GC-MS）、核磁共振（NMR）、傅里叶变换红外光谱（FT-IR）等。不同的分析方法针对不同的代谢物各有特点，其中色谱 - 质谱联用、核磁共振技术为最常用的测定方法。

尽管红细胞不表达 DNA，不转录 RNA 或合成蛋白质，但它们具有很高的代谢活性。由于红细胞的代谢比其他真核细胞要简单，因此对红细胞代谢组学进行分析是一个相对容易解决的问题。有基于代谢组学对体外恶性疟原虫感染和未感染红细胞之间的研究；也有利用红细胞代谢组学鉴定恶性疟原虫体外培养样品中的疟原虫特异性代谢物的研究；还有对镰状细胞病患者红细胞进行代谢组学的相关研究；以及唐氏综合征中红细胞的代谢组学的研究。除了各种疾病与红细胞代谢组学相关研究外，还有对红细胞处于不同氧合状态时，红细胞代谢的氧合调控研究。但目前对红细胞代谢组学的研究主要集中在红细胞存储方面。本节将重点介绍存储红细胞中红细胞代谢组学的相关研究。

一、存储红细胞生物标记物的代谢组学研究

红细胞是输血治疗中使用最广、用量最多的血液成分。在急性和慢性贫血发生时，如创伤和镰状细胞贫血，红细胞输注是最常见的治疗干预措施，具有非常重要的意义。存储红细胞的能量和 ATP 消耗所导致红细胞形态及生物化学等方面的变化称为红细胞存储损伤。存储损伤会影响血液保存质量，降低红细胞运输和释放氧气的能力，产生潜在有害物质，给临床输血带来安全隐患。传统临床输血中常利用红细胞存储时间来衡量红细胞质量的高低，但事实上，红细胞存储时间并不是判断红细胞质量高低的标准，因此，有必要建立恰当的参数来真实反映其最佳的疗效和安全性。Paglia 等报道，有 8 种细胞外化合物（乳酸、烟酰胺、5- 氧代脯氨酸、黄嘌呤、次黄嘌呤、葡萄糖、苹果酸和腺嘌呤）足以确定红细胞的代谢年龄。Nemkov T 等在添加不同保存液的红细胞和上清液中发现了对于红细胞膜和细胞内信号转导至关重要的氧化应激标志物。也有报道 3- 磷酸甘油醛脱氢酶；peroxiredoxin-1、-2 和 -6；碳酸酐酶 -1 和 -2；硒结合蛋白 -1；胆绿素还原酶；氨基乙酰丙酸脱水酶和过氧化氢酶可作为判断红细胞存储质量的候选生物标志物。更有多项报道证实，次黄嘌呤可能是红细胞存储损伤的潜在代谢标志物。此外，通过蛋白质组学和示踪实验揭示了成熟红细胞中以前未曾了解的代谢途径的存在，发现了人类红细

胞代谢的复杂性。如在红细胞内还发现了存在参与氮代谢（不完全的尿素循环）和多胺合成的酶的证据。示踪实验表明，在最新的蛋白质组学数据集中未被鉴定出的某些酶实际上可以在成熟的红细胞中表达，并具有活性。首次揭示了胞质中存在具有酶促活性的Krebs 循环中的酶。然而，目前研究红细胞内蛋白质覆盖率并不全面，仍有未识别出可能发挥作用的其他低丰度的酶。这些结果对未来设计和开发新型存储添加剂以改善离体保存成熟红细胞的存储质量都具有重要的意义。因此，红细胞代谢可能不仅限于传统观点认为的能量产生和氧化还原状态的维持，氨基酸和脂质代谢也可能具有重要意义。由于红细胞几乎占血液总量的一半，并且流经全身各处，因此红细胞代谢标志物的研究可能会作为评价疾病临床治疗的有力工具。

二、代谢组学在红细胞存储损伤研究中的应用

（一）不同红细胞保护液对红细胞代谢的影响

近年，代谢组学被用于分析不同保护液中红细胞的代谢。用于红细胞存储的不同保护液的主要成分均包括葡萄糖、腺嘌呤、氯化钠和甘露醇。葡萄糖为红细胞能量的提供者；腺嘌呤可提高血液在 4℃ 贮存期间 ATP 的水平；甘露醇可以降低浓缩红细胞黏稠度，增加细胞膜稳定性，防止溶血；氯化钠用于维持溶液渗透压。目前国外使用的红细胞保护液主要为 SAGM、Adsol（AS-1）、Nutricel（AS-3）和 Optisol（AS-5），国内使用的红细胞保护液主要为 MAP。D'Alessandro 等观察到，在盐水 - 腺嘌呤 - 葡萄糖 - 甘露醇（SAGM）保存的红细胞中，所有代谢物都大量消耗，并转移至磷酸戊糖途径（PPP）的氧化反应阶段。代谢组学大约在存储的第 14 天开始变化。在红细胞存储的前 2 周，代谢物可以维持红细胞内能量的产生，然而从存储第 14 天开始，转向产生涉及抗氧化反应的代谢产物。Gevi F 等对 SAGM 保存的红细胞的代谢组学研究发现，丙酮酸水平和磷酸戊糖途径明显且稳定增加。John 等对 AS-1 保存的红细胞的代谢进行分析发现，血液采集 3 天后，25 种代谢物浓度显著增加，6 种显著下降；而在存储 42 天后，则有 56种显著增加，47 种显著下降。在存储期间，糖酵解途径中除了丙酮酸和乳酸的最终产量分别显著提高了 1.5 倍和 12 倍，其余所有中间代谢物，在整个存储期的 42 天中都减少了。使用 SAGM 保存液对存储红细胞进行代谢组学研究发现，与 AS-1 相比，SAGM 的氯化钠、葡萄糖、腺嘌呤和甘露醇浓度均较低。利用 AS-1 存储红细胞的过程中，糖酵解受到损害的报道与 SAGM 存储红细胞的一致。但是，在 SAGM 存储红细胞中，PEP 水平基本稳定或适度降低；而在 AS-1 存储的红细胞中，PEP 降低并在存储 7 天后显著降低。与SAGM 存储红细胞中观察到丙酮酸水平稳定增加不同，在 AS-1 存储红细胞中丙酮酸的水平在第 10 天达到峰值，随后下降到 50% 并保持稳定。在 AS-1 存储的红细胞代谢研究中，鉴定了许多在第 14 天左右显示出明显拐点的代谢物，包括 α- 羟基异己酸、花生四烯酸、半胱氨酸、二十二碳六烯酸酯、二十二碳五烯酸酯、次黄嘌呤和肌苷。D'Alessandro 等在 AS-5 保存的红细胞中发现了 348 种代谢物，其中 101 种浓度增加，16 种下降，231种保持不变。虽然 AS-5 的腺嘌呤含量是 SAGM 的 2 倍，但是在存储后期，存储上清液

中的腺嘌呤仍被大量消耗，其代谢副产物次黄嘌呤显著积累。此外，上清液中转氨基反应的副产物谷氨酸、丙氨酸及 α- 酮戊二酸和谷氨酸前体谷氨酰胺增加，而且其他三羧酸循环的中间产物如琥珀酸、延胡索酸、苹果酸等也在上清液中增多。存储 42 天时，除了甲硫氨酸外，上清液中丝氨酸及其衍生物和丝氨酸代谢相关的中间体（甘氨酸、苏氨酸等）的含量分别增加。综上所述，在关于 SAGM 的研究中，存储红细胞表现出 PPP 通量明显且稳定的增加。这种转变本应导致 NADPH 产量增加，但研究却发现 GSSG 大量增加，表明 NADPH 含量不足以维持 GSH 的还原状态。存储于 AS-5 保护液中的红细胞内 GSH 代谢加强；而在 AS-1 保存的红细胞内既没有看到 PPP 通量的显著增加，也没有看到 GSSG 的增加。因此，利用 AS-1 作为保护液时，增高的 NADPH 可能主要来自于 GSSG 的还原，而不是磷酸戊糖途径。存储超过 42d，红细胞内 GSH 和 GSSG 水平分别下降 43% 和 65%。在正常生理条件下，GSH 水平降低会增强谷氨酰半胱氨酸合成酶的活性，使 GSH 水平恢复正常。因此，存储红细胞内 GSH 水平持续下降，提示长期存储的红细胞内这些复杂的调控途径可能被破坏。Cancelas JA 等发现，存储在 AS-7 中的红细胞，在第 42 天和第 56 天，红细胞溶血率和含蛋白质微泡的脱落与存储在 AS-1 中的红细胞相比显著降低。存储在 AS-7 中的红细胞自体体内回收率在第 42 天和第 56 天均超过了目前所使用溶液的红细胞回收率。因此，AS-7 可以改善长期存储损伤，使体内活力显著增加。Veale MF 等认为 AS-7 可以改善 ATP 和 2，3-BPG 水平，保持较高 pH，增加耐渗透性。D'Alessandro A 等将红细胞重新悬浮于 AS-3 和 AS-7 中，利用超高效液相色谱 - 质谱对 229 种代谢物进行分析和相对定量检测，结果表明，红细胞在 AS-3 和 AS-7 中有许多类似的存储代谢趋势，AS-7 中存储的红细胞在存储第 1 周内代谢活性更高，AS-7 可以加速磷酸戊糖途径，使总谷胱甘肽含量增高。此外，AS-7 由于无氯化物和碳酸氢盐负荷，因此在存储早期可以改善存储红细胞能量和氧化还原代谢。

综上所述，作为红细胞保存的外部环境和营养成分的主要来源，保护液的组成成分及理化性质（如电导率、渗透压、pH 等）的微小变化均对红细胞代谢具有重要影响，进而引起细胞内和保护液中代谢产物的组成发生改变，进一步影响红细胞的代谢和保存质量。因此，应用代谢组学的研究成果可以对现有保存液的成分进行进一步的优化。

（二）红细胞保护液的补充剂对红细胞代谢的影响

在 20 世纪 40 年代初期，研究者已开始将防腐剂溶液添加到红细胞存储液中，以提高其保存期限和质量。第一个有效的抗凝血防腐剂溶液柠檬酸右旋糖（ACD）的开发使红细胞可以保存长达 21 天。之后，新的方案又被开发出来，例如柠檬酸盐磷酸右旋糖（CPD）（可存储 21 天），CPD-腺嘌呤（可存储 35 天），以及当前在 1 ～ 6℃ 下保护红细胞长达 42 天的其他添加剂解决方案。

氧化损伤也是红细胞衰老的主要因素之一，而氧化损伤最早可在红细胞存储的前 7 ～ 14 天发生，此外，γ 射线照射和病原体灭活技术产生的 ROS 也可引起红细胞氧化损伤，从而导致红细胞的变形性和体内存活率降低。因此，许多研究团队提出了通过向存储红细胞溶液中添加抗氧化剂来恢复氧化还原失衡的状态，以提高血液保存质量。这些添加剂主要包括维生素 C、5-HT 和 AS 90。Pallotta V 等分析了添加维生素 C 和 N-乙酰半胱氨酸（N-Acetyl-L-cysteine，NAC）对 SAGM 保护液中红细胞代谢物的影响。结果显示，添加维生素 C 和 NAC 会导致红细胞内 pH 水平增高，细胞内葡萄糖及糖酵解中间产物如葡萄糖-6-磷酸、果糖-6-磷酸及 3-磷酸甘油醛含量降低，丙酮酸、乳酸及 NADH 含量相对增高。同时，补充维生素 C 和 NAC 还可以防止溶血，尤其在存储 28 天最为明显。丙二醛（malondialdehyde，MDA）水平在对照组的增加更显著于实验组。此外，维生素 C 和 NAC 有利于脂质氧化和前列腺素代谢。前列腺素（prostaglandin，PG），尤其是 8-异前列腺素，是一种被广泛接受的脂质过氧化标志，并已经被证明能够在红细胞存储上清液中积累，而添加维生素 C 和 NAC 可以明显降低上清 8-异前列腺素水平。因此，添加维生素 C 和 NAC 有利于红细胞长期保存。Vani R 等研究发现，血浆具有有效的抗氧化剂系统，可在存储第 25 天将氧化剂的含量降至最低。维生素 C 的浓度分别为 10、30 和 60mmol/L，也可以增强抗氧化剂的防御能力，但不能保护易感蛋白质组。因此，单独使用维生素 C 并不能充分减弱氧化应激。Amireault 等在 5-羟色胺（5-HT）对小鼠红细胞存活率的研究发现，5-HT 可以作为循环抗氧化剂来保护红细胞免受衰老的影响。在存储的红细胞中添加 5-HT 可以延长其保存期限，而 5-HT 循环水平降低会降低血浆的抗氧化能力和红细胞寿命。使用血库小鼠模型可显示，对存储的红细胞补充 5-HT 可以提高其输血后生存率。此外，还有研究表明，通过添加阿米替林抑制酸性鞘磷脂酶来稳定血红细胞膜，从而提高血液存储质量。基于动物模型的研究表明，NO 的补充可以预防输血相关的肺动脉高压。在国内，还有研究观察了具有抗氧化功能的中药成分，如香丹、金纳多等，今后随着代谢组学研究的深入，期待能够发现更多的有效添加成分。

（三）红细胞保存方法对红细胞代谢的影响

1. 冷冻保存　在超低温下存储红细胞会中止存储细胞代谢，防止对红细胞造成更多储存损伤，从而延长红细胞的保存时间。然而，由于复杂的冷冻过程，增加的成本和解冻产品的有限保存期限而受到阻碍。之后更先进的解冻后洗涤和添加剂的开发使冷冻保存的红细胞更切合临床实践。如今，低温保存的红细胞主要用于以下方面：①军事实践 / 战场；②储存稀有血型的红细胞；③在红细胞短期赤字（如自然灾害）期间架设供应；④延长自体输血前的存储时间；⑤用于 IgA 缺陷的患者。

保存温度是影响红细胞保存质量的重要因素。温度高，细胞代谢快，脂质过氧化反应速度也快，红细胞的保存寿命就会迅速缩短。红细胞的保存常采取低温（2 ~ 6℃）保存。但目前尚未见利用代谢组学比较不同低温（1 ~ 6℃）环境对红细胞代谢的影响。Angelo 等对无氧环境下保存在 SAGM 保护液中的红细胞代谢进行了分析。结果显示，在无氧红细胞存储条件下，葡萄糖消耗快速增加、糖酵解中间产物（葡糖糖、6-磷酸果糖、果糖 1，6-二磷酸、磷酸二羟丙酮、3-磷酸甘油醛、磷酸甘油酸盐、磷酸烯醇式丙酮酸和乳酸）积累。在无氧存储末期，乳酸增加 24.55 ± 3.17 倍，这与之前 Yoshida 的报道相一致。此外，Yoshida 的研究还指出，无氧存储条件下，2，3-BPG 水平的维持明显高于传统条件，而且 ATP 的峰值较高并持续较长时间（5 ~ 7 周）。Angelo 等还观察到，谷氨酰胺和 GSSG 水平不断增加，而游离半胱氨酸和 GSH 水平逐渐下降，同时氧化应激相关标志物 PGD_2/E_2 和血栓素 A_2 增加，而 PGF_{2a} 显著下降。因此，缺氧保存似乎并没有完全消除氧化应激，但能够促进糖酵解，延长高能磷酸盐和嘌呤的存储。

2. 厌氧存储　厌氧存储可以显著减轻存储对红细胞的氧依赖性损害，并且具有优于常规（有氧）存储的优点。Nemkov 等报道低氧可以改善人和小鼠红细胞存储质量。红细胞的厌氧存储可减少存储损伤发生的整体速度（即溶血、囊泡产生和磷脂酰丝氨酸暴露）。厌氧储存显著减少了变形能力较差的红细胞的数量。尽管这一事实对提高输血功效产生了影响，但仍需要进行更多与临床相关的研究来证实。

（李晓晶）

参 考 文 献

[1]　周春燕, 药立波. 生物化学与分子生物学 [M]. 北京：人民卫生出版社, 2019:351-356.

[2]　孙明玥, 李旭妍, 苏燕. 糖尿病微血管病变与红细胞改变的相关性 [J]. 中国糖尿病杂志, 2019, 27(09):718-720.

[3]　张冰. 红细胞聚集与健康风险 [M]. 北京：科学技术文献出版社, 2018:22-29.

[4]　DEMBÉLÉ KC, VEYRAT-DUREBEX C, ALDIOUMA G, et al. Sickle Cell Disease: Metabolomic Profiles of Vaso-Occlusive Crisis in Plasma and Erythrocytes[J]. J Clin Med. 2020, 9(4):1092.

[5]　THOMAS T, STEFANONI D, DZIECIATKOWSKA M, et al. Evidence of Structural Protein Damage and Membrane Lipid Remodeling in Red Blood Cells from COVID-19 Patients[J]. J Proteome Res. 2020, 19(11): 4455-4469.

[6]　D'ALESSANDRO A, DZIECIATKOWSKA M, HILL RC, et al. Supernatant protein biomarkers of red blood cell storage hemolysis as determined through an absolute quantification proteomics technology[J]. Transfusion. 2016, 56:1329-1339.

[7]　NEMKOV T, SUN K, REISZ JA, et al. Hypoxia modulates the purine salvage pathway and decreases red blood cell and supernatant levels of hypoxanthine during refrigerated storage[J]. Haematologica. 2018, 103(2):361-372.

[8]　D'ALESSANDRO A, DZIECIATKOWSKA M, NEMKOV T, et al. Red blood cell proteomics update: is there more to discover? [J].Blood Transfus. 2017, 15(2):182-187.

[9]　李姝, 张丽华, 苏燕. 代谢组学在红细胞存储损伤研究中的应用 [J]. 中国输血杂志, 2016, 29(12): 1413-1415.

[10]　BURNS JM, YOSHIDA T, DUMONT LJ, et al. Deterioration of red blood cell mechanical properties is reduced in anaerobic storage[J]. Blood Transfus. 2016, 14:80-88.

第6章

红细胞相互作用

在平均 120 天的寿命中，红细胞在血液中不停地流动，并与多种不同类型的细胞如内皮细胞、血小板、巨噬细胞和细菌等发生着广泛和不同类型的相互作用和信息交流。此外，红细胞还参与血栓和止血的维持，并在对抗病原体的免疫应答中发挥重要作用，其中红细胞膜在介导红细胞发生相互作用的过程中发挥了关键作用。在过去的几十年里，成熟红细胞膜和其他细胞之间相互作用的复杂性已经有很多报道，为阐明红细胞和其他细胞在健康和疾病中的相互作用机制奠定了基础。

一、红细胞膜骨架结构

在红细胞中，细胞骨架和质膜紧密相连形成膜骨架，这对红细胞的形状和可逆变形能力至关重要。这一结构使红细胞不仅能够在湍急的血流中保持膜结构的完整，还能够在狭窄的血管中发生变形。红细胞变形可以线性延伸约 250%，而表面积增加 3%～4%则可导致细胞裂解。这些独特的膜特性主要取决于细胞膜质膜与细胞骨架的相互作用。红细胞质膜由脂质双层组成，其中嵌入了形成多蛋白复合物的跨膜蛋白。脂质双分子层本身由同等比例的胆固醇和磷脂组成。为了保证结构完整性，脂双层通过锚蛋白（ankyrin）复合物和连接复合物（也称 4.1R 复合物）与膜骨架连接。红细胞膜骨架是一个蛋白质网络，其中最重要的成分是血影蛋白（spectrin）、肌动蛋白（actin）、肌动蛋白相关蛋白、蛋白 4.1R 和锚蛋白（ankyrin）。锚蛋白复合物可以连接锚蛋白和 β- 血影蛋白，以及红细胞膜另一侧的带 3 蛋白和 RhAG。该结合复合物通过与蛋白质 4.1R 的相互作用，将膜蛋白 GPC 和 GPD、XK、Rh 和 Duffy 连接到肌动蛋白 - 血影蛋白细胞骨架上。脂质双分子层中嵌入了 50 多种跨膜蛋白，具有转运、黏附和维持结构完整等功能。跨膜转运由几种蛋白执行，如带 3 蛋白、水通道蛋白-1（aquaporin-1，AQP-1）、葡萄糖转运体-1（glucose transporter-1，GLUT-1）、Kidd 抗原蛋白、Rh 相关糖蛋白（Rh-associated glycoprotein，RhAG）和各种离子转运体。参与黏附或细胞 - 细胞相互作用的蛋白质包括细胞间黏附分子-4（ICAM-4）和 Lutheran/ 基底细胞黏附分子（Lu/BCAM）Lu。一般来说，红细胞不被认为是黏附细胞，但一些研究表明红细胞表达了大量黏附分子。然而，在许多病理和疾病相关的情况下，如镰状细胞病（sickle cell disease，SCD）、疟疾、红细胞增多症、遗传性球形红细胞增多症、视网膜静脉闭塞和糖尿病，红细胞行为明显改变，相互之间黏附，特别是与内皮细胞间的相互作用增强。

二、跨膜转运蛋白介导的相互作用

1. 离子共转运蛋白（ion co-transporters protein）　红细胞膜的很大一部分被阴离子交换蛋白所占据。这使得红细胞能够保持细胞外水和细胞内水与溶质含量之间的平衡，以保持红细胞的正常生理功能和稳态。如果钠的流入超过钾的流出，红细胞就会膨胀，相反，如果钾的流出超过钠的流入，细胞则缩小。因此，细胞内外水平衡的剧烈变化或调控缺陷可能会导致红细胞行为异常或改变。

2. 带 3 蛋白（band 3 protein）　红细胞膜中最主要的阴离子交换蛋白为带 3 蛋白。这种跨膜糖蛋白（100kD）可以维持红细胞膜完整性，其 N 端胞质侧是连接膜骨架、糖酵解酶和脱氧血红蛋白的关键部位，而 C 端位于胞膜侧，具有阴离子交换及二氧化碳转运的作用。这样血红蛋白水平的变化可以传递到膜，导致氧化应激和带 3 蛋白聚集，这在巨噬细胞介导的病变和衰老红细胞的清除中发挥重要作用，其机制主要通过形成能被天然抗体识别的衰老诱导抗原。大量的结合位点能够将带 3 蛋白与其他膜蛋白连接起来。在此，提供了一个关键的网络，允许信号从膜转导到细胞骨架，反之亦然，从而调节红细胞的弹性、稳定性和变形性。Rifkind 和 Nagababu 的研究表明，在缺氧条件下，血红蛋白与带 3 蛋白的相互作用而导致的红细胞膜变化会引起循环中红细胞的清除。在糖尿病患者中，带 3 蛋白糖基化生成晚期糖基化终末产物（AGEs），并与位于血管内皮细胞上的 AGE 受体（RAGE）结合，从而增强血管壁的氧化应激。蛋白糖基化诱导一系列与高风险血管并发症相关的变化，这在糖尿病患者中尤其容易导致视网膜病变和糖尿病肾病。

3. PIEZO1　最近发现的非选择性阳离子通道 PIEZO1 是一种在维持红细胞体积稳态方面发挥重要作用的机械传感器。众所周知，PIEZO1 的基因突变是遗传性氧化细胞增多的主要原因。这些遗传改变影响通道动力学及红细胞对渗透应激和膜转运的反应，从而导致细胞内阳离子总量降低，钙和钾含量下降及因此伴随的水摄入减少，最终导致细胞显著脱水。该通道的性质主要且直接依赖于机械力（即倾斜、拉伸和剪应力）来激活。关于 PIEZO1 激活的机制有多种假说。一个是"force-from-lipid"模型，其中膜张力会导致蛋白质周围的脂质重组，从而导致通道打开。另一种理论是"force-from-filament"，它支持通道与细胞外基质或细胞间细胞骨架蛋白相互作用的模型。功能研究表明，细胞膜上包含蛋白质的特定区域比其他区域更容易受到机械扰动。此外，还有许多机械刺激，如细胞流动产生的剪应力，可以相互作用并因此激活 PIEZO1 通道。然而，这些机制仍未被完全阐明，PIEZO1 被认为是拉伸敏感阳离子通道的潜在靶标，并参与红细胞老化和循环剪切应激，在疟原虫入侵中发挥作用。

4. KCNN4-Gardos 通道　Gardos 通道或 KCNN4/IK-1，是一种钙激活的钾通道，在红细胞膜上分布较少，大约每个红细胞上有 10 个。Gardos 通道介导的与其他类型细胞的相互作用是间接的，通常由另外两种膜蛋白：PIEZO1 和其他一种未知的受体介导。

红细胞能够改变比例、形状、体积穿过狭窄的毛细血管和间隙的机制是 PIEZO1 的激活，而 PIEZO1 的激活导致细胞内 Ca^{2+} 的增加，这反过来又启动了 Gardos 通道的活力。这也暗示 Gardos 通道在与红细胞水化相关的疾病中起作用，如遗传性红细胞增多症。在 SCD 患者的血浆中，内皮素受体和 Gardos 活性与内皮素-1、白细胞介素-8 和血小板激活因子（PAF）水平升高有关。此外，SCD 红细胞已被证明通过与血管内皮细胞发生相互作用来刺激内皮素-1 释放，并调节培养过程中相应基因的表达。Fermo 等发现，病理改变与 Gardos 通道基因突变相关。事实上，在某些病例，溶血性贫血患者仅携带导致该疾病的突变。这些突变改变了 Ca^{2+} 影响激活阈值的敏感性，也改变了功能特性，使通道更具有活性，导致细胞内钾缺乏。

5. 其他运输类蛋白质　GLUT-1 负责葡萄糖转运；三磷酸腺苷结合盒（ATP-binding cassette，ABCB6）与血红素生物合成和卟啉转运有关；尿素被动转运蛋白可以保持细胞的渗透稳定性和变形性；水通道蛋白 -1 是水转运的关键通道及 CO_2 代谢和转运的基础；体积调节阴离子通道（volume-regulated anion channels，VRAC）是一种小的牵拉激活通道，位于通道孔附近，负责细胞体积稳态调节。此外，还有与转运通道功能协同的调节蛋白，如人类红细胞膜上的主要蛋白—弹性蛋白（stomatin），它可以与上述通道相互作用。目前尚不清楚这些转运蛋白是否能诱导与其他细胞的相互作用。

三、磷脂介导的相互作用

红细胞膜由不同种类的磷脂组成，其磷脂的头部和侧链组成不同。红细胞膜脂质双层组成与其他细胞相似：胆固醇和磷脂分布相同，而在膜的内外两侧存在四种主要磷脂的不对称分布。膜的外侧富含磷脂酰胆碱（PC，27%）和鞘磷脂（SM，23%），而内侧主要由磷脂酰乙醇胺（PE，30%）、磷脂酰丝氨酸（PS，15%）和次要的磷脂酸（PI，5%）组成。转位酶（translocase）位于红细胞膜，磷脂酰胆碱内翻酶（flippase）、磷脂酰胆碱外翻酶（floppase）和爬行酶（scramblase）负责磷脂的运动。内翻酶和外翻酶在红细胞接受不同刺激和信号时，负责维持和调节膜磷脂的不对称性。相反，内翻酶的激活参与膜磷脂不对称性的丢失和破坏，这对维持红细胞膜脂质的稳态至关重要。

磷脂酰丝氨酸（PS）　磷脂酰丝氨酸是一种氨基磷脂，作为一种吞噬信号，在调节衰老红细胞的识别中发挥关键作用。在衰老、损伤或某些病理条件下，外翻酶将 PS 从膜内侧转移到外侧，导致红细胞外表面 PS 浓度增加。SCD 患者的红细胞在脱氧时会暴露出 PS，这一过程由 Ca^{2+} 内流导致的 Gardos 通道激活介导。PS 暴露于红细胞表面还具有促进凝血的生理功能。一般来说，PS 暴露会增加红细胞的黏附性。在凝血过程中，红细胞可直接与内皮细胞（ECs）上的 CD36 和 PS 受体（PSR）结合；也可以在 ADP 或凝血酶介导的血小板激活后，与血小板表面的 CXCL16 或 CD36 结合。微血管内皮细胞被脂多糖（lipopolysaccharides，LPS）、细胞因子、缺氧和血红素激活后，PSR 被上调。CXC 趋化因子配体 16（chemokine ligand 16，CXCL16）是暴露于红细胞上的 PS 的直接配体。CXCL16 在受到炎症细胞因子 IFN-γ 或 TNF-α 等刺激时剧烈升高，细菌壁的肽聚糖也可使其强烈升高。促进 PS 暴露的另一种方式是通过血小板上的 FasL 与红细胞上的 FasR 相互作用。此外，PS 诱导的关键的相互作用是红细胞的清除，它涉及不同的吞噬细胞，并且通常发生在肝脏和脾脏中。各种受体，如 Tim1、Tim4 和稳定蛋白 1，通过识别 PS 介导吞噬细胞与红细胞的直接结合，进而导致吞噬作用。此外，还有一些桥接分子，即机械蛋白，如乳凝集素（lactadherin）、凝血酶敏感蛋白（thrombospondin）、Gas6、蛋白 S，它们可以与暴露于红细胞表面的 PS 相互作用，促进巨噬细胞识别。最后，红细胞膜内胆固醇和磷脂比例的变化对 PS 暴露有显著影响。过量胆固醇会抑制 PS 暴露，而胆固醇消耗增加可能导致对这些细胞清除的敏感性增加。

四、糖蛋白介导的相互作用

1. 血型糖蛋白（glycophorin，GP）　血型糖蛋白家族是一组跨膜蛋白，是红细胞膜中含量最丰富的整合型蛋白质（每个细胞约含 100 万份），包含血型糖蛋白 A-D（GPA-D），在调节红细胞力学性能中发挥重要作用。GPA 负责细胞膜表面净负电荷，当细胞膜外大量糖蛋白被糖基化后会减少细胞 - 细胞相互作用，并导致红细胞聚集。通过这种复杂的细胞外结构，GPA 在细胞外基质 - 糖萼的组成中发挥了重要作用。GPA 作为红细胞的诱饵受体也参与了病原体的识别，介导病原体与红细胞表面的结合，并将与红细胞结合的病原体通过脾中的巨噬细胞清除，降低病原体负荷，防止这些病原体入侵机体重要组织。此外，研究还表明，GPA、GPB 和 GPC 在疟原虫入侵红细胞的过程中发挥着关键作用，缺乏血型糖蛋白的红细胞可以不同程度抵抗疟原虫感染。例如，在疟疾流行地区，以 GPC 受体表达缺陷为特征的 Gerbich 阴性血型（Ge-）与抵抗疟疾的高流行率相关。

2. 细胞间黏附分子　细胞间黏附分子 -4（intercellular adhesion molecule 4，ICAM-4）是一种糖蛋白，在细胞间相互作用或黏附中发挥关键作用，在止血和血栓形成等各种生理过程中具有潜在的重要意义。ICAM-4 可以与白细胞和内皮细胞上表达的整合素受体家族的不同成员结合，并可在肾上腺素的影响下在红细胞中被激活。肾上腺素结合红细胞上的 β_2- 肾上腺素能受体，进而激活腺苷酸环化酶。腺苷酸环化酶催化 ATP 产生 cAMP。cAMP 则通过细胞外信号调节激酶 1/2（ERK1/2）级联激活蛋白激酶 A（PKA），并将 ICAM-4 磷酸化为可与激活的内皮细胞上的 $\alpha_v\beta_3$ 结合的活性状态。在此过程中，A-激酶锚定蛋白（A-kinase anchoring proteins，AKAP）很关键，因为它可以引导 PKA 到细胞中的特定位置，启动邻近红细胞受体的磷酸化。研究还表明，ICAM-4 在介导止血和血栓形成过程中的红细胞 - 血小板相互作用方面具有潜在的生理意义。血小板整合素 $\alpha_{IIb}\beta_3$（纤维蛋白原受体 GPIIb-IIIa）已在体外和流动条件下被鉴定为 ICAM-4 的受体。一种特异性的 ICAM-4 结合肽可以竞争性地阻断纤维蛋白原与整合素 $\alpha_{IIb}\beta_3$ 的结合。通过抑制 ICAM4 和整合素 $\alpha_{IIb}\beta_3$ 的相互作用可以减少凝血酶和纤维蛋白沉积，使形成的血栓较厚，并缺少纤维分支，这可能导致相应的临床后果，因为在 ICAM-4 整合素 $\alpha_{IIb}\beta_3$ 相互作用通路受阻的小鼠中可以看到明显的尾部出血时间延长。血栓形成减少背后的机制可能是 ICAM-4-α_{IIb}β_3 相互作用导致血小板细胞内信号激活其他血小板。通过阻断 α_{IIb}β_3，红细胞与血小板的结合从 72% 下降到 29%，表明 α_{IIb}β_3 参与了红细胞 - 血小板的相互作用。此外，有人认为这种导致红细胞 - 血小板聚集的相互作用可能导致 SCD 常见的血管破裂事件。关于造血细胞和非造血细胞黏附性的研究报告表明，ICAM-4 也可能与整合素 α_Vβ_1 和 α_Vβ_5 发生相互作用。

3. 白细胞分化抗原 36（cluster of differentiation 36，CD36） CD36 是一种高度糖基化的单链跨膜蛋白，能够与血栓应答蛋白、血管性血友病因子（Von Willebrand factor，vWF）和纤连蛋白结合，参与止血、血栓形成和炎症事件。CD36 是单核细胞、血小板和内皮细胞的黏附分子。最初认为，CD36 在红系祖细胞上的表达随着成熟而下降，但在 20 世纪 90 年代早期，van Schravendijk 等的研究显示，CD36 也出现在正常成熟红细胞表面。他们的研究还表明，CD36 表达对感染恶性疟原虫的红细胞似乎具有生理意义。事实上，CD36 是可以结合许多配体的清除受体，包括与恶性疟原虫红细胞膜蛋白 1（P. falciparum erythrocyte membrane protein1，PfEMP1）特定区域的选择性相互作用。在 SCD 红细胞中发现，CD36 高表达在镰状细胞黏附和随后的血管闭塞过程中发挥关键作用。此外，创伤出血性休克导致的包括 CD36 在内的几种红细胞黏附分子的增加，导致红细胞与内皮细胞上整合素受体 α_Vβ_3 及 VCAM-1 结合，进而引起微血管功能障碍。

4. 白细胞分化抗原 47（cluster of differentiation 47，CD47） CD47 是一种整合素相关跨膜蛋白（integrin-associated transmembrane protein，IAP），对巨噬细胞膜上的血栓应答蛋白（thrombospondin，TSP）和信号调节蛋白 α（signal-regulatory protein α，SIRPα）具有高亲和力。CD47 通过与巨噬细胞表面的 SIRPα 相互作用诱导下游抑制信号来直接参与防止吞噬作用。缺乏 CD47 或表达 CD47 的红细胞具有不同的构象，可被脾红髓巨噬细胞迅速从循环中清除。在氧化应激或老化时，CD47 发生构象变化，触发 TSP 结合，这些改变也是 SIRPα 的识别信号，可以显示细胞内的损伤。此外，Brittain 等人的研究还表明，CD47 介导镰刀状红细胞在流动和静态条件下与 TSP 的黏附，这导致了红细胞与血管壁的黏附，并进一步诱发 SCD 患者的血管闭塞危机。CD47 在预防血制品中红细胞的储存病变和输血后早期清除方面也发挥非常重要的作用。有人认为，氧化应激是导致衰老或贮存红细胞上 CD47 表达减少的原因。研究还表明，由于 CD47 和 Rh 蛋白在红细胞表面作为一种复合物表达，因此在 Rh 缺失的个体中，CD47 的表达不到正常水平的 25%，这些个体表现为溶血性贫血、网织红细胞增多，可通过脾切除术进行纠正。

5. 白细胞分化抗原 147（cluster of differentiation 147， CD147）CD147 是免疫球蛋白超家族的一部分，高度糖基化并与 GPA 共同结合在带 3 蛋白复合物中。该蛋白作为载体分子在成熟红细胞中作为血型抗原 Ok 系统（也称为 BASIGIN or EMMPRIN）表达。在多种情况下，CD147 也被视为一种黏附分子。例如，它被认为是 PfRh5 的直接受体，而 PfRh5 是恶性疟原虫血液生长过程中必不可少的寄生虫配体。研究还表明，CD147 参与促进了恶性疟原虫入侵红细胞，使用人源化单克隆抗体 HP6H8 对抗 CD147，能够阻止 CD147 与寄生虫表面的特定寄生虫相关蛋白（rhoptry-associated protein，RAP2）的相互作用。此外，Coste 小组的研究表明，CD147 在成熟红细胞从脾脏重新进入循环中发挥关键作用，当用小鼠抗体中和 CD147 时，红细胞在脾脏的迁移被阻断，脾脏选择性捕获红细胞，进而诱导贫血和红细胞新生。

6. 补体抑制剂 CD55、CD59 和细胞黏附分子 CD44　另外三种被证明具有重要作用的糖蛋白是 CD55 也称衰变加速因子（decay accelerating factor，DAF）、CD59 和 CD44。前两种是由糖基磷脂酰肌醇（glycosyl phosphatidyl inositol，GPI）锚定在红细胞膜上的补体抑制剂，负责调节自体溶血系统。CD55 结合补体 3（Complement 3，C3）转化酶，限制了 C5 转化酶的形成和膜攻击复合物的形成，保护红细胞免受天然杀伤细胞（natural killers cells，NK）介导的裂解。CD55 也作为 ICAM 和病毒的受体，如回声病毒、柯萨奇 B 病毒及微生物。例如，研究证明，CD55 缺失的红细胞可以抵抗恶性疟原虫附着到 RBC 表面而入侵。事实上，CD55 基因多态性在疟疾感染流行人群中更为普遍，这表明该基因可能存在选择压力。

CD59 是终末补体通路的主要抑制剂，它阻断了孔隙形成过程中组装膜攻击复合体中的补体 C8 和 C9。GPI 生物合成缺陷导致阵发性夜间血红蛋白尿（paroxysmal nocturnal hemoglobinuria，PNH），此病是由于缺乏 CD55 和 CD59 而导致血管内溶血和补体激活的增加。在系统性红斑狼疮患者中，血液学异常很常见，CD55 和 CD59 的表达通常下降。CD44 是一种参与细胞间通讯的单通道跨膜糖蛋白，是透明质酸（hyaluronic acid，HA）、骨钙蛋白和纤维连接蛋白的受体。CD44 糖基化影响其与 HA 的亲和力。CD44 也是恶性疟原虫有效入侵红细胞所需的一个宿主因素。

7. Rh/RhAG 复合体　Rh 血型系统是由非糖基化 Rh 蛋白和 RhAG 组成的膜多肽组成。在红细胞中，Rh 蛋白是由两个 Rh 亚基和两个 RhAG 亚基组成的四聚体。Rh 家族蛋白由于具有强大的抗原特性，在输血医学中具有重要的临床作用。Rh 复合物有助于维持红细胞膜的稳定性和结构。事实上，RhAG 还是一个气体通道，除了用来运输氨气之外还可以运送二氧化碳。Rh 阴性表型被认为是一种遗传疾病，各种 Rh 抗原缺乏会导致病人具有不同程度溶血性贫血的临床综合征。

五、血浆蛋白介导的相互作用

1. 血小板反应蛋白（thrombospondin，TSP）　TSP 是一种可溶性血浆蛋白，也是一种固定化细胞外基质蛋白。它能促进红细胞和内皮细胞或血小板之间的黏附，形成桥接分子。伴随着 CD36 在红细胞和内皮细胞上的同时表达，TSP 可以在这些受体之间形成连接。此外，TSP 可以通过 CD36 的肝素结合结构域与红细胞上的 PS 相互作用。红细胞上其他潜在的 TSP 受体是 CD47 和硫化糖脂，而在内皮细胞，TPS 可与其表面的整合素 $\alpha_V\beta_3$ 结合。此外，TSP 也可以作为红细胞和血小板之间的桥接分子，因为 TSP 也可以结合 RBC 上的 CD47、CD36、$\alpha_4\beta_1$、4BPS 和硫酸甘脂。CD36-TSP 的相互作用激活了 CD47 依赖性通路，而 CD47 可结合血小板上的整合素 $\alpha_{IIb}\beta_3$，进而结合 ICAM-4。在

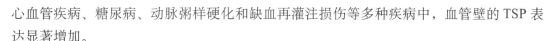

心血管疾病、糖尿病、动脉粥样硬化和缺血再灌注损伤等多种疾病中，血管壁的 TSP 表达显著增加。

2. **血管性血友病因子（Von Willebrand factor，vWF）** vWF 是内皮受体 $\alpha_V\beta_3$ 和（或）内皮受体糖蛋白 I b 与红细胞上的未知受体之间以血小板非依赖方式进行桥接的分子。vWF 介导的黏附在大血管内皮细胞与微血管内皮细胞中存在量和质的差别。伴随着 CD36 在红细胞和内皮细胞上的同时表达，TSP 可以在这些受体之间形成连接。一般来说，红细胞应激的增加与几种疾病的病理学有关，包括 SCD、败血症、慢性肾病、溶血性尿毒症综合征、肝衰竭、威尔逊病、糖尿病、阿尔茨海默病和血栓性血小板减少。在所有这些条件下，红细胞通过与单体 vWF 和长多聚体 vWF 的相互作用与内皮细胞结合，导致微血管病性血管损伤，影响血流，进而引起多器官衰竭。已证明，与 vWF 相互作用从而促进与红细胞结合的黏附分子为 PS。这种相互作用是由于 Annexin V 分子不仅与红细胞表面的 PS 结合，而且与 vWF 结合，从而将 PS 暴露的红细胞膜固定于内皮的 vWF 或血管壁。另一项研究表明，在血管壁剪应力降低时，红细胞与 vWF 特异结合，形成静脉血栓的聚集结构。细胞内 Ca^{2+} 水平增高，可以发生在镰状细胞中，也可以发生在正常红细胞中。红细胞可以通过 P- 选择素或整合素 $\alpha_V\beta_3$ 及内皮糖萼附着在血管腔面的 vWF 上。与内皮细胞共同孵育的镰状细胞，在 vWF 多聚体存在的情况下，会导致内皮细胞 ICAM-1、E- 选择蛋白和 VCAM-1 的表达增加，这反过来又促进了镰状细胞与内皮细胞的黏附。

3. **层粘连蛋白 α5（laminin α5）** 层粘连蛋白是在内皮下发现的细胞外基质蛋白，可以与红细胞膜上的基底细胞黏附分子 / 路德血型糖蛋白（basal-cell adhesion molecule/Lutheran blood group glycoprotein，B-CAM/LU）结合。B-CAM/LU 或 CD239 在 SCD 的血管闭塞中发挥着关键作用。在正常红细胞上，B-CAM/LU 是层粘连蛋白 α5 的一种相对无活性的受体，但在镰状红细胞上高度表达。当其与红细胞上 GPC 衍生的唾液酸残基相互作用时，B-CAM/LU 与层粘连蛋白 α5 的相互作用受到抑制。在衰老过程中，失去这种相互作用后，B-CAM/LU 则可以与层粘连蛋白 α5 上的唾液酸相互作用。真性红细胞增多症是一种以高血栓形成率为特征的骨髓增生性疾病，Janus 激酶的突变与 B-CAM/LU 的磷酸化之间存在相关性，这反过来引发了与内皮层粘连蛋白 α5 的相互作用。B-CAM/LU 通过血影蛋白直接与红细胞骨架相连，这种黏附过程受到肾上腺素的影响，它通过 cAMP-PKA 途径激活 B-CAM/LU 发挥作用。由 B-CAM/LU 介导的红细胞与内皮细胞的黏附似乎取决于其磷酸化状态，而不是表达受体的数量。B-CAM/LU 的磷酸化削弱了与血影蛋白的相互作用，同时增强了细胞与层粘连蛋白的黏附。B-CAM/LU- 血影蛋白相互作用的减弱使这些分子能够聚集并产生更大的黏合力。羟基酰胺通过降低 B-CAM/LU 的磷酸化而降低细胞黏附，因此，可被用于 SCD 患者的治疗。有趣的是，当 ICAM4-$\alpha_V\beta_3$ 的相互作用被消除，层粘连蛋白的黏附能力明显降低，这表明层粘连蛋白介导的相互作用可能参与 ICAM4-$\alpha_V\beta_3$ 相互作用后的二次黏接。

4. **纤维蛋白原（fibrinogen）** 纤维蛋白原是一种血浆糖蛋白。纤维蛋白原浓度在出血倾向、肝病等病理条件下可升高。在脑血管功能障碍中，高水平的纤维蛋白原导致炎症、血浆蛋白累积和血管通透性增加，促进高凝和血栓发生。纤维蛋白原的增加与 C-反应蛋白（C-reactive protein，CRP）水平升高相关，而 CRP 又与血栓发生及红细胞沉降率（ESR）相关。此外，纤维蛋白原已被证明能够黏附在红细胞上的 CD47 受体和血小板上的 $\alpha_{IIb}\beta_3$ 类整合素受体。纤维蛋白原也可与血小板上的 ICAM-1 结合。镰刀状脱氧红细胞在纤维蛋白原存在时容易黏附在一起。

5. 免疫球蛋白 G（immunoglobulin G，IgG） IgG 是最丰富和最常见的抗体类型，占血浆抗体的 75%。对特定靶点特别是对带 3 蛋白的调理作用，对于巨噬细胞识别衰老红细胞至关重要。IgG 特异性与由带 3 蛋白、部分变性血红蛋白和补体 C3 组成的膜聚合物共定位。衰老红细胞唾液酸含量的降低与自体 IgG 在红细胞膜上的积累有关，在生理性红细胞吞噬中起重要作用。

6. 乳粘连蛋白（lactadherin or milk fat globule-EGF factor 8，MFG-E8） 乳粘连蛋白是一种血浆蛋白桥接分子，作为细胞粘连蛋白发挥作用。乳粘连蛋白包含氨基末端一个类似 EGF 的 RGD 序列、精氨酸基序、甘氨酸和天冬氨酸，以及羧基末端的两个 C 结构域。乳粘连蛋白参与各种细胞相互作用，包括凋亡细胞的吞噬作用，还可以通过整合素 $\alpha_V\beta_3$ 增强并介导 PS 暴露的镰状红细胞与内皮的黏附。此外，激活的内皮细胞能够在静态和流动条件下吞噬 PS 暴露的红细胞和刚性红细胞，这可能导致内皮细胞损伤及血管病理效应。

7. 生长抑制特异性蛋白 6（growth arrest specific 6，Gas6）和蛋白 S Gas6 和蛋白 S 均为酪氨酸蛋白激酶受体，如 Tyro3、Axl 和 Mer（TAM）的配体，对凋亡细胞的有效吞噬至关重要。TAM 阳性细胞也产生配体，因此 TAM 信号似乎是通过自分泌 / 旁分泌发挥作用。该配体可以将在膜上表达 TAM 受体的吞噬细胞与暴露 PS 的红细胞联系起来，进而介导巨噬细胞清除暴露 PS 的红细胞。

8. 红细胞衍生的微颗粒介导的相互作用 红细胞产生的微颗粒（microparticle，MP）是在不同条件下脱落到血浆中的膜状细胞外结构。红细胞衍生 MP 的直径为 50 ～ 200nm，在细胞间交流过程中起重要作用。膜的重组包括脂质比例的改变和蛋白质 - 蛋白质相互作用的破坏引起的 MP 产生。MP 表面有来自红细胞膜的抗原，如 GPA、带 3 蛋白和 PS。红细胞 MP 为什么包含了许多特定的膜成分，其机制尚不明确。有证据表明，从陈旧（20 天）红细胞中提取的 MP 含有丰富的带 3 蛋白、stomatin 和 PS。红细胞衍生的 MP 水平通常在体外储存的血液和在一些病理状况如疟疾、SCD 和溶血性贫血中升高。由于分子缺陷，遗传性球形红细胞增多症（hereditary spherocytosis，HS）的红细胞膜不稳定性与通过囊泡形成膜丢失进而导致红细胞变形能力降低有关。然而，虽然红细胞变得更硬，但 HS 患者的细胞外囊泡具有较低的弯曲模量。红细胞衍生 MP 在不同病理过程，如炎症、血栓形成和自身免疫反应中的作用正在研究。红细胞衍生 MP 的生物效应包括与蛋白 S 结合调节凝血功能、调节免疫、增强内皮黏附和清除一氧化氮（nitric oxide，NO）的作用。红细胞衍生 MP 尤其在 SCD 的病理生理学中发挥相关作用，促进促炎细胞因子分泌、氧化应激和内皮凋亡，引起 SCD 血管闭塞危机。MP 中跨膜蛋白和脂质特定混合物的成分特征可以帮助更好地理解特定细胞或组织之间的相互作用。

六、动态性的交互作用

红细胞的运动特性从空间、机械和流体的角度引发了很多关于细胞间相互作用的研究。这些相互作用集中在流变动力学，主要基于非特异性作用力而不是黏附分子的介导。

1. 红细胞聚集　红细胞是最主要的血细胞，对生理条件下的血液流动性有重要贡献。红细胞变形和聚集能力分别与血液黏度参数中的高剪切率和低剪切率直接相关。红细胞有形成聚集体的内在倾向，尤其容易发生在衰老和疾病条件下。根据 Fahraeus-Lindqvist 效应，血液黏度随着血管直径的减小而降低，这样，红细胞就会迁移到血管的中心，而血浆则集中于血管壁。在各种疾病的条件下，红细胞聚集增加了大血管的血液黏度和血流阻力，促进静脉血栓形成。血浆成分的变化，如在炎症反应中纤维蛋白原升高或血细胞比容增加是导致血黏度增高、红细胞聚集性增强的重要诱因，在感染（败血症）、循环系统疾病（心肌梗死）、急性期反应、代谢障碍、血液病（真性红细胞增多症、SCD）和恶性疾病中明显异常。

2. 红细胞与内皮细胞　由于红细胞与红细胞及红细胞与内皮细胞间的异常聚集和黏附与多种血管疾病（如 SCD、糖尿病和高血压）有关，因此红细胞与其他细胞的黏附一直是人们特别关注的问题。最近发现，非吸收性大分子对调节 2 型糖尿病（T2DM）患者红细胞对内皮的黏附效率有显著影响。对非特异性作用力，如吸引性或排斥性静电力的研究表明，大分子耗竭是诱导细胞表面黏附的有效机制。其他流体研究发现，微血管水平的血流行为与大血管相比有所不同，可能与内皮糖萼层在较小血管壁的管腔表面具有额外阻力相关。红细胞和内皮细胞的这种动态相互作用涉及到位于红细胞和内皮细胞表面的糖萼层。糖萼层具有"缓冲"功能，因为内皮糖萼层的阴离子特性能够排斥带负电荷的红细胞，避免细胞间相互靠近黏附。内皮糖萼层在代谢综合征、炎症和过量钠摄入时受损，也与红细胞氧化应激增加和衰老相关。内皮糖萼层受损似乎可以导致红细胞糖萼脱落，反之亦然。当红细胞或内皮细胞的糖萼发生缺陷时，这种缺陷通过这些细胞间的相互作用进一步增强，红细胞与内皮细胞间的黏附性可能会增加，然而，这些还没有在体内被证实。

3. 红细胞与血小板　有一种不同类型的相互作用是由细胞之间的流体介导的相互作用。在血流中血小板表现出一种边缘化或侧向漂移的现象，导致血管壁附近的血小板浓度最高。当血小板遇到红细胞时，要么发生交叉型相互作用，要么发生转向型相互作用。在交叉型相互作用中，血小板与红细胞向同一方向移动，并在红细胞上滚动，轻微地使柔性红细胞变形。在转向型相互作用中，血小板接近红细胞，但随后在没有与红细胞直接接触时便逆转方向。当血小板远离血管壁时，血小板与红细胞更有可能发生转向型相互作用，而当血小板靠近血管壁时，与红细胞发生交叉型相互作用的概率更高。这些事件导致血小板持续从血管中心富含红细胞区进入靠近血管壁的血浆层。Tokarev 等在他们的模型中提出，剪切率、血细胞比容和红细胞大小影响了血小板因与过量红细胞或其他血细胞碰撞反弹而被推向血管壁的机制。这一机制也可以解释为什么血细胞比容的升高会增强血小板的聚集及其与血管壁的结合。此外，血细胞比容升高增加了血小板与血栓的相互作用频率，进而加速血小板聚集和血栓的形成。红细胞刚性增加也会促进血小板边缘化，从而增加了血栓形成的风险。在2型糖尿病患者中，红细胞和血小板表现出异常的生物力学特性和生物流变性，会影响血流动力学和血细胞运输。

4. 红细胞与白细胞　为了在内皮细胞上滚动，循环白细胞必须通过径向迁移以接触血管壁，这种现象被称为边缘化，归因于红细胞的聚集能力和从血液中将白细胞排除在外的能力。白细胞边缘化也取决于局部血细胞比容、血流量及红细胞和白细胞的变形性。红细胞撞击白细胞，使其反弹到血管内皮细胞，特别是在小血管中，白细胞逆转了Fahraeus-Lindqvist效应，并由于白细胞体积较大而使血流阻力增强。在特殊情况下，如SCD，黏附性白细胞与红细胞结合并导致微血管病理改变。

5. 红细胞和巨噬细胞　红细胞和巨噬细胞之间也存在相互作用。巨噬细胞直接参与了红细胞中最微妙的两个过程：红细胞生成和红细胞吞噬。因此，一方面，巨噬细胞对于提供信号来诱导骨髓中红系祖细胞的分化和增殖很重要；另一方面，有缺陷的红细胞通过脾和肝巨噬细胞的过滤、修复，最终从循环中清除。

七、红细胞与病原体

红细胞不仅具有运输氧和二氧化碳的功能，而且还在维持血流稳态和分布中具有重要作用，此外，红细胞还参与了先天免疫反应。在血流的动态腔室中，细菌的清除是通过细胞的氧化作用来完成的。血管中的细菌随着血液流动而运动，因摩擦带电而被红细胞吸引。这种相互作用导致氧合血红蛋白释放氧到红细胞表面，从而杀死细菌。这降低了摩擦电荷，细菌最终从红细胞脱落，并在肝或脾中被消灭。虽然游离血红蛋白在稳态条件下可给予抗菌保护，但在疾病如严重败血症时，具有相反的作用，常导致死亡率升高。许多病原体如结肠病毒、丙型流感病毒、仙台病毒、肺炎支原体、大肠埃希菌和解脲支原体，能够通过结合血型糖蛋白与红细胞结合，从而避免重要组织损伤，并促进脾脏清除病原体。另一方面，同样是通过血型糖蛋白，恶性疟原虫可以黏附并入侵红细胞。疟原虫在红细胞内繁殖和进化，并能消化血红蛋白，将其转化为称为血吸虫素的晶体。HIV-1病毒粒子和寨卡病毒也是如此，它们分别通过与红细胞结合来增强病毒的传染性并隐藏在红细胞内。因此，与红细胞结合或内在化的病原体可能对宿主既有利又有害。

 小结

红细胞与内皮细胞、巨噬细胞和其他血液细胞在生理和疾病条件下均存在相互作用。

这种相互作用可以是通过红细胞受体介导的红细胞间及红细胞与内皮细胞、血小板、白细胞、巨噬细胞间直接的相互作用，也可以是通过血浆配体、蛋白质和释放的分子或粒子介导的细胞间间接的相互作用，而间接相互作用也可以是在血流中机械的相互作用。

关于红细胞与其他细胞相互作用的研究，多数情况下是在可能与生理条件不同的人工条件下进行的。例如，红细胞与培养的内皮细胞的相互作用就和其与体外血管内皮细胞的相互作用不同，因为培养的细胞在体外表达的糖萼不同。此外，通常在体内同时存在的细胞被排除在实验设计外，以免影响检测结果，而且在体外研究中，通常使用平面培养的单层细胞，没有考虑三维血管壁的影响。关于红细胞黏附性的最大数量的研究是使用 SCD 患者或啮齿动物的血液进行。这些细胞是有活性的，并在其细胞膜表面表达 PS 和其他受体，使它们能够黏附在其他细胞上。然而，目前尚不清楚镰状细胞的黏附方式是否与其他被激活的红细胞相同。关于基于受体的相互作用，可能有多个受体介导的相互作用导致红细胞的黏附。实验室研究中显示的高亲和力机制也不一定是体内黏附的最大贡献因素。在不同的病理条件下，如 SCD、2 型糖尿病、G6PD 缺乏、地中海贫血、部分慢性疾病、疟疾，红细胞变得黏附性更强和变形能力更差，这进一步增强了红细胞与周围细胞可能的相互作用。因此，研究红细胞与其他细胞类型、蛋白质、病原体或其他细胞介质之间的相互作用将增加我们对红细胞稳态的理解，并有助于对各种血液学和非血液学疾病有新的认识。

（苏　燕　邰　玉）

参 考 文 献

[1]　PRETINI V, KOENEN MH, KAESTNER L, et al. Red Blood Cells: Chasing Interactions[J]. Front Physiol, 2019, 10:945.

[2]　LUX SE 4th. Anatomy of the red cell membrane skeleton: unanswered questions[J]. Blood, 2016, 127(2):187-199.

[3]　WEISEL JW, LITVINOV RI. Red blood cells: the forgotten player in hemostasis and thrombosis[J]. J Thromb Haemost. 2019, 17(2):271-282.

[4]　COLIN Y, LE VAN KIM C, EL NEMER W. Red cell adhesion in human diseases[J]. Curr Opin Hematol, 2014, 21(3):186-192.

[5]　KLEI T, MEINDERTS S, VANDEN BERG T, et al. From the cradle to the grave: the role of macrophages in erythropoiesis and erythrophagocytosis[J]. Front Immunol, 2017, 8:73.

[6]　AZOUZI S, ROMANA M, ARASHIKI N, et al. Band3 phosphorylation induces irreversible alterations of stored red blood cells[J]. Am J Hematol, 2018, 93(5):E110-E112.

[7]　RIFKIND J, NAGABABU E. Hemoglobin redox reactions and red blood cell aging[J]. Antioxid Redox Signal, 2013, 18(17):2274-2283.

[8]　GLOGOWSKA E, SCHNEIDER ER, MAKSIMOVA Y, et al. Novel mechanisms of PIEZO1 dysfunction inheredity xerocytosis[J]. Blood, 2017, 130(16):1845-1856.

[9]　MURTHY S, DUBIN A, PATAPOUTIAN A. Piezos thrive under pressure: mechanically activated ion channels in health and disease[J]. Nat Rev Mol Cell Biol, 2017, 18(12):771-783.

[10]　DANIELCZOK J, TERRIAC E, HERTZ L, et al. Red blood cell passage of small capillaries is associated

with transient Ca^{2+}-mediated adaptations[J]. Front Physiol, 2017, 8:979.

[11] GALLAGHE P. Disorders of erythrocyte hydration. Blood, 2017, 130(25):2699-2708.

[12] FERMO E, BOGDANOVA A, PETKOVA-KIROVA P, et al. Gardos Channelopathy: a variant of hereditary stomatocytosis with complex molecular regulation[J]. Sci Rep, 2017, 7:(1)1744.

[13] WALKER B, TOWHID ST, SCHMID E, et al. Dynamic adhesion of eryptotic erythrocytes to immobilized platelets via platelet phosphatidylserine receptors[J]. Am J Physiol Cell Physiol, 2013, 306(3):C291-C297.

[14] Mackman N. The red blood cell death receptor and thrombosis[J]. J Clin Investig, 2018(9):3128, 3747-3749.

[15] ZHANG J, ABIRAMAN K, JONES MS, Lykotrafitis G, et al. Regulation of active ICAM-4 on normal and sickle cell disease RBCs via AKAPs is revealed by AFM[J]. Biophys J, 2017, 112, 143-152.

[16] CABRERA A, NECULAI D, TRAN V, et al. Plasmodium falciparum-CD36 structure-function relationships defined by ortholog scanning mutagenesis[J]. J Infect Dis, 2019, 219(6):945-954.

[17] KLEI T, MEINDERTS S, VAN DEN BERG T, et al. From the cradle to the grave: the role of macrophages in erythropoiesis and erythrophagocytosis[J]. Front Immunol, 2017, 8:73.

[18] BURGER P, DE KORTE D, VAN DEN BERG T, et al. CD47 in erythrocyte ageing and clearance-the Dutch point of view[J]. Transfus Med Hemother, 2012, 39(5):348-352.

[19] ZHANG MY, ZHANG Y, WU X, et al. Disrupting CD147-RAP2 interaction abrogates erythrocyte invasion by Plasmodium falciparum[J]. Blood, 2018, 131(10):1111-1121.

[20] COSTE I, GAUCHAT JF, WILSON A, et al. Unavailability of CD147 leads to selective erythrocyte trapping in the spleen[J]. Blood, 2001, 97(12):3984-3988.

[21] LELLIOTT P, MCMORRAN B, FOOTE S, et al. The influence of host genetics on erythrocytes and malaria infection: is there therapeutic potential?[J]. Malar J, 2015, 14:289.

[22] SMEETS M, MOURIK M, NIESSEN H, et al. Stasis promotes erythrocyte adhesion to von willebrand factor[J]. Arterioscler Thromb Vasc Biol, 2017, 37, 1618-1627.

[23] NICOLAY J, THORN V, DANIEL C, et al. Cellular stress induces erythrocyte assembly on intravascular von Willebrand factor strings and promotes microangiopathy[J]. Sci Rep, 2018, 8(1):10945.

[24] KALAGARA T, MOUTSIS T, YANG Y, et al. The endothelial glycocalyx anchors von Willebrand factor fibers to the vascular endothelium[J]. Blood Adv, 2018, 2(18):2347-2357.

[25] KLEI T, DE BACK D, ASIF P, et al. Glycophorin-C sialylation regulates Lu/BCAM adhesive capacity during erythrocyte aging[J]. Blood Adv, 2018, 2(1):14-24.

[26] BADIOR KE, CASEY JR. Molecular mechanism for the red blood cell senescence clock[J]. IUBMB Life, 2017, 70(1):32-40.

[27] WESTERMAN M, PORTER J. Red blood cell-derived microparticles: an overview[J]. Blood Cells Mol Dis, 2016, 59, 34-139.

[28] SAID AS, ROGERS S, DOCTOR A. Physiologic impact of circulating RBC microparticles upon blood-vascular interactions[J]. Front Physiol, 2018, 8:1120.

[29] KALIYAPERUMAL R, DENG X, MEISELMAN H, et al. Depletion interaction forces contribute to erythrocyte-endothelial adhesion in diabetes[J]. Biochem Biophys Res Commun, 2019, 516(1):144-148.

[30] ANDERSON HL, BRODSKY I, MANGALMURTI N. The evolving erythrocyte: red blood cells as modulators of innate immunity[J]. J Immunol, 2018, 201(5):1343-1351.

第7章

红细胞免疫研究进展

免疫是人体的一种生理功能，人体通过免疫系统来发挥针对抗原性异物的免疫应答功能，以识别"自己"和"非己"物质，从而排斥和破坏进入人体的抗原物质（如病菌等）及人体自身所产生的损伤细胞和肿瘤细胞，以维持人体内环境稳定。

免疫应答包括固有免疫（innate immunity）及适应性免疫（adaptive immunity）应答两部分。固有免疫，也称非特异性免疫，是机体在种系发育和进化过程中形成的天然免疫防御功能，即出生后就已具备的非特异性防御功能，是生物在长期进化过程中形成的一系列防御机制。固有免疫主要由组织屏蔽（皮肤、黏膜等）、固有免疫细胞（吞噬细胞、树突细胞等）和固有免疫分子（补体等）组成。适应性免疫又称获得性免疫，它是人体经后天感染（病愈或无症状的感染）或人工预防接种（菌苗、疫苗、类毒素等）而使机体获得的抵抗感染能力。适应性免疫主要由 T、B 淋巴细胞介导。固有免疫和适应性免疫不是两套孤立的体系，固有免疫应答被激活后，会通过呈递外源抗原多肽及分泌趋化因子和炎性细胞因子等方式启动随后的适应性免疫反应。同样适应性免疫也会通过分泌相应的细胞因子来增强固有免疫效应，两者相辅相成，共同发挥对异物的防御杀伤功效。

随着对红细胞研究的不断深入，越来越多的发现表明，红细胞还参与了机体的免疫功能，尤其在固有免疫中发挥了重要的作用。正是因为现有研究数据并不太支持白细胞吞噬并杀死血液中细菌，因此有理论学说将人体先天免疫分为两个部分：血管外（组织）和血管内（血液）。这两部分的物理条件（流体动力学）不同，因此杀菌机制和涉及的细胞也不同。在相对静止的介质（组织、淋巴结）中，细菌被吞噬细胞杀死；在动态介质（血液）中，细菌会被红细胞杀死。即在组织和淋巴结中，常驻巨噬细胞和从血液中的白细胞迁移过来的细胞（中性粒细胞和单核细胞）识别、吞噬、消化和杀死细菌；而在血液中，细菌随着血流移动，产生摩擦电荷，从而吸引红细胞捕获细菌。这种捕获接触会导致红细胞对细菌的氧化杀伤。因摩擦电荷减少，被杀伤死亡的细菌会从红细胞表面掉落，并最终在肝脏或脾脏中被分解和消化。

除了通过电荷吸引来捕获杀伤细菌之外，很多证据表明红细胞还通过其他方式参与机体的固有免疫应答，甚至还在某些方面调节了机体的适应性免疫应答。下面对于红细胞在免疫应答中所发挥的具体作用进行阐述。

第一节 红细胞免疫理论的提出

20 世纪 30 年代，Duke 发现锥虫在抗血清及补体存在时可黏附于人类的红细胞上，并指出不同人红细胞对锥虫的黏附能力不同，推测在人的红细胞膜上存在有一种与免疫有关能黏附异物的物质。1953 年，Nelson 用正常人的红细胞、白细胞与相应抗体调理（结合）的梅毒螺旋体及肺炎双球菌进行培养，发现红细胞不仅具有免疫黏附功能，还能促进白细胞对这些病菌的吞噬，推测红细胞膜上存在免疫黏附受体，免疫复合物同该受体结合进而促进了白细胞的吞噬作用，并认为是这宿主防御机制的一部分。随后经过十年的研究，科学家证实了红细胞上的这个免疫黏附受体就是人血清中的补体系统成员之一——补体 C3 的结合受体，并于 1979 年首次在人红细胞膜上分离纯化了该受体，命名为 I 型补体受体（complement receptor type I，CR1），随即揭示了该受体的性质，它是一种相对分子质量 190 ～ 250kD 的多态性膜糖蛋白。1981 年，美国免疫学家 Siegel I 发现红细胞有多种免疫功能：红细胞不仅可黏附胸腺细胞，而且还能行使巨噬细胞样功能，即通过其膜表面的过氧化物酶活性（不同于红蛋白过氧化物酶的活性）行使杀伤致病菌的效应细胞样作用，推测红细胞可能在阻止肿瘤细胞血行转移中发挥作用。此外，还发现了血清中存在红细胞免疫黏附抑制因子，一种不耐热的大分子糖蛋白。在系统性红斑狼疮患者中发现此因子增加，预见了血清中存在红细胞的免疫调节系统。在总结前人研究的基础上，Siegel I 根据这些发现，提出了"红细胞免疫系统"的概念，认为红细胞免疫黏附是红细胞发挥免疫功能的主要手段。这个理论的提出冲破了传统上划分血细胞功能的"界限"，更新了人们对红细胞功能的认识，在开拓免疫学研究新领域的同时，促进了红细胞免疫研究工作的迅速发展。在随后的 20 世纪末到 21 世纪初，得益于科学研究的发展，一些新的研究结论和观点进一步补充进了红细胞免疫理论。

 ## 第二节 红细胞参与免疫的物质基础

不只是人类红细胞能参与机体的免疫应答，在低等的脊椎动物中也发现了红细胞介导的免疫应答。如大西洋鲑鱼（Salmo salar L.）在鱼正呼肠孤病毒（piscine orthoreovirus，PRV）感染期间，其体内的红细胞增加了抗原递呈基因和病毒应答基因的转录。在对传染性鲑鱼贫血病毒（salmon anemia virus）的应答中，红细胞还会上调 IFN-α，增强宿主对病毒的抗性。条纹喙鱼（Oplegnathus fasciatus）的红细胞能与白细胞协同发挥免疫功能，当其红细胞与白细胞和脂多糖（LPS）共孵育时，相比只与 LPS 单独孵育，红细胞增加了额外的 338 个基因表达。此外，鸡和鳟鱼的红细胞在暴露于真菌后都会释放细胞因子样因子，并在其表面表达固有免疫特有的模式识别受体 [包括 Toll 样受体（Toll-like receptor，TLR）] 和肽聚糖识别蛋白。鳟鱼红细胞甚至被观察到参与了对致病酵母（白色念珠菌）的吞噬。

对人类而言，为了提升红细胞血红蛋白容量以促进气体交换效率及增加红细胞穿越毛细血管的柔韧性，人成熟红细胞在进化过程中脱去了核、线粒体等细胞器。相比上述脊椎动物，重要细胞成分的丧失使得人类红细胞失去多种功能。没有基因组及核糖体，人类的红细胞无法进行信号转导、基因转录及新蛋白合成，因此无法通过从头产生免疫活性信号分子来促进免疫反应。但是，人类红细胞表面及内部仍有大量的蛋白，这些蛋白能够与血液中内源性和外源性物质发生相互作用，具备隔离或清除这些异源物质的免疫功能。下面介绍人类红细胞表面和内部参与机体免疫功能的重要蛋白。

一、红细胞膜表面的补体受体 CR1

补体（complement，C）系统是由 30 余种组分组成的，广泛存在于人和脊椎动物血清、组织液及细胞膜表面，不耐热，活化后具有酶活性，可介导免疫应答和炎症反应的蛋白质反应系统。其可被抗原 - 抗体复合物或微生物所激活，或通过酶促级联反应导致病原微生物裂解，或通过黏附于微生物上的补体片段介导的吞噬细胞的调理作用消灭病菌。补体系统的成员可分为三类：补体固有成分（C1 ～ C9 等）、补体调节蛋白（CD55、CD59 等）和补体受体（CR）。部分补体的固有成分可以被裂解成大小两个片段来分别行使功能，如 C3 可以被裂解成 C3a 和 C3b，这两个片段可以分别介导炎症反应和调理作用。补体调节蛋白负责调控补体固有成分的活性。补体受体是存在于不同细胞膜表面、能与补体激活后所形成的活性片段相结合、介导多种生物效应的受体分子。

红细胞膜上已明确的补体受体有Ⅰ型补体受体（complement receptor type I，CR1）和Ⅲ型补体受体（CR3）。其中，CR1 在红细胞免疫中发挥了更多的作用。CR1 又被称为 CD35，是一种单链膜糖蛋白。分子量为 160 ～ 260 kD，呈明显的多态性，具有 4 种不同分子量和基因频率的同种亚型，但在功能上无差别。CR1 的配体分子是 C3b/C4b、iC3b（无酶活性的 C3b）/C3c。其主要有两种生理功能：一是作为丝氨酸脂酶因子 I 的辅助因子，裂解 C3b 为 iC3b；二是 CR1 可结合粘有 C3b、C4b、iC3b 的免疫复合物及微生物，并将其直接转运至吞噬细胞处进行清除。

CR1 在多种细胞表面均有表达，如红细胞、多形核淋巴细胞、单核细胞、巨噬细胞、B 淋巴细胞、部分 T 淋巴细胞、树突状细胞、肾小球足突细胞等。虽然就单个红细胞而言，其膜上的 CR1 密度仅为白细胞的 1/10 ～ 1/60，但血液中红细胞数量庞大，其数量是白细胞的 1000 多倍，故大约有 90% 的 CR1 存在于红细胞膜上。电镜观察发现，CR1 在红细胞膜上有 2 种形式的分布，即散在分布和集簇分布。50% 的 CR1 以串珠状相对固定的结构突出于红细胞膜表面，呈集簇分布，相比多形核白细胞上 CR1 不到 15% 的集簇分布率，红细胞膜上的 CR1 更容易与补体 - 免疫复合物（IC）发生多价结合，进而使其结合异物的稳定性更强。随着 CR1 与循环中 C3b-IC 发生结合，红细胞会将其黏附的致病菌等免疫复合物通过血液循环运送至肝脏、脾脏的网状内皮系统，并交于巨噬细胞将其销毁。

此外，还发现某些疾病的病程与红细胞表面的 CR1 数量变化有一定的关系，如阿尔茨海默病（AD）、系统性红斑狼疮（SLE）、艾滋病等。目前的检测技术（放射标记抗 CR1 抗体、ELISA 等）只能提供红细胞上 CR1 密度的平均值。已有学者通过放大免疫染色联合流式细胞检测技术测量到了 CR1 低密度患者体内红细胞表面具体 CR1 密度值，这对监控与其有关的疾病发生发展变化具有一定的意义。

二、红细胞膜表面的 CD 分子

除了上述的 CD35（CR1）之外，红细胞表面表达的 CD 分子还包括 CD44、CD47、CD55、CD58、CD59 等，这些蛋白都在一定程度上介导了红细胞执行免疫功能。

（一）CD44 分子

CD44 属于黏附分子中的一种单链跨膜蛋白，分子量为 80～90kD，广泛表达于白细胞、内皮细胞、红细胞及某些肿瘤细胞上，主要功能是参与细胞与细胞、细胞与基质之间的黏附，从而在淋巴细胞归巢及肿瘤细胞转移方面发挥作用。CD44 可以通过介导白细胞黏附而促使 T 细胞活化，其机制在于 CD44 与 T 细胞上 CD44 配体结合后可增强 LFA-2/LFA-3 和 LFA-1/ICAM-1 介导的 T 细胞——单核细胞间的黏附作用，诱导单核细胞表达 IL-1，后者诱导 T 细胞释放 IL-2，促使 T 细胞活化。另外，红细胞表面的 CD44 分子还可与经血道转移的肿瘤细胞表面的 CD44 配体结合，从而将其带到内皮网状系统加以截留及清除。此外，CD44 也是恶性疟原虫有效侵袭红细胞（RBC）所需的宿主因子。

（二）CD47 分子

CD47 是一种在细胞表面广泛存在的跨膜蛋白，分子量约为 50kD，属于免疫球蛋白超家族成员中的一员。其分子结构包括 N 末端的细胞外可变区域，5 个疏水的跨膜螺旋结构，以及一个非常短的 C 末端细胞内信号序列。CD47 与巨噬细胞膜上的信号调节蛋白 α（SIRPα）具有高亲和力。有活力的红细胞表面 CD47 通过与巨噬细胞表面的 SIRPα 相互作用，诱导巨噬细胞内抑制信号传导，从而避免被巨噬细胞吞噬，有利于红细胞存活。随着红细胞的老化，它们会失去 CD47 表达，会被脾脏红髓中的巨噬细胞迅速从循环中清除。正常细胞如缺乏 CD47 或 CD47 表达异常则会遭到吞噬而引起严重的溶血性贫血。关于非致命性约氏疟原虫 17XNL（PyNL）和柏氏疟原虫 ANKA（Pb-A）的研究显示，这两种疟原虫都会优先感染高水平表达 CD47[CD47（hi）] 的年轻红细胞。表达 CD47 的年轻红细胞可能为吞噬细胞清除疟原虫提供了屏蔽功能，这可能是疟原虫优先感染年轻红细胞的一种免疫逃逸机制。此外，CD47 还在多种实体瘤细胞及恶性血液瘤细胞上呈现高表达，而且其表达水平与疾病进展呈正相关。因其抑制巨噬细胞的特性，CD47 在肿瘤免疫治疗中已成为继 PD-1/PD-L1 及 CTLA-4 之后的新一代免疫疗法的热门靶点。

（三）CD55 分子

CD55 又称衰变加速因子（decay acceleration factor，DAF），是一种分子量为 70kD

的单链膜糖蛋白，广泛分布于红细胞、粒细胞、大多数淋巴细胞、单核细胞上及一些非血液系统的组织细胞上，如皮肤、心、肺、肝细胞等。其生物学功能主要是抑制补体的活化，保护宿主细胞免受补体介导的溶解和破坏。这种补体抑制作用对于补体激活后其级联反应的动态调节具有十分重要的作用：CD55 一方面可以阻止补体活化的经典途径和替代途径中 C3 转化酶和 C5 转化酶的装配，另一方面又可诱导催化转化酶中的 C2 大片段和 Bb 快速解离，从而使已形成的 C3 转化酶和 C5 转化酶失去稳定性，抑制补体攻击单位的活化。部分阵发性睡眠性血红蛋白尿病人因其红细胞缺乏 CD55，对补体介导的溶血作用高度敏感，从而导致自身溶血性贫血。有研究显示，肿瘤可以通过增加局部微环境中 CD55 分子的表达来逃避宿主补体系统的攻击，这或许可用于解释某些肿瘤主动性地黏附或吞噬红细胞的现象。此外，CD55 也是某些病毒（埃可病毒及柯萨奇 B 组病毒）和病原体的结合受体。由于无法正常地附着在红细胞表面，CD55 缺失的红细胞能够抵抗恶性疟原虫的入侵。事实上，CD55 的多态性在疟疾流行人群中较为普遍，这表明该基因可能存在选择压力。

（四）CD58 分子

CD58 即淋巴细胞功能相关抗原-3（LFA-3），属于免疫球蛋白超家族成员，是一种分子量为 55 ～ 70kD 的糖蛋白，广泛表达于人体内各种免疫细胞和红细胞膜上。其与 CD2（LFA-2）具有高度同源性且结构相似，CD58 是 CD2 的天然配体，两者可以相互结合。表达 CD58 的抗原提呈细胞（antigen presenting cell，APC）或靶细胞通过与表达 CD2 分子的 T 淋巴细胞相互黏附，促进了 T 淋巴细胞对 APC 所呈递抗原的识别。此外，CD58 与 CD2 的结合也是启动 T 淋巴细胞活化的第二信号之一。T 淋巴细胞要想成为效应细胞必须先激活，激活 T 淋巴细胞需要双信号，第一信号是 T 细胞受体（TCR）识别 APC 提呈的抗原肽——MHC 分子复合物，第二信号是共刺激信号，与 CD2 的结合就是共刺激信号的一种。T 淋巴细胞被激活后，可与 B 淋巴细胞相互作用，进而促使 B 淋巴细胞增殖分化产生免疫球蛋白。有证据表明红细胞通过其上的 CD58 与 T 淋巴细胞的 CD2 相互作用会增强 B 细胞对抗原的反应，从而间接调控免疫应答。

（五）CD59 分子

CD59 即攻膜复合体（membrane attack complex，MAC）抑制物，是一种分子量为 18 ～ 20kD 的糖蛋白。顾名思义，CD59 可阻碍攻膜复合体 C5b6789 中的 C7、C8 与 C5b-6 复合物的结合，从而抑制 MAC 形成。CD59 亦是一种分布广泛的补体调控蛋白，常见于血细胞、机体管腔上皮细胞、心肌细胞、生殖细胞、滋养层细胞的表面及体液中。此外，CD59 同样也能与 CD2 分子结合，是 CD2 的又一个天然配体。虽然 CD58 和 CD59 与 CD2 结合的部位仅部分相同，但 CD59 与 CD2 结合也能发挥类似于 CD58 与 CD2 结合的共刺激信号的作用，且 CD58 与 CD59 与 T 细胞黏附时具有协同作用，同时表达 CD58 与 CD59 的靶细胞更有利于 T 细胞的激活，这提示 CD59 也是一种广泛参与红细胞免疫调节的协同蛋白。

三、红细胞膜表面的趋化因子受体

除了通过补体受体和一些 CD 分子来介导免疫功能外，人红细胞还能通过其表面的某些受体与部分趋化因子结合来发挥重要的免疫调节功能。这其中研究的最多的趋化因子受体就是达菲抗原趋化因子受体（Duffy antigen receptor for chemokines，DARC）。

（一）DARC 的发现及命名

1950 年，Cusbush 等人在一名多次输血导致溶血反应的患者血清中发现了 Fya 抗体，由于该患者姓 Duffy，所以把这个新发现的血型命名为 Duffy 血型。Duffy 血型抗原是一种位于细胞膜表面的糖蛋白，该抗原不仅能在红细胞上表达，而且存在于脑、大肠、内皮细胞、肺、脾、甲状腺、胸腺、肾等细胞膜上，但是不存在于粒细胞、淋巴细胞、单核细胞、肝和胎盘等细胞膜上。之后研究证实，Duffy 抗原是间日疟原虫和诺氏疟原虫的红细胞受体。1991 年，Darbonne 等人又发现 Duffy 抗原也是红细胞膜上能够结合趋化因子的杂性趋化因子受体。鉴于 Duffy 抗原与这个趋化因子受体为同一分子，因此将两者名字合二为一，重新命名为达菲抗原趋化因子受体（DARC），也被称为 CD234。

据报道，在疟疾高流行地区，几乎所有西非人和约 68% 的非洲裔美国人都表现出 DARC 阴性表型。显然，在疟疾的存在下，DARC 结合趋化因子的能力所带来的好处与它的有害作用相比相形见绌，这导致了 DARC 阴性等位基因的流行。DARC 和疟疾的详细研究在"红细胞与疟疾"的章节中讨论，本节主要介绍红细胞膜上的 DARC 作为趋化因子受体在免疫方面的功能。

（二）DARC 与趋化因子的结合

因红细胞膜上存在 DARC，所以红细胞可与趋化因子发生结合，最早发现能结合红细胞膜上 DARC 的趋化因子是 CXCL8。随后，各种能与 DARC 结合的趋化因子被鉴定出来，包括 CXC 亚家族和 CC 亚家族的趋化因子。虽然 DARC 在结构上与 G 蛋白偶联的趋化因子受体相似，具有 7 个跨膜结构域，但不同的是，结合配体后的 DARC 似乎并不能激活细胞内趋化因子信号转导通路，甚至目前都没有关于其膜内受体或其配体磷酸化的报道。这暗示 DARC 识别趋化因子后所执行的功能并不依赖于趋化因子信号，而仅仅可能是作为这些炎症趋化因子的吸收存储器。正是因为部分趋化因子被封存在红细胞表面，所以中性粒细胞接受的募集信号衰减，进而导致免疫应答受到抑制。这样一个红细胞的抑制系统其实赋予了机体更好的调控潜能，避免免疫系统过度激活导致严重的炎症组织损伤。

然而，DARC 广泛结合趋化因子的另一方面实际上可能导致血液趋化因子水平的维持，而不是被清除，因为趋化因子仍继续在循环中。Duffy 野生型小鼠的血液趋化因子浓度明显高于 Duffy 敲除小鼠，这个现象很好地诠释了这一观点。目前普遍认为，红细胞 DARC 结合趋化因子是表面的、可逆的，这可能暗示了机体持续免疫激活的潜力，因为 DARC 可以交替结合和释放它们的趋化因子底物。

这两种红细胞调节血液趋化因子水平的模式被称为"流失"假说（"sink"

hypothesis）（即红细胞结合趋化因子可减少免疫激活信号）和"储存"假说（"reservoir" hypothesis）（即红细胞结合趋化因子阻止其被清除，从而延长趋化因子在血液中半衰期）。尽管这两个假说乍看起来是矛盾的，但它们其实并不互斥：红细胞确实可以清除炎症部位的趋化因子，但最终随着血浆趋化因子浓度的降低而释放其结合的趋化因子，从而有效地维持体内平衡。

四、红细胞膜表面的 Toll 样受体 9

（一）Toll 样受体的功能和分类

Toll 样受体（toll-like receptor，TLR）是参与固有免疫的一类重要蛋白质分子，也是连接固有免疫和适应性免疫的桥梁。TLR 是细胞膜上的跨膜非催化性蛋白，绝大多数都位于介导固有免疫的细胞（如巨噬细胞、树突细胞等）胞膜和内体膜上。TLR 可以识别来源于微生物的具有保守结构的分子——病原体相关分子模式（PAMP）及衰老凋亡细胞某些共有特定分子模式的结构。当微生物突破机体的物理屏障（如皮肤、黏膜等）时，固有免疫细胞上的 TLRs 可以识别病菌的 PAMP 并启动炎症信号通路进而激活机体产生免疫应答。

在人类已经发现 11 个 TLR 家族成员：TLR1、TLR2、TLR4、TLR5 和 TLR6 都是位于细胞表面的受体；TLR7、TLR 8、TLR9 位于内体膜上。其中 TLR9 为 I 型跨膜蛋白，由胞膜外区、跨膜区和胞内区组成。胞膜外区为富含亮氨酸的重复序列，可识别特异性病原体结构序列；胞内区与 IL-1 受体胞内区相似，称为 TIR 区。TLR9 识别病毒和细菌中未甲基化的胞嘧啶 - 磷酸 - 鸟嘌呤基序（CpG DNA），进而刺激相应细胞，通过免疫应答来对抗入侵的病毒和细菌病原体。

（二）红细胞表面 TLR9 的功能

TLR9 主要表达于浆细胞样树突细胞、记忆性 B 淋巴细胞、T 细胞等免疫细胞，在多种肿瘤细胞中也有表达，如肺癌、乳腺癌、胃癌和前列腺癌等。最近的研究表明，TLR9 还在红细胞膜上表达，无疑这就赋予了红细胞通过识别某些类型 DNA 分子来清除或缓冲循环中潜在炎症性核酸（如细菌 CpG DNA 及线粒体 mtDNA）的能力。

线粒体包含大量内源性潜在炎性核酸，这些核酸会在正常细胞代谢更新及细胞死亡时被免疫细胞清除释放到循环中。人类 mtDNA 在化学构成上仍保留着原核细菌的特性，即 mtDNA 富含 CpG 基序且不被甲基化修饰，这就使其具备了与红细胞膜上 TLR9 结合的能力。但不同于 CpG DNA 与非红系细胞的 TLR9 结合引发的促炎性信号传导，目前对红细胞表面 TLR9 结合 mtDNA 后是否会活化胞内蛋白及更进一步的影响仍不明确。有些实验报道发现含有 TLR9 的红细胞能结合并进一步螯合循环的无细胞 mtDNA。在小鼠体内研究表明，红细胞 TLR9 分子的丢失会导致炎症状态下肺部损伤加剧。除了 mtDNA 之外，体外实验也证明红细胞可以清除人微血管内皮细胞的 CpG DNA，这可能有助于减弱内皮细胞 TLR9 的活化。这些现象也都间接证明红细胞具备潜在抑制免疫炎症的功能。

值得注意的是，红细胞的 TLR9 表达在个体之间存在显著的异质性。一些个体的红细胞表达的 TLR9 比例较高，而另一些个体几乎不表达。即使对于那些表达 TLR9 红细胞的个体，TLR9 也只占红细胞所有表面分子的一小部分。然而，由于血液循环中的红细胞数量庞大，平均成年人的红细胞数量在 20 万亿～30 万亿，即使红细胞表面这些相对数量少的 TLR9 分子也具有难以想象的影响全身功能或调节器官损伤的潜力。

目前对于红细胞结合核酸进而影响全身功能的了解才刚开始。类似于红细胞的达菲抗原趋化因子受体的功能，清除核酸可能对炎症有正反两方面的影响。在某些情况下，红细胞可以通过清除内皮细胞中的 mtDNA 来减轻肺腔的炎症。然而，鉴于红细胞和微血管内皮之间的紧密机械接触，结合 mtDNA 的红细胞也可能通过将炎症分子偶然呈递给免疫细胞或内皮细胞而加剧炎症。即红细胞与 mtDNA 结合可能会引起保护性或病理性反应，其确切作用很大程度上将取决于局部微环境的条件。此外，mtDNA 结合会引起红细胞膜的折皱，这可能导致异常红细胞的清除加速。

尚不清楚红细胞是否也能够清除 CpG DNA 和 mtDNA 之外的其他类型核酸。但最近的研究数据表明，寨卡病毒 RNA 会在红细胞中持续存在一段时间。这暗示红细胞与病毒物质的结合可能会对疾病的发生或病程起作用，另一方面这可能对血液安全储存和输血方式也会产生影响。

五、红细胞膜表面的血型糖蛋白 A

血型糖蛋白（glycophorin），因富含唾液酸，又称涎糖蛋白（sialo glycoprotein）。血型糖蛋白有 A、B、C、D 种类型，其中血型糖蛋白 B、C、D 在红细胞膜中浓度较低，血型糖蛋白 A 含量相对较多。血型糖蛋白 A（GYPA）是一种单次跨膜糖蛋白，由 131 个氨基酸组成，其亲水的氨基端露在膜的外侧，结合 16 个低聚糖侧链。GYPA 的唾液酸中含有大量负电荷，这可能会对防止红细胞在循环过程中经过狭小血管时相互聚集而导致在血管中沉积发挥作用。

此外，GYPA 可能会充当诱饵受体，一方面通过捕获病原体使其远离靶标组织，另一方面将病原体带入脾脏，以促进其被巨噬细胞吞噬。许多结合人糖蛋白的病原体（例如呼肠孤病毒、丙型流感、仙台病毒、肺炎支原体）并不感染红细胞本身，这其实也从另一个角度支持了上述"诱饵受体"假说。这也可能有助于解释为什么尽管有恶性疟原虫的选择压力（其可以黏附于 GYPA 后侵入红细胞），但红细胞完全缺乏 GYPA 虽是可行但却极其罕见，以至于 GYPA 仍然存在于红细胞表面。即红细胞上 GYPA 的存在一定是提供了足够的益处，压倒了恶性疟原虫施加的选择压力。

可见，在红细胞上设计特异性的诱饵受体以捕获病原体，这为清除循环中的病原体提供了一种潜在的治疗方法。事实上，这种方法已经被证明可以在小鼠模型中减弱柯萨奇 B 病毒的感染及在体外实验中抵抗 SARS-CoV-2 对靶标细胞的入侵。但是并非所有诱饵吸附都具有令人满意的效果。在某些情况下，红细胞结合也可能成为某些病毒传染其他细胞的促进条件。因此，与趋化因子和 mtDNA 结合的情况一样，血流中的局部条件及病毒配体与其宿主受体之间的特异性相互作用可能最终决定红细胞与病原体的结合对宿主是有利或有害。

六、红细胞胞质中的成分

除了上述红细胞膜上蛋白之外，胞质中的蛋白和某些化合物也参与了机体免疫应答，如血红蛋白、血红素及一些酶类物质等。

（一）血红蛋白与血红素

在呼吸色素中，血红蛋白（Hb）是最古老的。虽然携氧是其主要功能，但一些研究报道血红蛋白和游离血红素也参与了机体固有免疫反应。

1. 血红蛋白　由于血红蛋白为细菌代谢提供了丰富的铁元素，因此微生物入侵者（如金黄色葡萄球菌和化脓性链球菌）已经进化出溶血毒素和高亲和力清除系统来溶解红细胞以获取铁元素。作为回应，宿主提供了一种反击方式：被强毒细菌的细胞外蛋白酶激活后，红细胞释放的游离血红蛋白会在微生物附近释放出杀菌活性氧 ROS。研究表明，血红蛋白的 α 和 β 亚基都含有革兰阴性细菌细胞膜中的内毒素 LPS 高亲和力结合位点。当 LPS 与血红蛋白结合后会诱导血红蛋白发生构象变化，从而激活该蛋白的氧化还原活性并导致杀菌性自由基的产生。

这种具有氧化还原活性的游离血红蛋白被认为是一种损伤相关分子模式（damage-associated molecular pattern，DAMP）。DAMP 与病原体相关分子模式（pathogen-associated molecular patterns，PAMP）都可被固有免疫细胞上的病原体识别受体（patern recognition receptor，PRR）识别进而引发免疫炎症反应。PAMP 主要包括侵入机体的微生物细胞壁成分（LPS、脂磷壁酸 LTA 和 β- 葡聚糖）及其退化的膜片段。而 DAMP 则囊括了机体应对外源或内源性刺激时所产生的信号分子、炎性蛋白、组织成分及自体细胞受损后外泄的 DNA、RNA、代谢产物等各种分子。具有氧化还原活性的游离血红蛋白因其被认为是细胞内衍生的诸如疟疾、败血症和镰状细胞性贫血等病理创伤的指标，故也归于 DAMP 范畴。

综上所述，当溶血性感染发生后，红细胞被溶解并释放血红蛋白。释放出的游离血红蛋白与 LPS 或 LTA 结合，构象发生改变，导致其成为具有氧化还原活性的细胞毒性血红蛋白。除了产生杀菌活性氧 ROS 作用于病菌外，作为 DAMP 的一种，其可以通过单独或与 LTA 结合两种方式与中性粒细胞膜上的 TLR2 结合，这种相互作用激活了中性粒细胞中 NF- κB 信号转导级联反应，导致趋化因子和促炎性细胞因子的生成，进而介导了中性粒细胞对感染部位病菌的杀伤及后续免疫炎症反应的发生。这种免疫炎症反应也在血红蛋白和 LPS 结合后刺激巨噬细胞引发牙周炎的过程中被观察到。此外，有报道显示游离血红蛋白还能通过 TLR4 途径调控血管内皮细胞的通透性。

2. 血红蛋白抗菌肽　血红蛋白抗菌肽（hemoglobin microbicidal peptide，Hemocidin）是一组从血红素结合蛋白特别是血红蛋白中产生的，具有微摩尔级广谱杀菌效果的长度不等的多肽。该抗菌肽能行使类似杀菌肽的功能，对侵入机体的病原生物进行有效杀伤。1999 年 Fagaca 等从牛蜱肠溶物发现血红蛋白的水解片段具有抗菌活性。此后，大量有说服力的研究相继报道。2000 年，Mak 等将这种源于血红素蛋白的抗菌肽定义为血红蛋白抗菌肽。

血红蛋白抗菌肽可以通过体内珠蛋白的自然酶解生成，也可以通过化学合成得到，其肽链最短 3 个，长至上百个氨基酸残基。血红蛋白抗菌肽的抗菌机制还没有定论，有些观点认为血红蛋白抗菌肽结合细胞膜后，穿过膜的疏水端形成孔道，最终导致细胞质内容物丢失，细胞死亡；有些则认为血红蛋白抗菌肽像"毯子"一样覆盖在膜表面，通过改变膜的疏水端构象，促使磷脂双分子层形成短暂的孔洞导致细胞瓦解。

目前，通过酶解血红蛋白已找出部分血红蛋白抗菌肽。如：γ-Hb（130-146）和 β-Hb（111-146），在微摩尔浓度下显示出抑制革兰阳性、革兰阴性细菌和酵母菌生长的功效，同时这两种多肽对其他细胞没有毒性。血红蛋白抗菌肽在体内发挥作用最有说服力的证据来自对月经血的研究。初步从女性经血中筛选鉴定出 44 种血红蛋白抗菌肽，其中大部分来自 α-Hb 的 N 末端，这些血红蛋白抗菌肽均显示出对大肠埃希菌不同程度的杀伤活性。对这其中的 α-Hb（35-56）和 β-Hb（115-146）这两个抗菌肽研究发现，它们都展示出了对革兰阴性菌强杀伤活性，而对革兰阳性菌的杀伤活性较低，对真菌生长和繁殖几乎没有影响。进一步对 β-Hb（115-146）的研究揭示，其是一种嗜酸耐盐多肽，可增强常见的中性粒细胞源性免疫效应物（如 α/β- 防御素和溶菌酶）的杀菌作用，这些免疫效应物存在于女性泌尿生殖道。在生理紧张时期（如月经和分娩），阴道中存在的血红蛋白抗菌肽起到细菌阻遏和协助免疫防御的作用，但目前尚不清楚血红蛋白抗菌肽是如何形成并沉积到阴道的。

随着超级细菌（耐药菌）的大量出现，新型抗菌药物亟待开发。而血红蛋白抗菌肽具有广谱抗菌性、快速杀菌能力及不易产生抗药性的特性。因此，研究开发血红蛋白抗菌肽作为新型抗菌药物具有广阔的应用前景。

尽管血红蛋白可能在稳态条件下为机体提供抗菌保护，但研究表明，在病理状态下它有相反的作用。特别是当机体被内毒素"淹没"时，如严重脓毒症，游离血红蛋白浓度与死亡率成正相关。有趣的是，腹腔注射珠蛋白可保护小鼠免受内毒素诱导的致死性作用，而静脉注射血红蛋白则会使内毒素感染的小鼠死亡率显著增加。虽然在 LPS 存在的情况下，珠蛋白能单独抑制巨噬细胞产生肿瘤坏死因子 TNF，从而抑制免疫对内毒素的过度反应，但在同样的条件下，血红蛋白实际上刺激巨噬细胞产生 TNF，并触发促炎细胞因子的释放。血红蛋白这种矛盾性似乎是由血红蛋白分子本身的二元性质决定的，即珠蛋白会减弱免疫反应，而血红素会增强免疫炎症反应。究其原因可能是珠蛋白具有在内毒素血症期间清除过量游离血红素的能力。但如果感染加重，游离血红素浓度增高，则会摆脱珠蛋白对其抑制进而介导大量的免疫炎症反应，最终导致机体出现严重的免疫损伤甚至威胁生命。

3. **血红素**　其实不仅 Hb 低聚物 / 二聚体被认为是 DAMP，血红素基团（原卟啉环）

也被识别为一种 DAMP。实验证明，游离血红素能够增加巨噬细胞 NF-κB 信号通路引发的促炎细胞因子基因转录至少 100 倍，释放包括 IL-1 和 TNF-α 在内的促炎细胞因子，同时诱导细胞内 ROS 产生。有人认为游离的亚铁血红素本身不能造成损害，而只有在其他免疫调节剂存在的情况下才会产生有害的作用。但有报道证明并非如此，游离的血红素是 TLR4 的独立激活因子，能够刺激巨噬细胞分泌 TNF-α、ROS 和白三烯 B4，并诱导肝细胞释放高迁移率族蛋白 B1（HMGB1），加重晚期炎症反应。

（二）NK 细胞增强因子与巨噬细胞迁移抑制因子

1. NK 细胞增强因子　　NK 细胞增强因子（natural killer enhancing factor，NKEF）是一类在进化上高度保守，在不同物种的多种组织细胞中广泛表达的可溶性细胞因子，属于抗氧化剂家族中的成员。NKEF 最早是 Shau 等人在人红细胞中发现的，因其能调节 NK 细胞的活性，增强 NK 细胞对肿瘤细胞的杀伤和抑制作用而得名。

Shau 等人研究发现在 NK 细胞中分别加入自体红细胞、同种异体或异种红细胞，通过测定靶细胞铬释放、乳酸脱氢酶释放、抑制胸腺嘧啶核苷结合三项指标，发现 NK 细胞对其敏感肿瘤靶细胞 K562 和 U937 的杀伤能力显著增强。红细胞和 NK 细胞比率在（2.5～20）∶1 时，NK 细胞毒性增加最明显。之后进一步实验证实，红细胞对 NK 的增强效应是由红细胞胞浆内广泛存在的 NK 细胞增强因子（NKEF）所致，并提纯了 NKEF。

红细胞增强 NK 细胞毒性依赖完整的红细胞，红细胞溶解物不能增加 NK 细胞毒性。红细胞对 NK 细胞的调控作用机制仍不清楚，用目前已知的细胞因子抗体不能阻断红细胞对 NK 细胞的这种作用。猜测 NKEF 可能是通过激活 NK 细胞和靶细胞膜表面的某些结构，促进两者结合，从而增强 NK 细胞杀伤活力。除了通过提升 NK 细胞毒性作用从而杀伤肿瘤细胞之外，NKEF 还可保护机体蛋白质及核酸等物质免遭氧化剂损伤及介导固有免疫细胞发挥抗感染作用，但这些更多集中在鱼类的研究中。

2. 巨噬细胞迁移抑制因子　　巨噬细胞迁移抑制因子（macrophage migration inhibitory factor，MIF）是一种多效免疫调节细胞因子。MIF 具有酮 - 烯醇互变异构酶与硫醇蛋白氧化还原酶活性，此外其还具有促炎性细胞因子的作用，通过行使细胞因子和充当分子伴侣等功能来参与固有免疫应答及适应性免疫应答过程。该蛋白最初在淋巴细胞中被发现，此后在巨噬细胞、脂肪细胞、肝细胞和许多其他细胞类型中被鉴定。有报道表明，MIF 的另一个来源是成熟的红细胞。通过对每体积全血中红细胞衍生的 MIF 水平进行了量化，确定红细胞实际上是血液中 MIF 最大贮存器，每毫升血液中约含有 25μg MIF。虽然 MIF 在红细胞免疫中发挥的具体功能还不明确，但一些实验报道，脓毒症患者血浆中的 MIF 明显升高且该蛋白的高水平与严重脓毒症患者的早期死亡相关；严重败血症的非幸存者体内游离血红蛋白水平是幸存者的两倍，这些都暗示了很可能是红细胞释放的 MIF 导致了免疫炎症性损伤的发生。此外，MIF 还在调节寄生虫与宿主免疫系统相互作用方面发挥功能。

第三节　红细胞在机体免疫中的功能

一、黏附及清除体内免疫复合物

本章最开始就介绍了红细胞可以结合产生摩擦电荷的细菌并利用氧化作用将其杀伤，最终通过肝脏或脾脏将死亡细菌清除。除了这种形式的黏附清除之外，红细胞更多黏附清除功能是依靠第二节介绍的红细胞膜上存在的 CR1 来实现的，其主要机制如下。

致病原（包括细菌、肿瘤细胞等）可通过补体旁路途径直接黏附 C3b 等补体分子，或通过与抗体结合形成免疫复合物（IC）后再结合 C3b，最终通过红细胞表面的 CR1 与 C3b 的结合黏附致病原。黏附的致病原随血流被带到固定吞噬系统（如肝、脾）。固定吞噬系统捕获红细胞结合的致病原后，通过巨噬细胞膜表面的 Fc 受体与免疫复合物中的抗体 Fc 段结合。此时，红细胞从免疫复合物上解离，再度进入循环，而捕获了免疫复合物的巨噬细胞则通过膜表面的 CR1 受体再与免疫复合物的补体 C3b 结合，Fc 受体与 CR1 受体的协同作用使巨噬细胞的吞噬作用加强，进而将免疫复合物吞噬并清除。

IC 与红细胞的结合是可逆的，从 IC 上解离的红细胞可再次结合 IC。IC 的结合和解离与红细胞膜表面的 CR1 受体的数量有关，它可从 CR1 受体数量少的红细胞上转移到 CR1 受体数量多的红细胞上，肝脏内巨噬细胞膜表面的 Fc 受体和 CR1 受体密度较高，具有对 IC 更强的结合作用，因而可以从 CR1 密度低的红细胞上夺取 IC。此外，有观点认为红细胞从 IC 上解离可能是机械性和化学性等多种因素引起的，肝血流对红细胞的作用力大于红细胞与免疫复合物的结合力，当结合在红细胞上的 IC 进入肝脏时，被巨噬细胞捕获，其抗体部分结合在巨噬细胞的 Fc 受体而固定，红细胞则受血液冲刷而从免疫复合物上解离。

二、效应细胞样作用

红细胞表面存在过氧化物酶和细胞色素氧化酶。致病原与补体 C3b 结合后，通过 CR1 直接黏附红细胞，黏附处的过氧化物酶活性增强可直接清除黏附的致病原物质，从而起到效应细胞样作用。

红细胞效应细胞样作用最直接的证据就是通过对菌血症患者的血液进行相差显微镜观察，发现细菌可被红细胞捕获及杀灭。通过可视化观察表明，人类红细胞积极参与血液杀菌作用，可以反复吞噬和杀死不同种类和大小的细菌。且与吞噬性白细胞相比，红细胞效应细胞样作用的优势在于：①数量较多；②能反复捕获和杀灭微生物而自身不受伤害；③寿命长，生产速度快；④不利于微生物增殖，不支持衣原体、支原体、立克次体、病毒等的复制。

三、识别、储存及递呈抗原

有学者研究发现，将 ^{3}H 标记的牛血清白蛋白（BSA）注入新生兔体内，用放射自显影方法发现外周血液循环中的红细胞和肝血管内的红细胞表面均黏附有 ^{3}H 标记的 BSA，且可持续存在 4～6 周以上，但将兔血清白蛋白注入新生兔体内，则未见上述现象。此实验表明，红细胞对自我和非我抗原具有识别功能，且具有储存抗原的能力，但其详细机制至今尚未被揭示。

除了识别和储存抗原，有研究报道，红细胞还能向 T 淋巴细胞递呈抗原，这种递呈不同于抗原提呈细胞通过 MHC 分子来呈递抗原肽，而是依靠红细胞的黏附作用，即红细胞上的 CR1 与 IC 相黏附的同时，又可通过 CD58 等分子黏附自身 T 淋巴细胞，形成自身玫瑰花环，这样 IC 中的抗原就与 T 淋巴细胞紧密靠拢，红细胞充当了使抗原与 T 淋巴细胞接近的媒介作用，类似于将抗原递呈给 T 淋巴细胞。但整个过程中，T 淋巴细胞识别红细胞递呈抗原的机制至今未见报道。

四、免疫调节作用

（一）红细胞释放调节免疫的细胞因子

在健康个体的红细胞裂解液中发现了 IL-33。IL-33 是一种从垂死或死亡细胞中释放出来的核蛋白。因此，它出现在红细胞，一种去核细胞中，是有点出人意料的。对此可能的解释是，有研究者发现 IL-33 在红系祖细胞中表达，即该蛋白在细胞有核时就存在了。红细胞的溶血会导致该细胞因子释放到血液中，故在镰状细胞贫血患者中，血浆中 IL-33 水平随着溶血水平的升高而升高。此外 IL-33 可刺激 Th2 细胞因子的分泌，在促进过敏性炎症中发挥关键作用。

除了 IL-33 之外，最近的研究显示，从健康捐献者的红细胞裂解物中鉴定出 45 种细胞因子。涉及 C-C 趋化因子、C-X-C 趋化因子、CSF 家族、GM-CSF/IL-15/IL-3 家族、IL-1 超家族、IL-6 家族、IL-12 家族、TNF 超家族中的细胞因子和 PDGF 生长因子等。在检测到的 45 种细胞因子中，每名捐献者中都能检测到其中的 9 种，它们是 Eotaxin-1、bFGF、HGF、IL-3、IL-18、MIF、RANTES、SDF-1α 和血管内皮生长因子。此外，在 50% 或更多的捐献者中能检测到其中的 33 种细胞因子。这些结果提示，红细胞和信号分子之间的相互作用比以前认为的要大得多。但仍有许多未知因素，如细胞因子的下游靶标及这些细胞因子结合和释放背后的机制等。目前的研究仅仅触及了红细胞复杂性的表面，对红细胞是否或如何与其他细胞通信及相互作用尚不清楚。

（二）红细胞对吞噬细胞的调节

早在 1953 年就有实验证实，红细胞黏附的复合物较悬浮于血浆中未被红细胞黏附的更易被吞噬。进一步的实验发现：用 C3b 及兔抗酵母菌 IgG 调理过的酵母菌与吞噬细胞共孵育，加入红细胞后，吞噬细胞对酵母菌的吞噬率增加了 34%，当加入红细胞的溶解产物，其吞噬率增加 75%。用过氧化氢酶及超氧化物歧化酶代替红细胞后，吞噬率增加程度相似。上述研究结果表明，相比从溶液中直接获取 C3b-IC，吞噬细胞更容易从红细胞 CR1 上获取 C3b-IC。可能的原因是由于红细胞内含有高浓度的过氧化氢酶及超氧化物歧化酶，其具有强效抗氧化作用，能够消除吞噬过程中产生的氧化代谢产物对吞噬细胞膜的破坏作用，从而促进吞噬作用。

（三）红细胞对 T 淋巴细胞的调节

其实从 20 世纪 70 年代开始就陆续有红细胞在体外促进 T 淋巴细胞增殖方面的报道。但直到 21 世纪初才揭示这一作用可能与红细胞降低 T 淋巴细胞氧化应激状态有关。通过磷脂酰丝氨酸外翻和 DNA 片段分析表明，在受刺激的人外周血淋巴细胞的培养中加入红细胞能抑制 T 淋巴细胞凋亡。这种抑制与 CD71 的表达减少相关，但与 CD95（Fas）表达无关。在植物血凝素和 OKT3 抗体（CD3 单克隆抗体）激活下，红细胞促进了 T 淋巴细胞增殖和存活。针对红细胞对 T 淋巴细胞凋亡的保护作用研究表明：①最佳保护需要完整的红细胞和红细胞/T 细胞接触；②红细胞显著降低细胞内活性氧水平；③红细胞抑制能与蛋白结合的丙烯醛的形成，丙烯醛是生物系统中的一种过氧化化合物，其可造成蛋白和 DNA 氧化性损伤。总的来说，人类红细胞保护 T 淋巴细胞免受激活诱导的细胞死亡，至少部分是通过降低促氧化状态来实现的，并表明红细胞可能是 T 淋巴细胞稳态的调节者。相似的研究结果已经在类似的条件下被证实，研究显示红细胞抑制 T 淋巴细胞凋亡似乎并不依赖于红细胞与 T 淋巴细胞的比率，而是依赖于红细胞是否完整。除了降低 T 淋巴细胞氧化应激，最近的研究还揭示了红细胞通过结合和分泌某些细胞因子（IL-8、bFGF 和 VEGF）能促进 T 淋巴细胞增殖。

但需注意，在特定疾病、炎症或是储存状态下的红细胞表现出来的对 T 淋巴细胞的作用与健康红细胞不同。例如，发现从颈动脉粥样硬化患者分离的红细胞不再对 T 淋巴细胞凋亡具有保护作用；相比髋关节置换术前分离的红细胞，术后分离的红细胞促进 T 淋巴细胞增殖率显著降低；储存的压积红细胞甚至以剂量依赖的方式抑制 T 淋巴细胞的增殖。这些结果暗示可能存在一些未知的调控作用导致了 T 淋巴细胞稳态的失调。

（四）红细胞对树突状细胞的调节

已有报道，来自健康供体的红细胞会限制树突状细胞的成熟，并在此过程中限制树突状细胞 IL-12 的分泌。有人认为这是在体内控制树突状细胞过度激活和促炎性细胞因子过度释放的机制。同样，在颈动脉粥样硬化中，观察到了与上述红细胞引起 T 淋巴细胞功能失调的类似现象，即从患有颈动脉粥样硬化的患者中收集的红细胞会抑制树突状细胞成熟和促炎性细胞因子分泌。

（五）红细胞对其他免疫细胞的调节

除了 T 细胞和树突状细胞外，关于红细胞和免疫细胞相互作用的文献很少。一项 30 年前的研究报道，当有红细胞存在时，自然杀伤细胞对肿瘤细胞具有更强的细胞毒性。此外，也有研究者发现，自体红细胞对 B 细胞活性有影响，可以使得免疫球蛋白和促炎细胞因子 IFN-γ 的分泌显著增加。还有研究报道，红细胞通过清除血管内趋化因子

RANTES 的作用来促进嗜酸性粒细胞跨内皮细胞迁移，从而提示红细胞在过敏性炎症中也发挥了相应的作用。

（六）红细胞的免疫拮抗

除了正向调控免疫之外，在一些感染性的疾病中发现红细胞还有拮抗（阻止）免疫应答的作用。如人血中的红细胞可以通过 CR1 与脑膜炎奈瑟球菌结合，减弱了吞噬细胞对该菌的吞噬和氧化杀伤作用。这个现象在大肠埃希菌的研究中也被观察到。将大肠埃希菌与 CR1 高、中含量的献血者血液孵育 15 分钟，大约有 85% 的大肠埃希菌与红细胞发生结合，CR1 低含量的献血者中有约 50% 的大肠杆菌与红细胞结合，无论哪一种结合，使用抗 CR1 单抗显著增强了大肠埃希菌诱导的吞噬作用和氧化杀伤。与红细胞共孵育的肺炎链球菌在被中性粒细胞杀伤后的存活率高于无红细胞存在的情况，甚至在红细胞的帮助下，肺炎链球菌可以完全抵抗 H_2O_2 对其损伤作用，并更有效地逃避抗生素的杀伤。此外，对恶性疟原虫的研究发现，巨噬细胞的吞噬能力与受感染红细胞表面的 A 抗原量成反比，即 A 型血人的红细胞可能拮抗了巨噬细胞对恶性疟原虫的清除。

第四节 红细胞免疫功能与疾病的关系

一、红细胞与获得性免疫缺陷综合征

获得性免疫缺陷综合征（AIDS），又称艾滋病，是由人类免疫缺陷病毒（HIV）感染引起的一种严重威胁人类健康的疾病。艾滋病会导致免疫系统持续恶化，最终导致死亡。艾滋病毒主要通过感染者的血液、无保护的性交和注射毒品传播。截至 2019 年底，全球约有 3800 万人感染艾滋病毒。目前，艾滋病毒已成为 21 世纪的主要公共卫生问题之一。

现有的证据支持 HIV 与 CD4 抗原和趋化因子受体（CXCR4 和 CCR5）结合，以便其侵入相应细胞并复制。然而，有证据表明，这种病毒也能附着在 CD4 阴性细胞如红细胞上。这一点最初是在补体存在的情况下证明的，研究者用放射性标记的 HIV-1 和 HIV-1/抗 HIV-1 IC 在不同的血清调理下与人红细胞温育，结果发现人血清中 HIV-IC 与 HIV 单体都能与红细胞结合，但 HIV 单体结合能力不如 HIV-IC。当用抗 CR1 单抗封闭红细胞上的 CR1 分子时，这种结合消失。而用 C1q 缺失血清或抗补体 D 因子单抗分别阻断补体激活途径时，也不能发生结合。这些结果显示，补体受体 CR1 在红细胞黏附并传递 HIV-1 病毒过程中发挥重要作用。

进一步研究揭示，在缺乏抗体和补体的情况下,游离的 HIV-1 仍然能够与红细胞结合,这可能主要通过红细胞表面的达菲抗原趋化因子受体（DARC）与 HIV-1 结合来实现的,

并指出 DARC 多态性与 HIV-1 结合红细胞进而导致感染有关。有一些实验证据支持这一观点，如 HIV-1 V3 环和间日疟原虫达菲结合蛋白序列相似。还有一些观点认为 DARC 多态性与 HIV-1 感染进程没有关系。可见，红细胞的 DARC 与 HIV 感染的关系较为复杂，可能并不是简单的因果关系。不管 DARC 的存在或其多态性是否有利于 HIV 的感染，目前较认可的结论是，红细胞和树突状细胞一样，可以在 HIV 感染 CD4$^+$ 细胞之前充当病毒的贮存器。

最近的研究表明，似乎 CD71$^+$ 红细胞比成熟红细胞更容易介导 HIV-1 对 CD4$^+$ T 淋巴细胞的感染和复制。实验发现，HIV-1 患者的外周血中 CD71$^+$ 红细胞含量增多且与血浆病毒载量呈正相关。当与 CD4$^+$ T 淋巴细胞共培养时，来自 HIV-1 患者和人脐带血/胎盘的 CD71$^+$ 红细胞加剧了 HIV-1 感染和复制，即 CD4$^+$ T 淋巴细胞预暴露于 CD71$^+$ 红细胞增强了它们被 HIV-1 感染的可能性。然而成熟的红细胞与 CD4$^+$ T 淋巴细胞共培养时并不增强 HIV-1 的复制。可能的机制是 CD71$^+$ 红细胞表达大量的 NOX2 基因，一旦与 CD4$^+$ T 淋巴细胞共培养，能通过线粒体活性氧（ROS）依赖机制上调 CD4$^+$ T 淋巴细胞中的 NF-κB，从而影响细胞周期机制，促进 HIV-1 复制。此外，CR1 和 DARC 作为潜在的 HIV-1 结合靶分子在 CD71$^+$ 红细胞上的表达显著高于成熟红细胞。阻断 CD35 或 DARC 基本上可以消除红细胞对未感染的 CD4$^+$ T 淋巴细胞的 HIV-1 传播，但此法对 CD71$^+$ 红细胞几乎无效。CD71$^+$ 红细胞主要通过 CD235a 与 HIV-1 结合，抗 CD235a 抗体能部分阻断 CD71$^+$ 红细胞将病毒转移到未感染的 CD4$^+$ T 淋巴细胞中。这一结果说明，相比成熟红细胞，CD71$^+$ 红细胞在 HIV-1 发病过程中可能起着更重要的作用。

除了上述机制之外，红细胞上的 ABO 血型抗原可能也与 HIV 感染相关。有报道认为 O 型血的人群易感 HIV，还有报道显示 AB 血型人群中 HIV-2 感染率较高，而在巴西，B 型血人群中 HIV 感染率较高。这些结果普遍统计分析不足，没有包括大量的参与者或解释人口和种族差异。因此，关于 ABO 血型抗原和 HIV 感染的相关性仍然是模糊和有争议的。

抛开红细胞与 HIV 感染的关系，从另一方面看，因为红细胞缺乏病毒复制所需的细胞核和其他细胞器，故可以在红细胞表面表达 HIV 特异性受体进而将其设计成捕获病毒的工程红细胞。表达 CD4 抗原的工程红细胞在体外通过捕获 HIV-1 实现了对靶细胞的保护。这种改造红细胞作为陷阱细胞的方法有望成为预防或治疗获得性免疫缺陷综合征或其他病毒感染的潜在方案。

综上所述，目前普遍认为红细胞与获得性免疫缺陷综合征的病程有关，大多数观点支持红细胞介导了 HIV 感染的发生，但也有相反的认知。不同的实验结果可能与统计方法及研究红细胞的体系有关，毕竟机体是一个完整的调控网络。相信随着研究深入，红细胞与获得性免疫缺陷综合征关系的谜团将会被揭示得更加清晰，这也会为依托红细胞来设计预防或治疗 HIV 感染方案提供更可靠的理论支持。

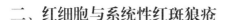

二、红细胞与系统性红斑狼疮

系统性红斑狼疮（systemic lupus erythematosus，SLE）的病因至今尚未确定，大量研究显示，SLE 的发病与遗传、内分泌、感染、免疫异常和一些环境因素有关。在各种因素相互作用下，SLE 患者 T 淋巴细胞减少，调节性 T 细胞功能降低，B 淋巴细胞过度增生，产生大量的自身抗体，与体内相应的自身抗原结合后形成特异的免疫复合物，过量的免疫复合物沉积在皮肤、关节、肾小球等部位。在补体的参与下，引起急慢性炎症及组织坏死，或抗体直接与组织细胞抗原作用，引起细胞破坏，从而导致机体的多系统损害。

前面已经提过，红细胞表面存在 CR1，CR1 是红细胞实现清除免疫复合物功能的主要膜蛋白。早有国内外研究发现，SLE 患者红细胞 CR1 分子水平及功能低下。CR1 表达变化与 SLE 病情活动有明显的相关性，可作为评判 SLE 病情活动的指标之一。对 SLE 患者进行血浆置换后发现，他们的红细胞 CR1 表达升高，其对循环免疫复合物的结合位点增多，进而造成免疫复合物和自身抗体的水平降低。因此在血浆置换的研究基础上，有学者设计出了 CR1-Fv-anti-Rh（D）复合物，旨在通过结合 Rh（D）抗原为 CR1 缺陷红细胞添加额外的 CR1 分子，以增强免疫复合物清除。进一步的研究指出，功能性 CR1 多态性与不同人群中 SLE 易感性的增加有关。CR1 外显子 22（GG）和外显子 33（GG）的纯合突变及其次要等位基因与 SLE 易感性有关。此外，携带外显子 33（GG）基因型的 SLE 患者发生狼疮性肾炎的概率增加了 3.12 倍。

此外，有报道揭示，CR1 是 B 细胞受体（BCR）诱导的人 B 淋巴细胞活化的有效抑制剂，并设计了 DNA 模拟表位——CR1 复合物来特异性抑制自身反应性 B 细胞。后续研究揭示，这种抑制发生在 B 细胞活化的初始阶段，CR1 聚集减少了 BCR 交联激活的信号分子（如 Syk 和丝裂原活化蛋白激酶 MAPK）的磷酸化而发挥其抑制作用。这一发现也为通过红细胞上 CR1 来解释系统性红斑狼疮的发生及后续可能的治疗提供了前期理论支持。

除了对红细胞 CR1 的研究之外，红细胞结合 C4d（EC4d）与系统性红斑狼疮的关系也逐渐被揭示出来。EC4d 属于细胞结合补体活化产物（cell-bound complement activation product，CB-CAP），补体激活产生的 C3 和 C4 活化片段（C3d 和 C4d）可稳定地沉积于外周血细胞膜上，形成 CB-CAP。研究显示，对于补体 C3/C4 水平长期偏低或正常的系统性红斑狼疮患者，EC4d 水平一直与该病病程相关。因此，当 C3/C4 含量无法成为该病检测的可靠标志时，EC4d 具有成为检测系统性红斑狼疮患病标准的潜力。

三、红细胞与阵发性睡眠性血红蛋白尿

阵发性睡眠性血红蛋白尿症（paroxysmal nocturnal hemoglobinuria，PNH）是一种由于造血干细胞的磷脂酰肌醇聚糖 -A 基因（phosphotidyl inositol glycan complementation

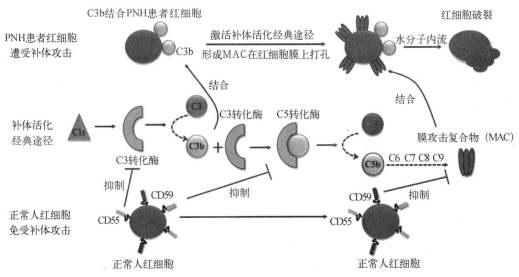

图 7-1 阵发性睡眠性血红蛋白尿症发病机制

group A，PIG-A）突变造成糖基磷脂酰肌醇（glycosyl phosphatidyl inositol，GPI）合成障碍而导致的非恶性克隆性疾病。GPI 缺失会导致细胞膜上与 GPI 锚连的一组膜蛋白丢失，包括 CD16、CD55、CD59 等，图 7-1 阵发性睡眠性血红蛋白尿症发病机制，使红细胞易受到补体攻击。临床上主要表现为慢性血管内溶血、造血功能衰竭和反复血栓形成等。

四、红细胞与肿瘤

肿瘤细胞在体内作为一种抗原，可以刺激机体产生相应的抗体，抗原抗体结合后使得肿瘤患者血液中免疫复合物增多，激活补体并与红细胞表面的 CR1 发生黏附。多项研究表明，红细胞 CR1 减少常见于多种肿瘤或癌症。另外红细胞 CR1 密度基因多态性也与肿瘤的发生相关，如结肠癌患者中发现 CR1 密度基因的中、低表达型（HL 型和 LL 型）多于正常人，同样的情况在胆囊癌中也有报道。一些研究报道了红细胞 CR1 单核苷酸多态性与肿瘤发病有关联，如肝细胞癌患者 CR1 基因 SNP 位点 rs4844600G > A；非小细胞肺癌患者 CR1 基因 SNP 位点 rs7525160G > C；胃癌患者 CR1 基因 SNP 位点 rs9429942 T > C。红细胞 CR1 数量、密度及单核苷酸多态性等因素的变化一方面使得红细胞调理促吞噬癌细胞的功能降低；另一方面导致循环免疫复合物清除率下降，而增多的循环免疫复合物又加重破坏了机体抗肿瘤的免疫能力，使肿瘤细胞能逃避机体免疫系统攻击而得以生长繁殖和转移，如结肠癌细胞通过补体旁路途径激活大量的 C3、C4，进而促进免疫复合物的形成，这加重了红细胞 CR1 黏附免疫复合物的负荷，降低其清除肿瘤细胞的活性。除了 CR1 之外，带 3 蛋白也被认为是影响红细胞抗肿瘤免疫的因素。研究发现，带 3 蛋白在肿瘤中的异位表达会诱导其特异性的 IgG 产生，这个 IgG 通过结合红细胞膜上带 3 蛋白引发自身免疫性溶血，即破坏红细胞导致红细胞免疫功能的降低。这个现象在结肠癌、胃腺癌和食管鳞状细胞癌中都有报道。此外，有研究显示，红细胞分布宽度（RDW）与肺癌风险成正相关，其可作为肺癌风险评估和及时筛查的检测指标。

在通过药物提升红细胞免疫功能进而抑制肿瘤方面，我们民族瑰宝中草药走到了世界的前头。红细胞膜有多糖受体，而免疫型中草药多为多糖类，因此免疫型中草药对红细胞天然免疫的调控是非常显著的。一些中草药及其成分是通过调节红细胞膜表面免疫相关蛋白（如 CR1 等）的数量和黏附活性来实现对肿瘤的抑制，如中药"复方胃肠安"、冬虫夏草口服液、四君子汤、扶正抑瘤颗粒、槐定碱等。另一些中草药成分，如仙人掌多糖、五味子多糖，是通过改善肿瘤模型中红细胞膜病理状况、提高红细胞膜结构完整性与生理功能正常性来抑制肿瘤生长。其中五味子多糖被证实是通过提高 S180 荷瘤小鼠红细胞膜离子通道的活性，并在离子通道之间建立相互促进作用关系，调控离子平衡，改善红细胞膜生理状态，增强红细胞免疫功能，从而发挥其抗肿瘤作用。此外，据报道，芦笋多糖和龙葵多糖既能使红细胞膜表面的 CR1 受体的免疫黏附活性和数量升高，提高荷瘤小鼠红细胞免疫黏附的能力，又能影响红细胞膜的流动性和再封闭性，进而通过提高红细胞膜完整性增强红细胞免疫功能，为红细胞抗肿瘤免疫提供实验支持。

除了提升红细胞免疫功能来抗肿瘤外，利用红细胞良好的生物相容性，还可将其开发成细胞介导药物传递载体。如依据脾脏的抗原呈递细胞对衰老红细胞靶向结合原理，将肿瘤细胞膜相关抗原与纳米红细胞体融合，进而将肿瘤抗原负载到纳米红细胞体上，即通过纳米红细胞体靶向递送肿瘤抗原至脾脏等免疫器官来诱导抗原应答。此法与抗程序性死亡配体 1（programmed cell death ligand 1，PD-L1）阻断剂联合，已在针对 B16F10 和 4T1 肿瘤的小鼠模型中观察到协同抑制肿瘤生长的作用。通过红细胞膜和肿瘤抗原或肿瘤细胞膜融合诱导免疫的报道还有很多，将在"红细胞药物载体的研究进展"章节详细讲解。

小结

红细胞是人体中最丰富的细胞，早在 20 世纪 30 年代就发现红细胞可以影响免疫功能。本章概括性地介绍了自红细胞免疫功能发现以来，红细胞表面及内部参与免疫的一些重要蛋白，红细胞依托这些蛋白在固有免疫、炎症和调控适应性免疫方面发挥的作用，以及与红细胞免疫相关的部分疾病。然而，红细胞参与人类免疫应答的范围及具体明确的功能仍然存在许多悬而未决的问题，包括成熟红细胞上是否存在其他病原体识别受体。此外，尽管红细胞的代谢功能已经很好地建立，但是尚不清楚红细胞代谢的变化是否可能导致免疫功能的改变。另外，还需要进一步研究红细胞免疫调节的双重性质。迄今为止的研究表明，红细胞免疫功能的效用取决于具体情况，有时会加剧免疫反应，有时保持免疫静止甚至免疫负调控，但调节这种二元性的确切机制和环境因素仍然是个谜。此外，仍未解决疾病状态期间红细胞的改变是疾病发病机制的产物还是病因。

综上所述，进一步研究红细胞的免疫功能不仅有助于了解直接影响红细胞的疾病（例如疟疾和镰状细胞病），而且对于由 DAMP 和其他介质介导的急性和慢性炎症状态（如败血症、创伤和自身免疫）的理解及控制至关重要。考虑到红细胞在其他脊椎动物中的免疫功能，进化比较的方法可能会深入了解人类中未发现的红细胞免疫功能。希望随着科技进步及研究的大量投入，红细胞的免疫功能可以被完整、立体、网络化地揭示出来，为人类抵抗疾病服务！

（刘锦龙）

参 考 文 献

[1] MINASYAN H. Mechanisms and pathways for the clearance of bacteria from blood circulation in health and disease[J]. Pathophysiology, 2016, 23(2):61-66.

[2] MINASYAN H. Phagocytosis and oxycytosis: two arms of human innate immunity[J]. Immunol Res, 2018, 66(2):271-280.

[3] KISSERLI A, AUDONNET S, DURET V, et al. Measuring Erythrocyte Complement Receptor 1 Using Flow Cytometry[J]. J Vis Exp, 2020, (159):e60810.

[4] VIRELLA G, RUGELES MT, HYMAN B, et al. The interaction of CD2 with its LFA-3 ligand expressed by autologous erythrocytes results in enhancement of B cell responses[J]. Cell Immunol, 1988, 116(2):308-319.

[5] KARSTEN E, HERBERT BR. The emerging role of red blood cells in cytokine signalling and modulating immune cells[J]. Blood Rev, 2020, 41:100644.

[6] HOTZ MJ, QING D, SHASHATY MGS, et al. Red Blood Cells Homeostatically Bind Mitochondrial DNA through TLR9 to Maintain Quiescence and to Prevent Lung Injury[J]. Am J Respir Crit Care Med, 2018, 197(4):470-480.

[7] STONE M, BAKKOUR S, LANTERI MC, et al. Zika virus RNA and IgM persistence in blood compartments and body fluids: a prospective observational study[J]. Lancet Infect Dis, 2020, 20(12):1446-1456.

[8] HOFFMANN MAG, KIEFFER C, BJORKMAN PJ. In vitro characterization of engineered red blood cells as viral traps against HIV-1 and SARS-CoV-2[J]. Mol Ther Methods Clin Dev, 2021, 21:161-170.

[9] BOZZA MT, JENEY V. Pro-inflammatory Actions of Heme and Other Hemoglobin-Derived DAMPs[J]. Front Immunol, 2020, 11:1323.

[10] KARSTEN E, HILL CJ, HERBERT BR. Red blood cells: The primary reservoir of macrophage migration inhibitory factor in whole blood[J]. Cytokine, 2018, 102:34-40.

[11] 郭峰. 免疫原快速激活系统血液固有免疫反应研究思路的演变与创新 [J]. 中国医药生物技术, 2010, 5(01):15-18.

[12] KARSTEN E, BREEN E, HERBERT BR. Red blood cells are dynamic reservoirs of cytokines[J]. Nat Sci Reports, 2018, 8(1):3101.

[13] KARSTEN E, BREEN E, MCCRACKEN SA, et al. Red blood cells exposed to cancer cells in culture have altered cytokine profiles and immune function[J]. Sci Rep, 2020, 10(1):7727.

[14]　BREKKE OL, CHRISTIANSEN D, KISSERLI A, et al. Key role of the number of complement receptor 1 on erythrocytes for binding of Escherichia coli to erythrocytes and for leukocyte phagocytosis and oxidative burst in human whole blood[J].Mol Immunol, 2019, 114:139-148.

[15]　NAMDAR A, DUNSMORE G, SHAHBAZ S, et al. CD71+ Erythroid Cells Exacerbate HIV-1 Susceptibility, Mediate trans-Infection, and Harbor Infective Viral Particles[J]. mBio, 2019, 10(6):e02767-19.

[16]　MERRILL JT, PETRI MA, BUYON J, et al. Erythrocyte-bound C4d in combination with complement and autoantibody status for the monitoring of SLE[J]. Lupus Sci Med, 2018, 5(1):e000263.

[17]　MA C, WANG X, ZHAO R. Associations of lymphocyte percentage and red blood cell distribution width with risk of lung cancer[J]. J Int Med Res, 2019, 47(7):3099-3108.

[18]　HAN X, SHEN S, FAN Q, et al. Red blood cell-derived nanoerythrosome for antigen delivery with enhanced cancer immunotherapy[J]. Sci Adv, 2019, 5(10):eaaw6870.

第8章

红细胞氧化应激研究进展

 第一节 氧化应激概述

氧化应激（oxidative stress，OS）是德国科学家 Sies 在 1985 年首次提出的，是指在受到内外环境有害刺激时，机体氧化与抗氧化平衡失调引起的细胞和组织损伤。在氧化应激下，氧化剂的过量产生会影响多种细胞信号通路，这被认为是多种慢性疾病发生发展的病理生理基础，如癌症、糖尿病、心血管疾病和神经系统疾病。

在人的一生中，由于耗氧率增加（高强度的体力活动）、免疫系统中免疫细胞的激活(多形核细胞和单核细胞的呼吸爆发)和环境因素等，增加了发生氧化应激的潜在风险。代谢产生的化学物质会对血红蛋白和其他细胞成分造成氧化损伤。在某些情况下，化学物质本身会作为氧化剂造成损伤，但更常见的是，它们与氧相互作用形成自由基或过氧化物进而引发进一步的氧化损伤。

氧化应激损伤可以由自由基（如超氧阴离子自由基和羟自由基）诱发的单电子转移导致，也可以由过氧化氢、臭氧、过氧亚硝酸盐等氧化性分子介导的双电子转移导致。它们可以单独进行，也可以相互促进，共同介导生物大分子的损伤。

一、氧化剂的种类

可引起机体氧化应激的氧化剂种类繁多，如自由基（free radical）、活性氧（reactive oxygen species，ROS）、活性氮（reactive nitrogen species，RNS）等，而自由基和活性氧这两个概念经常被混淆，严格来说，这两者并不相同，因为有非自由基式的活性氧（如 H_2O_2），也有些自由基并非含氧化合物（如氯自由基 Cl·，甲基自由基 CH_3·），而氧自由基对机体有重要的意义，机体内的总自由基约 95% 属氧自由基。

1. **自由基** 是指化合物的分子在光热等外界条件下，共价键发生均裂而形成的具有不成对电子的原子或基团，其化学性质非常活泼。生理剂量的自由基对机体是有利且必需的，有助于机体消除病菌，但在某些病理生理条件下，氧化剂会以较高速率产生，一旦超过机体清除能力即引发机体损伤。

2.活性氧　是指当分子氧经历连续的单价还原时，即产生各种活性物质。氧的一个电子还原产物是超氧自由基 $O_2^-\cdot$，而两个电子转移给氧导致过氧化氢（H_2O_2）的生成，H_2O_2 不是自由基，但仍是细胞毒性氧化剂，二价铁和二价铜的某些螯合物有能力将第三个电子转移给过氧化氢，产生羟自由基 $HO\cdot$，这是已知的氧化性最强的氧化剂之一。

3.活性氮　是指一氧化氮（nitric oxide，NO）与包括活性氧在内的化合物相互作用，衍生出一系列包括过氧亚硝酸盐（$ONOO\cdot$）及其质子形式过氧亚硝酸（HOONO）等具有高度氧化活性的自由基和硝基类化合物。

4.过氧化物（peroxide）　是指含有过氧基—O—O—的化合物，具有较强的氧化性。过氧化物包括金属过氧化物、过氧化氢、过氧酸盐和有机过氧化物。

此外，一氧化氮和二氧化氮（nitrogen dioxide，NO_2）是两种氮自由基。氧和氮自由基可以转化为其他非自由基活性物质，如过氧化氢、次氯酸和过氧亚硝酸盐。NO 与超氧化物反应非常迅速，产生过氧亚硝酸盐，这可能与一氧化氮引起的许多毒性作用有关。

二、氧化剂的产生

氧化剂的产生在细胞呼吸中是一个持续的事件。体内高浓度氧是生成所有 ROS、RNS 和活性氯的必需物质。在生理条件下，机体消耗的 O_2 中有 1%～3% 转化为超氧化物和其他 ROS。

目前确定的自由基来源有线粒体，某些代谢过程的级联反应，如花生四烯酸或儿茶酚胺分解代谢、黄嘌呤氧化酶或细胞色素 P450 等单个酶代谢及铁代谢。芳香族有机化合物的衍生物亦可促进自由基产生；热量摄入的增加也会促进线粒体中自由基的产生。由于血管床内皮细胞或激活的炎症细胞中存在诱导型一氧化氮合酶，两者均可产生和释放一氧化氮。

三、氧化剂的作用

生理剂量的氧化剂对机体在一定程度上是必需的，有助于机体消除病菌，清除内毒素，如生理浓度的 ROS 参与巨噬细胞的活化对病原体有中和作用，并且参与了多种激酶和转录因子的激活，从而发挥信号传导和调节分子的作用。ROS 在很多情况下也影响信号转导和细胞功能。在哺乳动物中，许多信号通路由于对氧化还原敏感，可能受到 ROS 的影响。例如，Keap1-Nrf2 系统，一个碱性亮氨酸拉链转录因子，感知亲电试剂并通过抗氧化/亲电反应元件（ARE）控制Ⅱ相解毒酶的表达，血红素氧合酶 1（hemo-oxygenase 1）基因的表达受氧化应激的影响很大，而这一改变可以改善炎症和抵抗氧化损伤。

ROS 的产生可以在某些病理条件下被级联放大，如炎症、缺氧、高氧、药物代谢、暴露于紫外线或治疗性辐射及缺乏抗氧化维生素等，会对哺乳动物细胞产生破坏性的细胞毒性作用。因此，虽然 ROS 对细胞代谢至关重要，但在某些情况下，它也可能成为细胞损伤的元凶。

第二节 红细胞氧化还原调控

红细胞寿命约为 120 天，其携氧功能使其易受氧化应激影响。人类成熟红细胞缺乏确保高效氧化代谢的线粒体，缺乏用于产生受损蛋白质的核糖体，缺乏调节再生过程的细胞核，同时缺乏糖的有氧氧化和脂肪的从头合成途径，这使得红细胞胞内的代谢系统非常局限，为研究氧化还原损伤和修复机制提供了极好的模型。

一、红细胞内氧化剂的产生

红细胞的主要功能是向组织输送和运输氧气，经常暴露在氧化应激环境中，红细胞中的主要功能载体——血红蛋白（hemoglobin，Hb）参与了一系列氧化还原反应。正常功能 Hb 的亚铁血红素持续自氧化，每天产生 0.5% ～ 3% 的高铁血红蛋白 [methemoglobin，met-Hb，Fe（III）Hb] 和超氧阴离子自由基，该反应是红细胞氧化应激的来源，因为其产生的超氧化物和次生 ROS 可能导致细胞损伤。Fe（III）Hb 的稳态水平反映了红细胞氧化应激状态。红细胞中超氧化物通过与超氧化物歧化酶反应生成过氧化氢，也可与氧合血红蛋白 [oxyhemoglobin，Fe（II）Hb] 和 Fe（III）Hb 同时反应，分别生成铁酰 Hb[Fe（IV）Hb] 和氧化铁酰 Hb。铁酰 Hb 和氧化铁酰 Hb 是强氧化剂，能够氧化破坏大多数生物底物，并最终还原为甲基乙二醇。这些高氧化态的血红蛋白（含铁酰基的 Hb）似乎在各种疾病的病理机制中发挥着重要作用，如缺血 / 再灌注损伤、肌溶解或溶血事件后的病理机制。

此外，H_2O_2 与 Fe（III）Hb 反应产生的珠蛋白过氧化 [globin（peroxyl）] 自由基具有较高的活性，有可能直接引发脂质过氧化反应。这些血红蛋白自由基在血红素和氨基酸之间形成分子内的交联，导致血红素的不可逆损伤和铁的释放。游离铁可通过经典的芬顿（Fenton）化学反应促进氧化损伤。芬顿反应是为数不多的以人名命名的无机化学反应之一。1893 年化学家 Fenton 发现，过氧化氢（H_2O_2）与二价铁离子的混合溶液具有强氧化性，可以将当时很多已知的有机化合物如羧酸、醇、酯类氧化为无机态，氧化效果十分显著。

二、红细胞的抗氧化特性

在血液中，红细胞会遇到各种各样的氧化应激原，它们既可能是内源性的，来自细胞产生的超氧化物和过氧化氢；也可能是外源性的，如由炎症反应而产生的各种自由基。红细胞可以通过跨膜电子传递来缓冲细胞内、外环境的氧化还原反应。全血的非酶抗氧化能力大多定位于红细胞。最重要的是，红细胞膜对氧自由基具有渗透性，在红细胞内存在多种抗氧化酶，能够清除这些外源自由基，因此红细胞在细胞外氧化剂的还原中具有重要作用。红细胞清除自由基包括两大系统，即抗氧化酶系统和低分子量非酶抗氧化系统。

（一）抗氧化酶

红细胞内的酶抗氧化剂包括超氧化物歧化酶（superoxide dismutase，SOD）、过氧化氢酶（catalase，CAT）、硒依赖的谷胱甘肽过氧化物酶（glutathione peroxidase，GSH-Px）、谷胱甘肽还原酶（glutathione reductase，GR）和过氧化还原酶 -2（peroxidase reductase-2，Prx-2）等。抗氧化酶活性的发挥包括两步：第一步，催化 $O_2^-\cdot$ 生成 $O_2\cdot$，第二步将 H_2O_2 还原为 H_2O。

1. SOD　SOD 是生物体内存在的一种抗氧化金属酶，它能够催化超氧阴离子自由基歧化生成氧和过氧化氢，在机体氧化与抗氧化平衡中起到至关重要的作用，与很多疾病的发生、发展密不可分。SOD 家族的所有成员在其活性位点均有金属辅基，按照 SOD 中金属辅基的不同，大致可将 SOD 分为三大类，分别为 Cu/Zn-SOD、Mn-SOD、Fe-SOD。其中 Cu/Zn-SOD：人、鼠、猪、牛等红细胞和肝细胞中含 Cu/Zn-SOD，主要存在于细胞质，在线粒体内外膜之间也有分布，被认为是在比较原始的生物类群中分布最广的一种；Mn-SOD：主要存在于原核生物和真核生物的线粒体中；Fe-SOD：主要存在于原核细胞中。它们可有效地清除超氧阴离子自由基，避免其对细胞过度的损伤，具有抗氧化、抗辐射及抗衰老等功能。

2. CAT 和 GSH-Px　这两种酶均可将过氧化氢还原为水和氧气。CAT 是抗氧化酵素系统的重要一员，又被称为触酶，是以铁卟啉为辅基的结合酶，存在于细胞的过氧化物酶体内，是过氧化物酶体的标志酶，约占过氧化物酶体酶总量的 40%。CAT 还原过氧化氢的机制实质上是 H_2O_2 的歧化，必须有两个 H_2O_2 先后与 CAT 相遇且碰撞在活性中心上，可促使 H_2O_2 分解为分子氧和水，进而被清除，从而使细胞免于遭受 H_2O_2 的毒害，是生物防御体系的关键酶之一。

GSH-Px 是机体内广泛存在的过氧化物分解酶。GSH-Px 的活性中心是硒半胱氨酸。硒是 GSH-Px 酶系的组成成分，它能催化 GSH 变为 GSSG，使有毒的过氧化物还原成无毒的羟基化合物，从而保护细胞膜的结构及功能不受过氧化物的损伤。GSH-Px 主要包括 4 种：分别为胞浆 GSH-Px、血浆 GSH-Px、磷脂氢过氧化物 GSH-Px 及胃肠道专属性 GSH-Px。

胞浆 GSH-Px，由 4 个相同的分子量大小为 22kDa 的亚基构成四聚体，每个亚基含有 1 个分子硒半胱氨酸，广泛存在于机体内各个组织，以肝脏红细胞为最多。它的生理功能主要是催化 GSH 参与过氧化反应，清除在细胞呼吸代谢过程中产生的过氧化物和羟自由基，从而减轻细胞膜多不饱和脂肪酸的过氧化作用。

血浆 GSH-Px，构成与胞浆 GSH-Px 相同，主要分布于血浆中，其功能目前还不是很清楚，但已经证实与清除细胞外的过氧化氢和参与 GSH 的运输有关。

磷脂过氧化氢 GSH-Px，是分子量为 20kDa 的单体，含有 1 个分子硒半胱氨酸。最初从猪的心脏和肝脏中分离得到，主要存在于睾丸中，其他组织中也有少量分布。其生物学功能是可抑制膜磷脂过氧化。

胃肠道专属性 GSH-Px，是由 4 个分子量为 22kDa 的亚基构成的四聚体，只存在于啮齿类动物的胃肠道中，其功能是保护动物免受外源性脂质过氧化物的损害。

3. GR　GR 是人体维持细胞中还原型谷胱甘肽（GSH）含量的主要黄素酶。在 NADPH 参与下，将氧化型谷胱甘肽（GSSG）重新转化为还原型谷胱甘肽，后者在防止血红蛋白的氧化分解、维持巯基蛋白的活性、保证巯基蛋白的还原性及细胞的完整性具有重要的作用。

4. Prxs　Prxs 是一个分子量为 20～30 kDa，且高度保守的抗氧化酶超家族，它们很可能是从含有硫氧还蛋白折叠的祖先蛋白进化而来的，广泛存在于生物界。Prxs 对过氧化氢（H_2O_2）、过氧亚硝酸盐和各种有机氢过氧化物均可进行解毒，以维持细胞内氧化还原平衡，保护生物体免受氧化应激。哺乳动物细胞表达六种不同的 Prx 酶。其中，Prx2 在红细胞中尤其丰富。Prx2 结晶学表明其第 51 位半胱氨酸残基（Cys-51）是过氧化半胱氨酸（Cys-SpH）。Prx2 中的活性中心半胱氨酸被过氧化物氧化成半胱氨酸（Cys-SOH），与分解的半胱氨酸形成二硫键，并被硫氧还蛋白（thioredoxin，Trx）/硫氧还蛋白还原酶（thioredoxin reductase，TrxR）系统还原，而磺酸有时会被过氧化物过氧化生成半胱氨酸亚磺酸（Cys-SO_2H），结构转变为低聚物的高氧化亚磺酸可以被亚砜逆转，亚砜是 ATP 依赖的酶。然而，在细胞内 Trx/TrxR 活性较低的组织中，细胞内可能有不可逆的过氧化 Prx2（Prx-$SO_{2/3}$）积聚。虽然与过氧化氢酶和谷胱甘肽过氧化物酶相比，Prx2 的催化效率相对较低，但 Prx2 与过氧化氢的亲和力极高，且在红细胞中含量非常大，故 Prx2 被认为是消除 H_2O_2 介导的红细胞氧化损伤的主要抗氧化系统。

以上是红细胞内主要的抗氧化酶，其主要解毒机制总结见图 8-1。

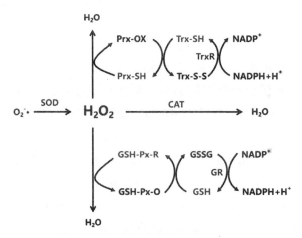

图 8-1　红细胞中抗氧化酶的解毒机制：红细胞中产生的超氧阴离子（$O_2^-·$）在 SOD 的催化下生成 H_2O_2，而 H_2O_2 可通过红细胞内的抗氧化酶 Prx 系统、GSH 系统和 CAT 的作用下还原为 H_2O
注：氧化型过氧化物酶（Prx-OX），还原型过氧化物酶（Prx-SH），还原型硫氧还蛋白（Trx-SH），氧化型硫氧还蛋白（Trx-S-S），还原型谷胱甘肽过氧化物酶（GSH-Px-R），氧化型谷胱甘肽过氧化物酶（GSH-Px-O），氧化型谷胱甘肽（GSSG）还原型谷胱甘肽（GSH），硫氧还蛋白还原酶（TrxR），GR（谷胱甘肽还原酶），烟酰胺腺嘌呤二核苷酸磷酸（NADP+）。

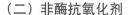

（二）非酶抗氧化剂

1. 谷胱甘肽（glutathione，GSH）　GSH 是由 L-γ-谷氨酸、L-半胱氨酸和甘氨酸组成的三肽。作为细胞抗氧化系统的主要成分之一，GSH 能还原过氧化氢、自由基和其他过氧化物，参与蛋白质巯基的形成与维持，参与抗氧化剂维生素的再生，以及参与各种药物、毒物的解毒作用。GSH 不仅保护细胞膜免受氧化损伤，而且通过维持其还原形式的巯基来维持许多蛋白质的正常功能。GSH 氧化产生的谷胱甘肽自由基（GS•）可与另一个 GS• 反应生成 GSSG。GSH 的抗氧化功能表现在它是细胞对抗 ROS 的酶促反应通路中的一个重要组成部分，该酶促反应通路还包括 GSH 过氧化物酶和 GSSG 还原酶。GSSG 还原酶含有黄素腺嘌呤二核苷酸，利用 NADPH 还原当量来再生 GSH（图 8-1）。因此，摄入足够的核黄素及通过磷酸戊糖途径提供的 NADPH 是保持谷胱甘肽在正常水平所必需的。在细胞内，95% 的 GSH 以还原巯基形式存在。在氧化应激状态下 GSH 的可利用性是通过 GSH 循环和生物合成途径来保证的，在氧化损伤状态下 GSH 水平可上调。GSH 是抵抗 ROS 损伤的第一道防线，它可以清除自由基，减少 H_2O_2，而 GSH 依赖的酶则通过解毒有毒副产品，防止自由基的传播，是抵抗氧化损伤的第二道防线。越来越多的证据表明，GSH 通过一种称为谷胱甘肽化的机制来调节蛋白质功能，在这种调节机制中，蛋白质巯基可逆地与 GSH 结合，蛋白质 S- 谷胱甘肽化被认为是氧化还原和一氧化氮介导的信号转导的一种机制，也是一种适应性的细胞反应，保护关键调控分子不因氧化损伤而永久丧失功能。

2. 维生素（vitamin）　维生素是人体维持正常的生理功能而必须从食物中获得的一类微量有机化合物，维生素在体内既不参与构成人体细胞，也不为人体提供能量，然而某些维生素可直接清除 ROS 和上调抗氧化酶的活性，在人体生长、代谢、发育过程中发挥着重要的作用。

（1）维生素 E（vitamin E）：维生素 E 是一类脂溶性维生素，包括了四种生育酚和四种生育三烯酚，被认为是细胞膜中最重要的抗氧化剂。通过清除过氧化物自由基，维生素 E 可以防止脂质过氧化，从而减少溶血。膳食中缺乏维生素 E 会降低谷胱甘肽过氧化物酶和谷胱甘肽还原酶的活性。红细胞膜中部分氧化的维生素 E 的置换或再生涉及多种机制，如从脂蛋白转移到红细胞，由泛素醇、磷脂过氧化氢谷胱甘肽过氧化物酶或维生素 C（抗坏血酸）在细胞膜上原位再生。

（2）维生素 C：维生素 C 是一种多羟基化合物，结构类似葡萄糖，其分子中第 2 及第 3 位上两个相邻的烯醇式羟基极易解离而释出 H^+，故具有酸的性质，又称 L- 抗坏血酸。维生素 C 具有很强的还原性，对自由基诱导的氧化损伤具有保护作用，是血浆和血液中重要的抗氧化剂。在对抗自由基过程中，维生素 C 很容易被氧化成脱氢抗坏血酸（dehydroascorbate，DHA），DHA 的双电子氧化产物通过葡萄糖转运体被红细胞迅速吸收并迅速还原为维生素 C。GSH 是 DHA 还原的主要电子供体，并依赖于戊糖循环中的 D-葡萄糖代谢。此外，依赖 NADPH 的硫氧还蛋白还原酶系统也有助于 DHA 的还原。有证据表明，维生素 C 的循环依赖于抗坏血酸自由基（ascorbic acid free radical，AFR）

和 DHA 的减少。特别是当氧化应激不严重时，AFR 的还原（由 NADH 和 NADPH 依赖的还原酶催化）占主导地位，而在更严重的氧化应激条件下，GSH 依赖的 DHA 的还原速率更大。由于葡萄糖代谢通过磷酸戊糖途径提供 NADPH，使得细胞氧化还原循环与能量状态紧密相关，因此，在长期的能量不足或缺乏烟酸或核黄素时，机体抗氧化能力将降低。

在某些条件下，关于抗氧化化合物（维生素 C、维生素 E、谷胱甘肽和葡萄糖）的某些抗氧化作用的研究报道结果是矛盾的。研究表明，抗氧化化合物促进氧化作用的必要条件包括：自由基引发剂的存在或金属离子的参与诱发氧化应激，以及关键抗氧化剂之一的严重损耗或缺失。例如，细胞维生素 E 水平可能直接影响细胞内谷胱甘肽的含量，在维生素 E 不足或缺乏的情况下，谷胱甘肽和维生素 C 可以成为氧化剂。

此外，维生素对质膜氧化损伤的防御与保护和逆转脂质双分子层中多不饱和脂肪酸（polyunsaturated fatty acids，PUFA）的过氧化有关。主要是维生素 E 通过将酚氢转移到过氧化 PUFA 的过氧自由基来破坏自由基链式反应，从而阻止 PUFA 的过氧化。泛素、膜蛋白巯基和 GSH 依赖的磷脂过氧化物酶也可能有助于保护质膜。此外，红细胞中的抗坏血酸通过直接循环机制保护细胞膜中的 α-生育酚。

除了利用细胞内抗氧化剂保护细胞膜免受氧化应激的能力外，红细胞也可通过跨膜电子传递来缓冲细胞内、外环境的氧化还原反应来对抗细胞外的氧化剂。有证据表明，人类红细胞膜包含许多不同的电子传递系统，其中有一些是以膜蛋白、NADH 或维生素 C 作为电子供体。细胞内黄酮类化合物也被报道为人体红细胞胞外铁氰化物还原的电子供体。

（三）红细胞代谢与氧化还原平衡

红细胞的抗氧化特性与其代谢之间的相互关系是其生存的一个关键因素。红细胞在循环中持续存在的能力主要依赖于自身的氧化还原调节及其保持血红蛋白的可溶性和非氧化状态。红细胞中的酶参与两个重要的代谢途径，即葡萄糖无氧酵解和磷酸戊糖途径。

1. 葡萄糖无氧酵解　这是红细胞中可利用的三磷酸腺苷（adenosine triphosphate，ATP）的唯一来源，同时产生还原性 NADH，也是驱动高铁血红蛋白还原为血红蛋白所必需的分子。无氧代谢途径的中间产物之一葡萄糖 -6- 磷酸，是葡萄糖 -6- 磷酸脱氢酶（glucose 6-phosphatedehydrogenase，G6PD）的底物。G6PD 被认为是磷酸戊糖途径的限速酶，可为氧化型的谷胱甘肽还原为还原型谷胱甘肽（GSH）提供还原当量，谷胱甘肽在细胞氧化还原状态的整体维持中起着核心作用。

2. 磷酸戊糖途径　是葡萄糖氧化分解的一种方式。由于此途径是由 6- 磷酸葡萄糖（glucose-6-phosphate，G-6-P）开始，故亦称为己糖磷酸旁路。该途径的一个非常重要的产物是还原性 NADPH，它是氧化性谷胱甘肽（GSSG）发生还原反应的辅助因子。在生理条件下，90% 的葡萄糖通过糖酵解途径消耗，10% 用于磷酸戊糖途径。在氧化应激的情况下，磷酸戊糖途径可能显著增加，而 NADPH 的消耗增加是这种增长的主要刺激因素。

（四）血红蛋白抗氧化途径

血红蛋白是自然界最丰富和最突出的氧化剂氧化攻击的目标。外源性物质可以通过自身作为氧化剂直接氧化血红蛋白，如在代谢过程中产生的内源性氧化剂如 H_2O_2 和 $O_2^- \cdot$，它们的直接氧化作用是高铁血红蛋白（methemoglobin，met-Hb）产生的主要原因，而在红细胞内有完善的高铁血红蛋白的还原途径。

1. 依赖 NADH- 细胞色素 b5 还原酶还原途径　依赖 NADH- 细胞色素 b5 还原酶可将电子从 NADH 转移到血红素，这是高铁血红蛋白还原的最重要途径。

2. 依赖 NADPH 的高铁血红蛋白还原酶还原途径　使用 NADPH 作为电子供体，以减少高铁血红蛋白的产生。因为这个系统依赖于一个外源性的电子受体，所以在正常情况下作用并不显著。

3. 依赖维生素 C、还原性谷胱甘肽和还原性黄素的还原途径　维生素 C、还原性谷胱甘肽和还原性黄素可以直接转移电子，但发生缓慢，发挥次要作用。

（五）氧化应激对红细胞能量代谢的影响

氧化应激后红细胞能量代谢的改变是红细胞稳态的另一个重要方面。研究发现氧化应激时腺苷一磷酸脱氨酶被显著激活，导致腺苷一磷酸（adenosine monophosphate，AMP）到次黄嘌呤核苷酸（hypoxanthine nucleotide，IMP）的脱氨基反应过程中进行性消耗 ATP，IMP 不能被红细胞用于腺嘌呤核苷酸的补救合成，导致红细胞的能量代谢严重失衡。大量研究显示，ROS 还可能影响其他几种酶的活性，如葡萄糖 -6- 磷酸脱氢酶、甘油醛 -3- 磷酸脱氢酶、丙酮酸激酶或己糖激酶，从而影响红细胞的能量状态。红细胞功能和完整性的可变参数受到氧化应激增加的负面影响。因此，除了 Hb 光谱加合物的形成和脂质过氧化增加外，非酶抗氧化剂的减少、SH 基团的氧化、红细胞膜离子通透性的改变和蛋白质水解的激活，这些都是暴露于不同的 ROS 后的反应。

综上所述，红细胞中所包含的酶、谷胱甘肽系统和红细胞膜的低分子量抗氧化剂，代表了血液抗氧化能力的主要组成部分。红细胞的另一个主要贡献是通过磷酸戊糖途径和谷胱甘肽还原酶再生消耗的氧化还原当量。此外，红细胞的细胞外抗氧化能力及内部的还原当量远远超过了它自身的氧化还原稳态需求，故使红细胞在机体中起着氧化还原缓冲库的作用，这也是为什么红细胞代谢和氧化还原平衡强烈影响全身的抗氧化特性的原因。

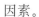 ## 第三节　红细胞氧化应激与疾病

尽管人类红细胞具有很高的抗氧化能力，但其亚铁浓度很高。铁在产生氧自由基中起着关键作用，且铁的氧化还原循环促进芬顿反应，并通过芬顿反应生成强氧化剂羟基

自由基。因此，红细胞暴露于氧化损伤的高风险中。当铁从血红蛋白及其衍生物中释放出来时，便会被氧化形成高铁形式。如果红细胞内谷胱甘肽耗尽，非蛋白结合形式的铁会引起脂质过氧化和溶血。而且铁也与膜蛋白的脂质过氧化有关，这是红细胞老化的基础。此外，由于膳食蛋白质缺乏、铁负荷增加、铁结合蛋白减少或细胞损伤引起的细胞外或细胞内铁浓度的增加均会促进氧化应激。

红细胞氧化与抗氧化失衡往往和多种疾病的发生发展密切相关。镰状细胞贫血、地中海贫血、葡萄糖-6-磷酸脱氢酶缺乏症和不稳定血红蛋白病等都是遗传性疾病，这些疾病均与红细胞氧化损伤有关。由于红细胞慢性氧化还原失衡，使其具有更高的氧化损伤潜力，通常导致患者轻度至重度溶血。这种不平衡由几个内在因素引起，包括酶的消耗和红细胞本身的病理过程，如 Hb 的变性、过量的未配对的珠蛋白链的存在、细胞内非血红蛋白铁的增高、正常 Hb 的浓度过低及 Hb 糖基化等，这些病理改变均可能引起氧化应激。

一、镰状细胞贫血

镰状细胞贫血，是一种常染色体显性遗传血红蛋白病，因 β- 珠肽链第 6 位氨基酸谷氨酸被缬氨酸所代替，构成镰状血红蛋白，取代了正常血红蛋白。具体来说，镰状血红蛋白被证明会加速 Hb 自身氧化，导致超氧化物和 met-Hb 的形成。一些变性血红蛋白失去血红素，特别是在脂质双分子层，它很容易被破坏，释放出"游离"铁。膜相关的游离铁可以与可溶性氧合血红蛋白形成氧化还原偶联，促进 Hb 进一步氧化。膜相关的游离铁作为催化剂，可以利用细胞内的还原物质（如维生素 C、超氧化物）进行氧化还原循环，生成羟自由基等高活性氧化剂。这些机制可以解释镰状红细胞自发产生过量氧化剂的原因。在镰状红细胞中，膜蛋白巯基的氧化和膜脂的过氧化可能归因于铁的作用。

二、地中海贫血

地中海贫血又称珠蛋白生成障碍性贫血，是一组遗传性溶血性贫血疾病。由于遗传的基因缺陷致使血红蛋白中一种或一种以上珠蛋白链合成缺如或不足所导致的贫血或病理状态。缘于基因缺陷的复杂性与多样性，使缺乏的珠蛋白链类型、数量及临床症状变异性较大。根据所缺乏的珠蛋白链种类及缺乏程度，地中海贫血分为 α 型、β 型、δβ 型和 δ 型 4 种，其中以 β 型和 α 型地中海贫血较为常见。

地中海贫血是由于氧化应激增强而引起红细胞破坏增加的又一病例。在 β 型地中海贫血患者红细胞前体中 β-珠蛋白链的相对过量会导致包含 β-珠蛋白链的包涵体的形成。过量的血红蛋白链自氧化，释放血红素，与正常血红蛋白相比，以更高的速率产生超氧化物，导致膜结合血红素的产生。它们与带 3 蛋白的细胞质结构域的结合产生一种新抗原，这种新抗原介导巨噬细胞对细胞的免疫清除。此外，带 4.1 蛋白经历了部分氧化，无法参与 spectrin-protein 4.1-actin 复合体的形成，而这对细胞骨架的稳定性至关重要。除氧化外，游离的 α- 珠蛋白链被降解形成变性的 α- 珠蛋白、血红素和游离铁。游离铁通过芬顿反应产生 ROS，ROS 导致脂质和蛋白质过氧化，而血红素及其被氧化的血红素形式也对红细胞膜产生氧化损伤。所有这些过程都有助于红细胞结构和功能的改变，从而导致红细胞变形性、稳定性和凋亡率的改变。在体内，这种细胞变形能力的丧失可能解释了从骨髓挤压网织红细胞受损和外周血红细胞存活时间缩短的原因。同样，在地中海贫血中，膜骨架结合的球蛋白部分被氧化，从而导致膜损伤。与 α-珠蛋白链不同，过量 γ-珠蛋白链和 β-珠蛋白链能够形成部分可溶的 γ4 四聚体（Hb Bart）和 β4 四聚体（HbH）。此外，在地中海贫血中通过 4.1 蛋白的结构和功能是正常的，而且 α 型地中海贫血症中过量的 α-珠蛋白链更不稳定，分解成单体的速度要更快，与相对更稳定的过量 β-珠蛋白链相比，会产生更多的自由基。一般来说，α 型 /β 型地中海贫血中它们沉淀的时间和模式似乎是不同的，这可能解释了这两种疾病临床表现的一些差异。

三、G6PD 缺乏症

G6PD 缺乏症是迄今世界上最常见的酶病，主要由 G6PD 基因点突变引起。G6PD 是磷酸戊糖途径的关键酶，对 NADPH 的充足供应至关重要。保持较高的 NADPH/NADP 比值对于保持还原型谷胱甘肽的还原状态，保护红细胞免受氧化损伤具有重要意义。特别是氧化剂损伤导致血红蛋白的游离巯基被氧化生成二硫键，进而降低血红蛋白的溶解度并产生亨氏小体。高比例的还原型谷胱甘肽代表着对 Hb 氧化损伤的主要防御。红细胞的还原能力有限，因为它没有细胞内细胞器，完全依赖于谷胱甘肽还原所需的磷酸戊糖途径来产生 NADPH，这就是为什么 G6PD 缺乏的红细胞中 NADPH 的产生受到高度抑制。红细胞缺乏 G6PD 或谷胱甘肽依赖的解毒过程所需的其他成分的个体对氧化剂的溶血作用特别敏感。据报道，遗传性贫血的慢性氧化应激导致抗氧化营养素（维生素 E、维生素 C、谷胱甘肽）持续消耗，但其引发周期性溶血的作用尚不清楚。

红细胞的特殊结构特点和重要生理功能使其更易受氧化应激的影响。红细胞的氧化损伤与人类多种血液疾病息息相关，因此进一步科学全面地研究红细胞氧化应激机制来预防血液疾病或改善人类健康是非常有必要的。希望未来能通过干预红细胞氧化损伤后的血红蛋白变性、膜脂质过氧化和膜蛋白破坏、酶活性降低、糖酵解受阻等中间环节，以维持红细胞正常形态和功能，进而达到预防和治疗相关疾病的目的。

（刘　佳）

参 考 文 献

[1] RYTER SW. Heme oxygenase-1/carbon monoxide as modulators of autophagy and inflammation[J]. Arch Biochem Biophys, 2019,678:108186.

[2] GEBICKA L. Redox reactions of heme proteins with flavonoids[J]. J Inorg Biochem, 2020, 208:111095.

[3] FIORANI M, DE SANCTIS R, DE BELLIS R, et al. Intracellular flavonoids as electron donors for extracellular ferricyanide reduction in human erythrocytes[J]. Free Radic Biol Med, 2002, 32(1):64-72.

[4] KEHRER JP, KLOTZ LO. Free radicals and related reactive species as mediators of tissue injury and

disease: implications for Health[J]. Crit Rev Toxicol, 2015, 45(9):765-798.

[5] NAKAMURA T, NAGURO I, ICHIJO H. Iron homeostasis and iron-regulated ROS in cell death, senescence and human diseases[J]. Biochim Biophys Acta Gen Subj, 2019, 1863(9):1398-1409.

[6] PICCIN A, MURPHY C, EAKINS E, ET AL. Insight into the complex pathophysiology of sickle cell anaemia and possible treatment[J]. Eur J Haematol, 2019, 102(4):319-330.

第9章

红细胞衰亡研究进展

 ## 第一节 红细胞衰亡概述

生理条件下，红细胞寿命受到衰老的限制。在衰老红细胞中，部分变性血红蛋白会结合并聚集于红细胞膜的带 3 蛋白（Band 3），进而导致补体 C3 附着和 IgG 依赖的巨噬细胞清除。在红细胞 120 天的生命周期中，会受到各种损伤，主要来源于红细胞在执行气体交换任务的同时所经历的物理压力和化学压力。其中，物理性压力包括变形和机械应力；化学压力则包含各种氧化物和自由基和一些循环刺激因素如炎症、高渗、能量消耗、重金属暴露、异种生物制剂和各种临床治疗所用的药物等。受损红细胞在其完整性、功能和生存能力方面均会被削弱，最终可能导致溶血的发生和游离血红蛋白(hemoglobin，Hb）的释放。过多的游离 Hb 进入循环能够被结合珠蛋白以高亲和力结合并处理，但当大量红细胞裂解时，超过游离珠蛋白结合能力的游离 Hb 就会从肾脏中自由过滤并在肾小管中沉淀并导致肾小管阻塞，甚至引发高致死率的急性肾损伤（acute kidney injury，AKI）。

红细胞衰亡（eryptosis）是机体为减少受损红细胞过早溶血一种防御机制，是红细胞溶血前的一种自杀性细胞死亡过程，这一过程能够使缺陷、感染或其他潜在问题红细胞以不释放细胞内 Hb 形式被机体及时处理。红细胞衰亡与有核细胞凋亡类似，其特征包括细胞收缩、膜起泡和磷脂酰丝氨酸（phosphatidylserine，PS）外翻。由于红细胞缺乏执行凋亡的细胞核和线粒体，因此红细胞衰亡过程没有线粒体去极化和细胞核凝聚等凋亡特征。一旦 PS 暴露，衰亡红细胞就会被巨噬细胞许多不同的受体直接或间接识别并结合，最终迅速清除出循环。

尽管红细胞衰亡过程可以减少溶血及相应的有害损伤，但该机制的失调同样也可能引发有害的病理生理后果。通常情况下，循环红细胞数量在红细胞清除与红细胞生成间维持平衡。然而，一旦损失的红细胞数量超过了新生红细胞，就会导致贫血的发生。目前，许多疾病包括糖尿病、肾病、恶性肿瘤、肝功能衰竭、溶血性尿毒症综合征、疟疾等，均被发存在由红细胞衰亡加剧所致的贫血发生或发展。

第二节 红细胞衰亡的机制

红细胞衰亡过程是由复杂的细胞机制相互协调作用的，其中胞质 Ca^{2+} 浓度增加在 PS 暴露和膜不对称性干扰引发的红细胞衰亡起着关键作用。其他诱因包括神经酰胺增加、氧化应激、能量耗竭及激酶活性的改变等多种因素也以依赖或独立于细胞内 Ca^{2+} 浓度的方式参与了红细胞衰亡过程。

一、Ca^{2+} 依赖机制

细胞内 Ca^{2+} 浓度的升高是红细胞衰亡的早期事件，能够触发 PS 外化和细胞收缩，是引发红细胞衰亡的主要因素之一。在红细胞非刺激的静息条件下，细胞内总 Ca^{2+} 包括游离 Ca^{2+}（50nmol/L 内）和 Ca^{2+} 结合蛋白（如钙调蛋白）结合的 Ca^{2+} 离子，因此，参与影响细胞内 Ca^{2+} 稳态的因素可以由 Ca^{2+} 存在形式的不同分为钙调蛋白和游离 Ca^{2+} 两部分。

（一）Ca^{2+}/ 钙调蛋白相关途径

1.Gardos 通道激活

红细胞内表达受 Ca^{2+} 激活的 Ca^{2+} 敏感性 K^+ 通道，也被称为 Gardos 通道（$K_{Ca}3.1$），由 KCNN4 基因编码。当胞质 Ca^{2+} 浓度增加或 Gardos 通道 Ca^{2+} 敏感性增强时，会导致 Ca^{2+}/ 钙调蛋白的形成，从而激活 Gardos 通道。当 Ca^{2+} 浓度为 2μmol/L 时，Gardos 通道活性最大，其介导的 K^+ 外流使细胞膜发生超极化，驱动阴离子经 Cl^- 通道外流，离子流出所致的胞外高渗会使细胞内水分子流失并引发红细胞体积的减小和细胞皱缩，继而引发红细胞衰亡的发生。研究表明，在遗传性干细胞病中，由于 KCNN4 基因突变，使成熟红细胞 Gardos 通道对 Ca^{2+} 的敏感性升高，导致该病患者易发生特征性红细胞脱水及溶血性贫血症状。此外，Gardos 通道的激活还会增强由能量消耗或 Ca^{2+} 通道载体刺激的红细胞 PS 暴露。

2. 质膜 P 型 Ca^{2+}-ATP 酶

质膜 P 型 Ca^{2+}-ATP 酶（plasma membrane P-type Ca^{2+}ATPase，PMCA）在人红细胞中表达，它具有一个与 Ca^{2+}/Ca^{2+} 调素相互作用的 Ca^{2+}/Ca^{2+} 调素结合位点，使其能够感应胞浆 Ca^{2+} 浓度的升高。该酶可以以消耗 ATP 的方式将 Ca^{2+} 泵出细胞，其活性可以被神经酰胺或花生四烯酸（arachidonic acid，AA）所诱导。

（二）Ca^{2+} 可渗透通道

1. 离子型谷氨酸受体

AMPA（alpha-amino-3-hydroxy-5-methyl-4-isoxazolepropionic acid）是一种离子型谷氨酸受体，由 GluA1、GluA2、GluA3、GluA4 四个亚单位组成，负责产生兴奋性突触反应，在调节神经元细胞凋亡方面至关重要。当 AMPA 受体在没有 GluA2 情况下表达时，GluA1 可以形成 Ca^{2+} 可渗透的阳离子通道。红细胞即能够表达 GluA1，并且对该受体的激活具有高度敏感性。当去除胞外 Cl^- 或葡萄糖时，GluA1 能够驱动细胞膜 Ca^{2+} 增加并刺激 Ca^{2+} 流入红细胞诱导红细胞衰亡的发生。另一离子型谷氨酸受体 NMDA（N-methyl-D-aspartate）也是一种可渗透型 Ca^{2+} 受体，同样参与了红细胞中 Ca^{2+} 稳态的维持。

2.TRP 通道

TRP 通道是一类阳离子通道家族，在许多不同的细胞类型中表达，可使不同的阳离子渗透，具有广泛的生理功能。TRPC2、TRPC3 和 TRPC6 是红细胞前体细胞中表达的 TRPC 通道家族的成员，具有 Ca^{2+} 渗透性。红细胞前体细胞能够在促红细胞生成素（erythropoietin，EPO）诱导下，使 Ca^{2+} 通过 TRPC3 进入。TRPC6 可能参与了人成熟红细胞衰亡时 Ca^{2+} 的进入，而 TRPC4/5 则可能与小鼠成熟红细胞衰亡相关。

3. 机械敏感性阳离子通道 PIEZO1

剪切应力也会导致 Ca^{2+} 进入红细胞，这一作用可能是由红细胞表达的机械敏感性阳离子通道 PIEZO1（mechanosensitive cation channel，PIEZO1）实现的。当红细胞受到剪切应力时，会诱导 PIEZO1 依赖的 Ca^{2+} 流入红细胞，进而刺激 Gardos 通道介导的 K^+ 流出并引发细胞收缩。

4. 电压依赖的 $Ca_v2.1$ 通道

有研究证实，人红细胞表达可通过 Ca^{2+} 的电压依赖的 $Ca_v2.1$ 通道。当使用 ω-agatoxin TK 对 $Ca_v2.1$ 进行特异性药理抑制时，能够降低由佛波酯（phorbol 12-myristate 13-acetate，PMA）诱导的红细胞 Ca^{2+} 内流。

（三）影响细胞 Ca^{2+} 稳态的因素

1. 细胞外阴离子

已知红细胞内 Ca^{2+} 浓度受胞内 Cl^- 浓度调节，胞外葡萄糖酸盐、Br^-、SCN^- 及 I^- 均能够强烈上调红细胞膜中 Ca^{2+} 通道的电导率。

2. 前列腺素 E_2

前列腺素 E_2（prostaglandin E2，PGE_2）是一种重要的阳离子通道激活剂，是 Ca^{2+} 内流引发红细胞衰亡机制的主要调节因子。亚纳摩尔浓度的 PGE_2 不仅能够激活红细胞阳离子通道，而且还能够刺激 Ca^{2+} 内流、钙蛋白酶的激活和锚蛋白 -R 的降解。PGE_2 细胞外 Cl^- 的等渗替代和高渗休克能够诱导红细胞生成 PGE_2，并且环氧合酶的激活导致花生四烯酸的形成和 PGE_2 的释放，继而激活 Ca^{2+} 可渗透型阳离子通道并导致 Ca^{2+} 内流。

3. 其他因素

促红细胞生成素（erythropoietin，EPO）可以从两种途径对循环红细胞数量产生影响。其一，EPO 可以通过抑制红细胞祖细胞的凋亡，促进红细胞的增殖和分化并增加循环红细胞的数量；另一方面，EPO 还可以通过抑制 Ca^{2+}- 渗透性阳离子通道，抑制红细胞衰亡。

儿茶酚胺类（Catecholamines）如多巴胺、肾上腺素和异丙肾上腺素，被认为可以通过抑制可渗透 Ca^{2+} 的阳离子通道从而抑制 Ca^{2+} 离子的进入减少红细胞衰亡的发生。

另外，氨氯吡脒（amiloride）、乙基异丙基氨氯吡脒（ethyl isopropyl amiloride，

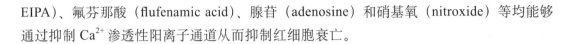

EIPA)、氟芬那酸（flufenamic acid）、腺苷（adenosine）和硝基氧（nitroxide）等均能够通过抑制 Ca^{2+} 渗透性阳离子通道从而抑制红细胞衰亡。

二、非 / 不完全依赖 Ca^{2+} 机制

（一）神经酰胺

独立于细胞膜 Ca^{2+} 活动的增加，细胞骨架与细胞膜相互作用的破坏也会导致红细胞衰亡，这一过程由鞘磷脂分解和神经酰胺（ceramide）的形成诱发，是引起红细胞衰亡的又一关键途径。由于鞘磷脂是一类以神经酰胺为疏水骨架的结构性脂类，因此，神经酰胺可由分布于红细胞及血浆中的鞘磷脂酶（sphingomyelinase）分解膜鞘磷脂（sphingomyelin, SM）产生。在高渗休克时，红细胞收缩会激活磷脂酶作用于细胞膜脂质，从而形成血小板活化因子（platelet-activating factor，PAF），PAF 与红细胞表面的 PAF 受体结合，又进一步介导了鞘磷脂的分解并因此增加神经酰胺的产生。神经酰胺的增加可以诱导跨层脂质的运动，通过加剧 PS 暴露和细胞膜不对称性破坏从而诱导红细胞衰亡。

除了参与上述直接作用于红细胞膜诱导衰亡发生的机制之外，神经酰胺还可以从多种途径参与 Ca^{2+} 相关的红细胞衰亡。首先，神经酰胺的增加会影响红细胞膜对 Ca^{2+} 的敏感性，从而以不会诱导 Ca^{2+} 内流的机制引发红细胞衰亡，并且这一通路是由同样参与有核细胞凋亡的死亡受体 CD95 所介导。另外，神经酰胺也可由鞘氨醇在神经酰胺合成酶作用下转化而来。鞘氨醇激酶 1（sphingosine kinase 1）催化从鞘氨醇形成鞘氨醇 -1-磷酸（sphingosine-1-phosphate），由于红细胞中缺乏鞘氨醇 -1- 磷酸降解酶，因此含有大量鞘氨醇 -1- 磷酸。但有研究表明，鞘氨醇而非鞘氨醇 -1- 磷酸可以介导红细胞的 Ca^{2+} 依赖性衰亡过程。

（二）氧化应激

氧化应激是红细胞短暂生命周期中需要持续面对的刺激因素之一。首先，氧化应激和高渗透压均能够激活运输 Ca^{2+} 的阳离子通道以及 Cl^- 通道，胞内 Cl^- 离子的流失刺激了 PGE_2 的释放，而 PGE_2 又是引发胞内 Ca^{2+} 离子水平升高的重要驱动力之一。其次，尽管拥有包括谷胱甘肽（glutathione）、超氧化物歧化酶（superoxide dismutase，SOD）及过氧化氢酶（catalase）等强大的活性氧（reactive oxygen species，ROS）清除系统，但在某些疾病过程中，抗氧化与氧化平衡的失调会使过量的活性氧（reactive oxygen species，ROS）激活非选择性阳离子通道，驱动 Ca^{2+} 离子的流入从而引发红细胞衰亡。在缺乏谷氨酸 - 半胱氨酸连接酶（glutamate–cysteine ligase，GCLM）小鼠中，由于红细胞谷胱甘肽水平仅为正常的 10%，$GCLM^{-/-}$ 小鼠相比于正常小鼠有明显加剧的红细胞衰亡；由于 Ca^{2+} 渗透性阳离子通道的激活，当 $GCLM^{-/-}$ 小鼠暴露于苯肼诱导的氧化应激时，就会引起致命性溶血的发生，且抗氧化剂 Trolox 可以阻断 $GCLM^{-/-}$ 小鼠红细胞的衰亡。此外，当氧化应激与白三烯（leukotrienes）和 α- 硫辛酸（α-lipoic acid）共同作用时，能够诱导红细胞中 Caspases 激活，裂解带 3 蛋白，促进 PS 暴露，导致红细胞被循环中巨噬细胞识别吞噬。但这一作用在红细胞衰亡中并非主导，且红细胞中 Ca^{2+} 浓

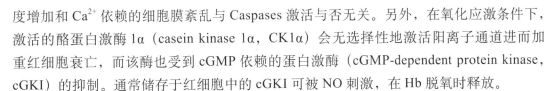

度增加和 Ca^{2+} 依赖的细胞膜紊乱与 Caspases 激活与否无关。另外，在氧化应激条件下，激活的酪蛋白激酶 1α（casein kinase 1α，CK1α）会无选择性地激活阳离子通道进而加重红细胞衰亡，而该酶也受到 cGMP 依赖的蛋白激酶（cGMP-dependent protein kinase，cGKI）的抑制。通常储存于红细胞中的 cGKI 可被 NO 刺激，在 Hb 脱氧时释放。

（三）能量耗竭及激酶活性

能量耗竭能够通过多种途径引发红细胞衰亡，不仅能够激活红细胞膜上的 Ca^{2+} 离子通道，通过形成 PGE$_2$ 引发红细胞衰亡，还会影响红细胞谷胱甘肽（glutathione，GSH）的补充，降低红细胞的抗氧化活性进而引发衰亡。此外，能量耗竭还会影响激酶的活性和膜蛋白的磷酸化，通过导致 PS 暴露和细胞皱缩引发衰亡。另一方面，激活的激酶如蛋白激酶 C（Protein Kinase C，PKC）可能会导致细胞内 Ca^{2+} 离子浓度增加，直接激活红细胞的衰亡过程。众所周知，磷酸化是所有细胞内过程的关键调节机制，包括有核细胞的凋亡。在成熟红细胞中，由于红细胞不能合成新生蛋白，因此磷酸化和其他翻译后修饰可能更为重要。多种激酶已被证明可参与调节红细胞衰亡，例如 JAK3 的磷酸化激活会引起能量剥夺或氧化应激条件下的红细胞皱缩；而 AMP- 激活激酶 1α（AMP-activated kinase 1α，AMPK1α）在氧化应激条件下的激活则会对红细胞衰亡产生抑制作用。

酪蛋白激酶 1（Casein kinase 1，CK1）是一种丝氨酸 / 苏氨酸蛋白激酶，在人体内有七种亚型，在包括细胞周期、基因表达、细胞骨架修饰、细胞黏附和受体介导信号的调节等多种细胞过程中均能够发挥作用。在有核细胞凋亡时，CK1α 磷酸化 BCL10、BID 和 Fas 相关死亡结构域（Fas-associated death domain，FADD）。在红细胞中，刺激 CK1α 可增强能量消耗、氧化应激和高渗休克背景下的红细胞衰亡。

p38 丝裂原活化蛋白激酶（p38 mitogen-activated protein kinase，p38 MAPK）可被多种刺激激活，如紫外线、热、渗透性休克和细胞因子。MAPK 能够参与不同的有核细胞凋亡过程，并且在应对不同刺激时可能具有不同的促凋亡或抗凋亡作用。在高渗休克背景下使用离子霉素(ionomycin)抑制红细胞中磷酸化的 p38 MAPK 时，红细胞体积缩小、胞质 Ca^{2+} 增加和 PS 暴露被明显抑制，表明 p38 MAPK 的激活与红细胞衰亡过程中胞质 Ca^{2+} 活动有关。

蛋白激酶 C（Protein Kinase C，PKC）在 Ca^{2+} 和二酰甘油（diacylglycerol，DAG）增加时被激活，激活后的 PKC 被招募到膜上使其底物发生磷酸化。PKC 可以调节一系列重要的过程，包括基因表达、蛋白质分泌、细胞分裂和炎症。在红细胞中，PKC 的激活可以间接导致 Ca^{2+} 摄入增加并引发细胞皱缩和 PS 暴露。此外，葡萄糖消耗导致 PKCα 易位到膜上，显著增加 PKC 活性和膜蛋白的磷酸化，且能量消耗后的 PS 暴露能被特异性的 PKC 抑制剂所抑制。并且，PKC 还能调节 Ca$_v$2.1 介导的 Ca^{2+} 流入。

Janus 激酶 3（Janus kinase 3，JAK3）是一种主要在造血细胞中表达的胞浆酪氨酸激酶，属于 JAK 酶家族，该家族还包括 JAK1、JAK2 和 TYK2，通常在细胞因子和生长因子所触发的信号传导中发挥作用。在红细胞能量耗尽时，JAK3 在激活的酪氨酸 980 上被磷酸化。此外，JAK3 抑制剂能够减少由葡萄糖剥夺引发的红细胞衰亡，且该作用对红细胞大小并无影响。总的来说，JAK3目前被认为与能量耗尽时的膜扰动有关。

AMP激活激酶（AMP-activated kinase，AMPK）是一种丝氨酸／苏氨酸激酶，由一磷酸腺苷（adenosine monophosphate，AMP）激活，在能量平衡中发挥关键作用。AMP增加或ATP减少是能量耗尽表现，一旦AMPK被激活，就会开启产生ATP的分解代谢过程，如糖酵解，关闭消耗ATP的合成代谢途径如脂肪合成。有研究表明，与野生型小鼠相比，AMPKα亚单位缺乏的小鼠红细胞寿命更短。此外，抑制AMPK会加剧葡萄糖消耗引起的红细胞衰亡，进一步增加PS暴露和细胞内Ca^{2+}浓度。

cGMP依赖性蛋白激酶Ⅰ（cGMP-dependent protein kinase，cGKI）是一种由第二信使环磷酸鸟苷（cyclic guanosine monophosphate, cGMP）激活的丝氨酸／苏氨酸激酶，与Ca^{2+}调节、血小板活化等过程有关。研究显示，缺乏cGKI的小鼠PS暴露增加、红细胞清除更快、红细胞更新率更高，表现出更高的红细胞衰亡水平。内源性一氧化氮（nitric oxide，NO）是cGKI的激活剂，由于NO是红细胞衰亡的有效抑制剂，因此cGKI也能够间接抑制红细胞衰亡。

PAK（p21-activated kinase）是属于PAK家族的一种激酶，具有丝氨酸／苏氨酸激酶活性，在人类有6个成员，其中PAK1、2、3是两种关键的细胞骨架调节蛋白Rho-GTPase CDC42和Rac的效应激酶。在细胞凋亡过程中，PAK2可以通过Caspases 3的蛋白裂解作用而被激活。在葡萄糖剥夺的红细胞中，PAK2的抑制会导致PS暴露并引发衰亡；在AMPK敲除小鼠，PAK2抑制的影响不会因为AMPK的缺失而加剧，表明这两种酶可能在同一途径中发挥作用。因此，AMPK和PAK2似乎在红细胞能量耗尽时发挥促进生存的作用。

Raf激酶（Rapid accelerated fibrosarcom kinase）家族具有丝氨酸／苏氨酸激酶活性，由3个成员A-Raf、B-Raf和C-Raf组成，通常作用于MAPK（mitogen-activated protein kinase）途径上游，其途径为：生长因子受体激活Ras GTP酶，Ras GTP酶激活Raf进而使MEK（mitogen-activated protein kinase）磷酸化并导致ERK（extracellular signal-regulated kinases）的激活。Raf与细胞凋亡有关，特异性的Raf抑制剂Sorafenib已被开发用于癌症治疗。在红细胞中，用Sorafenib抑制Raf会导致红细胞衰亡，这表明Raf对红细胞衰亡具有抑制作用。

MSK激酶（mitogen and stress activated kinase）家族包括MSK1和MSK2，是参与MAPK级联反应的丝氨酸激酶，其一旦被ERK1和ERK2激活，就会磷酸化激活转录因子并促进细胞增殖。缺乏MSK1/2的小鼠呈现出较高的红细胞周转率。虽然在正常情况下，与对照组小鼠红细胞相比，MSK1/2缺陷小鼠的红细胞PS暴露水平无明显升高，但当红细胞受到高渗冲击或能量耗竭的压力时，MSK1/2缺陷的红细胞PS暴露和细胞皱缩明显增强。

（四）凋亡蛋白

许多细胞死亡蛋白存在于成熟红细胞中，包括BCL-2家族成员，如促凋亡蛋白BAD、BID、BCL10、BAK、BAX和抗凋亡蛋白BCL-X$_L$，这些蛋白在有核细胞线粒体依赖的细胞凋亡中起着关键作用。对于红细胞，$BCL-X_L$ 在造血过程中至关重要，在成红细胞成熟后期的表达显著提高，而 BAX 和 BAK 的表达在红系细胞发育过程中降低。在含有线粒体的未成熟红细胞如网织红细胞中，抑制 $BCL-X_L$ 导致 Caspases 依赖性凋亡，而对于缺乏线粒体的成熟红细胞，其存活需要质膜中 $BCL-X_L$ 和 BAK 之间的相互作用。研究表明，使用能够导致 BAK 释放的 BAK 模拟小分子，能够破坏这种相互作用并增加细胞内 Ca^{2+} 浓度，诱导 PS 暴露。通过该途径诱导的红细胞衰亡可通过添加血清来抑制。

（五）一氧化氮

红细胞能够吸收、储存和释放氮氧化物，NO 通常由含氧血红蛋白结合并由脱氧血红蛋白在缺氧组织中释放，通过激活对红细胞存活具有重要作用的 G 蛋白激酶，在缺氧组织中发挥舒张血管的作用。红细胞内 NO 参与血管张力的调节，当 NO 耗尽时，可能导致输血后血管收缩和缺血。NO 释放缺陷可能导致肺动脉高压和镰状细胞贫血的微循环紊乱，这些疾病被认为与 Gardos 通道异常有关。另外，NO 和 NO 供体，如硝普钠，已被证明可以抑制 Ca^{2+} 诱导的红细胞衰亡，其机制不影响 Ca^{2+} 水平，而与 Caspases 及 Ca^{2+} 信号传导的下游通路有关。

（六）表面受体

细胞外信号通过细胞表面受体可以转化为细胞内的死亡级联反应。与有核细胞的凋亡类似，细胞外配体与各种红细胞表面受体结合后可以触发细胞衰亡。已被证明能触发红细胞衰亡的红细胞受体包括血型糖蛋白 C、CD47 等。目前，表面受体的激活和红细胞衰亡的触发之间的联系尚不完全清楚。

血型糖蛋白 C（glycophorin-C，GPC）是红细胞膜表面的一种重要的糖蛋白，与膜骨架相互作用，在维持红细胞形态中发挥作用。报道显示，抗 GPC 抗体的结合会导致 PS 的暴露和溶血的发生。

CD47（Cluster of differentiation 47）是一种跨膜蛋白，能够针对巨噬细胞受体 SIRPα 并释放"不吃我"信号。然而，最近的研究表明，在衰老和氧化应激的红细胞中，CD47 可以转换为"吃我"信号，可能与氧化应激诱导的 CD47 构象变化进而促进吞噬作用有关。此外，CD47 能够通过与 TSP-1 配体、抗 CD47 抗体和特异性结合肽的结合，触发 PS 暴露和红细胞溶血。

Fas 受体（或 CD94、APO-1）　已有研究表明，Fas 受体参与凋亡和其他程序性细胞死亡途径。当配体 FasL（一种细胞毒性 T 淋巴细胞上的跨膜蛋白或可溶性蛋白）与靶细胞上的 Fas 受体结合时，可以形成死亡诱导信号复合物（death-inducing signaling complexes，DISC）。Fas 受体的聚集会募集一些携带 Fas 相关死亡结构域（Fas-associated death domain，FADD）的蛋白质，进而招募和激活 Caspases 8。Caspases 8 反过来可以切割并激活 BID 和 / 或直接激活效应子 Caspases 3。有研究表明，Fas 受体、Fas 配体、FADD 和 Caspases-8 能够在衰老红细胞膜的脂筏内以及氧化应激红细胞内积累，然后激活 Caspases-3，降低氨基磷脂转移酶活性并使 PS 暴露增加。

半胱氨酰 - 白三烯受体（cysteinyl-leukotriene receptor，CysLT1）也是一种通过非选择性阳离子通道激活引发红细胞衰亡的重要途径。这一受体激活不仅引起了细胞内 Ca^{2+} 的增加，而且还刺激了 Caspases-3 和 Caspases-8 的激活，进而引发涉及 Ca^{2+} 依赖性和 Ca^{2+} 非依赖性两种红细胞死亡信号通路的激活。

三、红细胞衰亡机制小结

综上所述，红细胞衰亡被复杂而精细的细胞机制所共同调控，而 Ca^{2+} 相关机制在众多机制中占据主导。在经历一些常见的刺激条件如氧化应激、能量耗竭及高渗休克时，许多红细胞会在 Ca^{2+} 依赖的相关机制参与下逐步衰亡。首先，在刺激条件下，被激活的胞浆磷脂酶 A_2（phospholipase，PLA_2）会引起 AA 释放增加进而增强前列腺素内氧化合酶（prostaglandin endoperoxide synthase，PGHS）对 AA 的代谢。PLA_2 分解细胞膜中的磷脂并释放 AA，AA 在环氧合酶（cycloxygenase，COX）的作用下，产生 PGE_2。由此引发的 PGE_2 合成增加能够激活并打开非选择性阳离子通道，导致内细胞的 Ca^{2+} 水平增加，从而激活 Gardos 通道。随后发生的膜超极化，通过增加 Cl^- 的外排，导致了细胞内 KCl 的缺失及渗透压作用下的水分子外流，最终导致了红细胞的收缩。另一方面，流入的 Ca^{2+} 与 PAF 会共同作用激活膜鞘磷脂酶，增加细胞内神经酰胺水平从而进一步促进红细胞收缩。其次，PS 通常局限于红细胞的内小叶，它的外化需要同时抑制参与 PS 向外转移的氨基磷脂转移酶（flippase）并且激活磷脂爬行酶（scramblase）。当胞质 Ca^{2+} 和神经酰胺浓度升高时，会分别激活磷脂爬行酶并抑制氨基磷脂转移酶，引发 PS 暴露。再次，Ca^{2+} 水平的增加也会刺激半胱氨酸-Ca^{2+} 蛋白内肽酶（cysteine-calpain endopeptidases），增强了红细胞骨架的降解、增加红细胞膜起泡并使红细胞黏附性增强；升高的胞质 Ca^{2+} 浓度还会修饰细胞骨架，激活多种 Ca^{2+} 敏感酶，如谷氨酰胺转氨酶、磷脂酶、钙蛋白酶、蛋白激酶和磷酸酶，参与红细胞衰亡过程。

一旦红细胞 PS 暴露，就会被许多不同的巨噬细胞受体直接识别，包括 Stablin-2、BAI1、Tim-1、Tim-4 和 CD300。其他受体，包括整合素 $\alpha_v\beta_3$、$\alpha_v\beta_5$ 以及 Mer 酪氨酸激酶受体，可以通过桥联的 PS 结合蛋白（如 MFG-E8、Gas6 和蛋白 S）间接识别细胞表面的 PS。在 PS 的介导下，巨噬细胞通过特异性受体识别并结合红细胞，促使衰亡红细胞通过吞噬作用迅速从循环中清除。此外，衰亡红细胞的吞噬过程也可以由 LDL 受体相关蛋白-1（LDL receptor-related protein-1，LRP-1/CD91）通过识别靶细胞表面的 Ca^{2+} 网蛋白所介导。

第三节 红细胞衰亡的研究方法

导致红细胞衰亡的分子事件仍然存在很大程度的未知，进一步剖析红细胞衰亡分子机制的关键依赖于强有力的技术手段。然而，由于成熟红细胞没有细胞核，因此，依赖于核 DNA 片段化或线粒体活性的有核细胞凋亡检测技术并不适用红细胞。与有核细胞凋亡类似，红细胞衰亡的关键表型标志是细胞表面的 PS 暴露，因此，流式细胞术成为检测和量化红细胞衰亡的一项关键技术，用于评估红细胞衰亡的最常见参数是与暴露的 PS 结合的荧光膜联蛋白 V（Annexin V）以及通过前向散射光对细胞体积的测量。此外，红细胞内 Ca^{2+} 浓度可通过细胞渗透荧光指示剂 Fluo-3 AM 测量。细胞内神经酰胺水平可通过神经酰胺特异性抗体检测，细胞的氧化还原状态可通过 GSH/GSSG 比率的测定来评估。

在蛋白质组学的水平上，因为红细胞内 Hb 和碳酸酐酶 I（carbonic anhydrase I）的含量巨大，分别占到红细胞内总蛋白的 97% 和 1%，导致其他目标蛋白质的相对丰度要低得多，检测过程中难以识别和量化。

在遗传水平上，由于红细胞无核，因此需要进行基因操作以研究特定基因在红细胞衰亡过程中的作用的实验无法进行。最近，在体外细胞培养、造血谱系分化方面以及基因组编辑方面的最新进展为问题的解决提供了新的思路。例如，随着体外干细胞分化技术的进展，体外生产大量用于输血的人类成熟红细胞可能成为现实。此外，这一技术也使研究成熟红细胞存活所必需的分子事件和信号通路成为可能。在近期关于红细胞感染疟疾的研究中，已经对此进行了探索。

 ## 第四节　红细胞衰亡与临床疾病

一、生理性红细胞溶解

1. 新生红细胞溶解

新生红细胞溶解（neocytolysis）是一种在红细胞数量过多时发生的生理过程，机体通过下调 EPO 水平使最年轻循环红细胞发生选择性溶血从而控制红细胞数量，使机体快速有效适应环境的改变。研究表明，由于过表达 EPO 小鼠的红细胞不受渗透溶解的影响，因此新生红细胞溶解机制可能类似于红细胞衰亡，即由于 Cl^- 减少及 Ca^{2+} 离子通道载体激活而引发。因此，在 EPO 水平较低的情况下，过表达 EPO 的红细胞更易发生红细胞衰亡。在高海拔地区或太空飞行者体内，经常会观察到新生红细胞溶解，因为这些人群自身体内的 EPO 浓度较高，一旦 EPO 水平降低，就会增加红细胞衰亡的发生率。

2. 新生儿红细胞衰亡

胎儿获得氧气的方式区别于成人，因此具有与成人形式不同的血红蛋白。胎儿血红蛋白（fetal haemoglobin, HbF）比正常血红蛋白具有更高的氧亲和力，使胎儿能够从胎盘循环中获得足够的氧气，且只有较少的氧释放到外周。由于 HbF 不能完全氧化，因此 HbF 在功能上不适合在出生后进行有效的气体交换。但是，胎儿红细胞对 Cl^-、高渗、

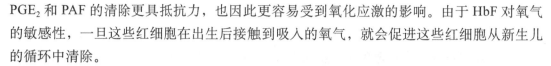

PGE$_2$和 PAF 的清除更具抵抗力，也因此更容易受到氧化应激的影响。由于 HbF 对氧气的敏感性，一旦这些红细胞在出生后接触到吸入的氧气，就会促进这些红细胞从新生儿的循环中清除。

3. 老年性红细胞衰亡

流行病学研究证实，1/3 的老年人患有不明原因的贫血，患病率随着年龄的增长而增加，并且贫血的病因与其他疾病可能存在混淆。对于 80 岁以上的老年人，超过 50% 患有贫血，不仅伴随着生活质量的降低，还伴随着各种其他疾病发病率和死亡率的增加。尽管已经提出了几个假设，例如 EPO 的产生减少或骨髓对 EPO 的反应不足，但目前都尚未通过实验进行确认。Lupescu 等人的一项研究发现，老年人（88.6±0.9 岁）发生红细胞膜紊乱（2.5%±0.2%）的程度几乎是年轻受试者（31.3±1.7 岁）的两倍（1.3%±0.1%），并且这一情况与氧化应激增加程度相一致，同时还伴随着 GSH 的含量降低。但老年人红细胞衰亡的增加与胞质 Ca^{2+} 活性或神经酰胺信号传导的增强并不一致。上述现象说明，红细胞衰亡至少部分地导致了与衰老相关的贫血，并且可能与红细胞氧化应激增强有关。各种内源性和环境因素都会影响老年人机体的氧化还原平衡，包括生活方式、药物处方、合并症、荷尔蒙、心理、遗传、神经和免疫成分等，这些因素共同作用并导致了老年人抗氧化能力减弱、修复机制受损和氧化分子的增加。

二、红细胞衰亡与疾病

（一）血液病

贫血（anemia）是红细胞最重要的病理学反应。贫血被定义为血红蛋白浓度、红细胞压积或红细胞计数低于特定年龄平均值的两个标准差。从临床角度，贫血有三种主要的病理生理学病因：即红细胞造血生成减少、红细胞丢失过多及红细胞破坏增加。由于巨噬细胞的识别和吞噬作用，发生衰亡的红细胞迅速从循环中清除。只要生理性红细胞生成能够与红细胞加速丢失相平衡，循环中的红细胞数量就不会受到影响；反之，就会出现贫血。由于红细胞的生成是通过循环中网织红细胞的数量来反映，因此，即使循环中红细胞数量正常，但网织红细胞增多也可能提示存在红细胞衰亡增加。过去对人类群体以及人类疾病动物模型的临床研究，使人们对与贫血有关的各种系统性疾病有了更深入的了解，这些疾病可能因隐蔽的红细胞衰亡加速而变得更为复杂。

1. 缺铁性贫血

缺铁性（Iron deficiency, ID）贫血是最常见的贫血类型，全球 5～6 亿人都受其影响。导致缺铁的根本原因可能包括铁吸收障碍、铁流失增多或慢性出血导致红细胞生成不足等。但贫血的形成可能不仅由于红细胞生成障碍的结果，也可能是缺铁红细胞衰亡加剧寿命缩短导致的。Kempe 等人的研究表明，缺铁饮食小鼠的红细胞 PS 暴露从 2.4% 增加到 3.7%。此外，膜片钳实验显示，缺铁的红细胞中阳离子通道活性增加，细胞内 Ca^{2+} 增加 2.3 倍。由于氧化应激能刺激红细胞中的阳离子通道，因此可能会增强缺铁红细胞的清除，从而导致缺铁性贫血的发生。Madhirkami 等人的研究提示，与健康对照组相比，缺铁性贫血患者血浆中硫代巴比妥酸活性物质（thiobarbituric acid reactive substances，TBARs）和脂质过氧化氢（lipid hydroperoxides，LOOH）都有所增加，而谷胱甘肽过氧化物酶（glutathione peroxidase，GPx）和 SOD 水平均较低。Nagababu 等的另一项研究显示，患有贫血的缺铁小鼠的红细胞裂解液中 ROS 水平与对照组小鼠相比更高，证实了实验性缺铁小鼠模型中氧化应激增加。综上所述，在缺铁性贫血中，ROS 的增加和抗氧化防御机制减弱造成的氧化应激，可能是红细胞衰亡增多进而引起贫血的主要原因。

2. 镰状细胞病

镰状细胞病（Sickle cell disease，SCD）是一种遗传性血液系统疾病，以反复感染、周期性疼痛发作和贫血为主要临床特征，患者红细胞中 HbA 发生突变，形成的 HbS 会导致红细胞在某些情况下呈镰刀状且变形性降低。氧化应激是诱发 SCD 患者红细胞衰亡的主要原因之一。研究表明，SCD 患者红细胞 PS 暴露和衰亡比正常红细胞明显增多（9.4%±1.2% vs 3.0%±1.2%）。此外，在等渗林格溶液中培养 24h 后，SCD 红细胞的 PS 暴露率明显高于对照组（14.9%±3.0% vs 3.9%±0.7%）。在体外，SCD 红细胞暴露于 1mmol/L 的叔丁基过氧化氢（tert-butyl-hydroperoxide）会增强 SCD 红细胞对氧化应激的敏感性，增加衰亡细胞的数量。因此，抑制 SCD 患者体内 ROS 的产生是治疗的一个重要环节，它不仅能减少贫血，还能降低脑、肺、肝、关节、骨骼和脾脏的脉管阻塞性危象风险。

3. β-地中海贫血

β-地中海贫血（β-thalassemia）是一组异质性的血液系统疾病，其特点是 β-珠蛋白链的合成能力减弱或缺失，导致非配对的 α-珠蛋白链过多，进而引发氧化应激和铁过量，而过量的铁又会促进自由基的产生，如已在红细胞中检测到的活性氧中间产物 OH·、H_2O_2 和 O_2^-。此外，受影响患者血清中的总抗氧化能力和维生素 E 水平都有所下降。与镰刀型红细胞相似，β-地中海贫血患者的红细胞显示出较高的 PS 暴露率（3.32%±0.45% vs 1.78%±0.07%）。因此，抗氧化防御能力下降、氧化应激增强以及红细胞衰亡在地中海贫血症的发病机制中起着重要作用，并可能导致了该病患者红细胞存活时间的缩短。

4. 遗传性球形红细胞增多症

遗传性球形红细胞增多症（Hereditary spherocytosis，HS）是一种遗传性血液病，属于先天性贫血，影响红细胞膜蛋白，使细胞呈球形，导致红细胞脆性增加，容易破裂。带 3 蛋白（Band 3）、锚蛋白（ankyrin）、血影蛋白（spectrin）和蛋白 4.2（protein 4.2）是最常受影响的膜蛋白。HS 的严重程度因人而异，轻症患者可能无明显症状，而某些重症患者可能需要从儿童早期就定期输血。在该病中，红细胞参与 ROS 及膜脂质过氧化物的产生并且显示出 GSH 的产生受损。HS 患者体内氧化应激升高会促使更多高铁血红蛋白形成和血红蛋白自氧化增加，从而加剧红细胞衰亡的发生。Crisp 等人在一项研究中发现，HS 中的红细胞萎缩似乎与温度有关。在任何温度下，HS 红细胞的萎缩程度都高于与正常红细胞；随着温度从 36.5℃ 升高到 38.5℃，HS 患者红细胞 PS 暴露和细胞萎缩都随之强烈增加，并且细胞内 Ca^{2+} 含量在 38.5℃ 时达到峰值。总之，HS 相关的贫血的原因可能与该病患者红细胞衰亡的加剧有关。

5.阵发性夜间血红蛋白尿

阵发性夜间血红蛋白尿（Hereditary spherocytosis，PNH）是一种罕见的慢性血液疾病，其特征包括血栓形成、骨髓功能减弱引起的红细胞破坏增加、红细胞生成活性不足和血管内溶血。血栓形成是 PNH 最常见和最严重并发症，导致的关键因素可能是氧化应激诱发的血小板活化。PNH 患者的红细胞、中性粒细胞和血小板的氧化应激水平升高，同时伴随着较高的膜脂质过氧化和较低的 GSH 水平。PNH 患者血细胞氧化应激的增加可能是由于膜成分 CD59 的表达缺乏或减少，细胞表面 CD59 的阻断能够刺激 ROS 的形成。另外，氧化应激可能会通过过氧化氢自由基激活补体系统，在 PNH 细胞中进一步诱导氧化应激并形成恶性循环。结果说明，PNH 患者贫血和血栓并发症的发生可能是由于红细胞衰亡所致，并且疾病相关溶血还会进一步加剧贫血。

6.骨髓增生异常综合征

骨髓增生异常综合征患者（myelodysplastic syndrome，MDS）因造血功能低下而导致贫血，主要是由于红细胞前体功能受损以及内源性红细胞生成素的反应不足所致。由于患者需要经常输血，因此常出现铁超载这一常见的输血副作用。游离铁的过度供应会引起 Haber–Weiss 反应并产生 ROS，诱发组织和细胞损伤。细胞凋亡在造血祖细胞和成熟红细胞均可被诱导产生。因此，在 MDS 相关的贫血中，红细胞衰亡可能起到关键作用。

7.溶血性尿毒症综合征

典型溶血性尿毒症综合征（hemolytic uremic syndrome, HUS）的特点是不同的器官损伤和溶血性贫血，其病因是肠出血性大肠杆菌（Enterohemorrhagic E. coli，EHEC）感染，该菌可与血管内皮发生相互作用，所产生的志贺毒素（Shiga toxin）能够通过诱导氧化应激，加速 HUS 进展并引发溶血性贫血、血小板减少和急性肾损伤。由于氧化应激是红细胞衰亡的主要诱因，已有研究发现，HUS 患者红细胞存在衰亡增加。对红细胞衰亡在 HUS 贫血发生中可能作用的研究发现，HUS 患者红细胞 PS 暴露在透析前（1.03%±0.18%）比透析后（0.49%±0.18%）明显增加，表明 HUS 患者的红细胞衰亡是由血浆成分所引发，而补体激活最终被确定为触发 HUS 中细胞膜紊乱和红细胞衰亡加剧的潜在机制。在不含 H 因子的 HUS 血浆中培养红细胞，可引起红细胞 PS 暴露、胞浆 Ca^{2+} 活性增加、神经酰胺的形成增多和细胞体积减少，且这一现象同样存在于能够介导补体激活的体外条件下，表明 HUS 患者红细胞膜完整性的丧失和溶血伴随着红细胞衰亡的增强。另外，氧化应激也能够导致补体在血管内皮上的刺激和沉积，并进一步介导组织损伤。综上，除了过度溶血外，红细胞衰亡增加可能是导致 HUS 患者贫血的主要原因之一，但氧化应激和补体系统之间的确切相互作用及其对 HUS 中自杀性红细胞死亡的影响，仍有待进一步研究。

（二）炎症及自身免疫疾病

1.动脉炎

动脉炎（Arteritis）是一种血管壁炎症，通常由自身免疫反应或感染引起，会诱发血管闭塞和缺血。动脉炎可能累及全身的中、大动脉，并可能伴有不同程度的贫血。氧化应激是炎症过程的一个普遍和基本特征，多形核中性粒细胞、巨噬细胞和淋巴细胞会在炎症部位产生大量 ROS，导致组织损伤和内皮功能障碍。随之增加的是红细胞对血管内皮细胞的黏附性，可能会促进动脉炎患者血管闭塞和缺血的发生。一项针对 17 名动脉炎患者的研究分析红细胞衰亡情况发现，患者网织红细胞的形成有所增加，但红细胞数量、血红蛋白和红细胞压积水平有所下降；通过流式细胞术分析，患者队列中红细胞 PS 暴露百分比高于健康对照组 3 倍以上，且细胞膜紊乱还伴随着胞质 Ca^{2+} 水平和氧化应激的增强。最近有研究表明，在炎症压力和各种促炎分子的诱导下，合成和分泌增多细胞因子会影响红细胞结构并使红细胞发生类似于衰亡过程的形态改变，因此动脉严重受刺激产生的红细胞衰亡可能是 ROS 和细胞因子产生增强所致。此外，已知细胞因子可调节储存蛋白的表达和铁转运，且炎症通常伴有低铁血症，因此细胞因子的产生同样可能与低铁血症和随后的贫血发展有关。有研究发现，炎症、细胞因子产生和铁调素（hepcidin）之间具有重要的相关性。在 IL-6 作用下，肝细胞中的铁调素生成会增加，作为肠道铁吸收的负调节因子，铁调素的增加可能会触发低铁血症并导致贫血。因此，细胞因子 - 铁蛋白相互作用可能是炎症相关贫血的另一重要途径。

2. 系统性红斑狼疮

系统性红斑狼疮（systemic lupus erythematosus，SLE）是一种具有炎症病理的自身免疫性疾病。该病患者机体会产生各种针对核成分如双链 DNA（dsDNA）或染色质的自身抗体，这些自身抗体介导的免疫复合物会沉积在多种器官中，从而导致组织损伤和随后的炎症。贫血是 SLE 的典型临床表现之一，大约有 50% 的患者发生贫血，特别是在疾病后期。贫血发生的原因可能是由自身免疫性红细胞破坏和免疫介导的造血功能障碍引发。有研究对 SLE 患者的红细胞衰亡相关参数如 PS 暴露、细胞膜 Ca^{2+} 浓度、ROS 和神经酰胺进行检测发现，患者的 PS 暴露率（4.1%±0.24%）高于健康受试者（2.5%±0.19%），并且伴随更高的 Ca^{2+} 水平和神经酰胺丰度。此外，在 SLE 患者的不同血液成分中均发现 GSH 的降低和 ROS 的增加，ROS 的来源主要为血管内皮细胞和淋巴细胞线粒体，溶酶体和微粒体、单核 / 吞噬细胞中的 NADPH 氧化酶也可产生。综上所述，SLE 患者的贫血与增加的红细胞衰亡密切相关，通过对红细胞衰亡的抑制可以作为一种可能的治疗策略减少患者贫血的发生。

（三）代谢综合征

代谢综合征（metabolic syndrome，MetS）被描述为一组可增加心血管疾病（cardiovascular diseases）、糖尿病（diabetes mellitus，DM）和相关并发症如痴呆（dementia）风险的、多种代谢因素异常合并的病理状态。代谢综合征的诊断指标包括：高血糖、高甘油三酯血症、低高密度脂蛋白（high-density lipoprotein，HDL）胆固醇水平、高血压和腹部肥胖，当这五个风险因素中至少三个合并出现时即可确诊。MetS 可由遗传学和表观遗传学因素调节，影响因素包括久坐的生活方式、食物、睡眠质量以及肠道微生物群。据估计，在中国约 40% 的 40 岁以上的人群患有 MetS，已成为当下人类健康的主要威胁之一。

1. 高血糖及糖尿病

糖尿病（diabetes mellitus，DM）是一组由遗传和环境因素相互作用引起的、因胰岛素分泌绝对或相对不足以及靶组织细胞对胰岛素敏感性降低而导致的糖、蛋白、脂肪、水和电解质等一系列代谢紊乱的疾病。这些代谢紊乱最终可能会导致血管并发症，增加中风（stroke）、心脏病、视网膜病变（retinopathy）、神经病变（neuropathy）、动脉粥样硬化（atherosclerosis，AS）和肾脏疾病的风险，对患者生活质量影响严重并且可能危及生命。研究表明，糖尿病患者红细胞寿命缩短，且 14% ～ 45% 的糖尿病受试者普遍存在贫血，并且由于患者循环网织红细胞数量有所增加，因此贫血的发生可能与红细胞形成减少无关。越来越多的证据表明，糖尿病相关的贫血至少部分可能是由红细胞衰亡增强引起。从机制上分析，DM 患者的红细胞衰亡可能与长期高血糖导致的红细胞内蛋白游离氨基的非酶糖化（glycation）有关，这一过程通过高血糖介导和氧化应激依赖机制，导致红细胞形态的功能障碍性改变，最终导致细胞表面的 PS 水平和糖化产物包括早期糖化终产物（early glycation end-products，EGEs）和晚期糖化终产物（advanced glycation end-products，AGEs）增加。AGEs 介导细胞生物大分子交联，最终导致蛋白质错误折叠、聚集和无功能蛋白质的积累。AGEs 中的羧甲基赖氨酸（carboxymethyl-lysine，CML）、羧乙基赖氨酸（carboxyethyl-lysine，CEL）和丙酮醛（methylglyoxal，MG）在 DM 中起着主要作用。CML 和 CEL 会诱发胰岛素抵抗、β细胞功能紊乱、血管毒性，并参与 DM 并发症的发展。除了能够影响肝脏、胰腺、肌肉和内皮细胞外，最近的研究表明，含有 CML 和 CEL 的 AGEs 已被证明可以诱导红细胞衰亡，使其完全失去正常的双凹盘形状，形成棘红细胞。MG 来自糖类、氨基酸和脂类的代谢，能够与蛋白质的游离精氨酸残基发生反应，形成精氨酸 - 嘧啶化合物，这种二羰基化合物在 DM 的发病机制中具有重要作用，它能够损害胰岛素信号传导并介导 DM 相关的血管并发症。相关的活体研究表明，MG 浓度在 DM 患者血浆中有所增加，范围在（0.3 ～ 0.5）μmol/L 之间。MG 的促红细胞衰亡作用可能与它诱导的能量耗竭和氧化应激有关，而不涉及 Ca^{2+} 平衡的改变。MG 可以干扰三磷酸甘油酯脱氢酶（glyceraldehyde-3-phosphate dehydrogenase），抑制糖酵解，并因此降低细胞内 ATP 浓度。由此产生的能量消耗可能反过来影响 GSH 的合成，从而干扰抗氧化防御功能。研究显示，DM 患者血浆 GSH 浓度明显下降，并与 DM 并发症呈正相关。此外，MG 还可以使 GPx 失活，损害红细胞的抗氧化能力，而基质蛋白的交联或血浆蛋白的糖基化机制，也支持 MG 对红细胞衰亡的诱导。

DM 患者红细胞衰亡的发生也与细胞内神经酰胺明显上调有关，并且它与 PS 暴露的百分比相关。Caspases-3 的激活可能由多种条件引发，是红细胞衰亡中的关键机制之一。研究显示，DM 患者红细胞通过 Caspases-3 激活发生衰亡，并与高血糖和细胞外氧化应激的程度密切相关，因此，Caspases-3 激活与其他分子机制共同作用，增加了 DM 患者的红细胞衰亡。使用 Ca^{2+} 通道阻断剂或抗氧化剂对病人进行治疗也会减轻红细胞衰亡。DM 并发症，如肾病、脱水、缺铁和炎症等也会使红细胞衰亡加剧。

由于红细胞能够诱发内皮损伤，因此，糖化引起的内皮和微循环损伤与 DM 并发症密切相关。体外证据显示，DM 患者红细胞上 PS 暴露促进了红细胞对内皮细胞的黏附，而且脂质不对称性丢失被认为可能是红细胞对血管内皮黏附性增加并损害微循环的原因。此外，临床数据表明，DM 诱导的红细胞衰亡及 Caspases-3 激活诱导的红细胞变形能力降低，可能会促使 DM 患者高血压并发症的发生。另外，糖化作用介导的红细胞寿命缩短可能对糖化血红蛋白浓度产生影响。Hb 的糖化程度与血糖浓度和接触时间密切相关。红细胞寿命与血糖呈负相关，在代谢控制不佳的患者中平均约 80 天，而正常范围为 123 天。因此，血浆中 AGEs 水平高的糖尿病患者，HbA1c 值可能较低，并不能完全反映患者的代谢控制情况。

2. 血脂异常与动脉粥样硬化

代谢综合征者的血脂异常是胰岛素抵抗和肥胖共同作用的结果，最近被描述为"代谢性血脂异常"，其临床上表现为高甘油三酯血症、低 HDL 血浆水平及 sdLDL（small dense LDL）/LDL 比率增加。以往的研究发现，红细胞在血脂异常引起的心血管并发症中具有调节作用，因为在动脉粥样硬化病变出血部位的斑块中存在包裹在内的红细胞。巨噬细胞能够将斑块连同红细胞一同吞噬，且红细胞外渗程度及泡沫细胞的形成与斑块的发展成正比。临床证据显示，来自血脂异常患者的红细胞，其衰亡程度明显高于健康人红细胞。在这些患者中，红细胞衰亡程序的激活不涉及 Ca^{2+} 平衡的改变，可能主要依赖于细胞内氧化应激水平升高所致的 PS 暴露增加。相应地，与健康受试者相比，血脂异常患者血浆 GSH 减少且脂质过氧化标志物的水平增加。

在高脂饮食（high-fat diet，HFD）诱导的血脂异常小鼠模型中，也表现出红细胞膜 PS 暴露的氧化应激依赖性增加。在该模型中，HFD 小鼠红细胞 PS 暴露的增加促进了巨噬细胞与 HFD- 红细胞间的相互作用并诱导巨噬细胞表型的促炎转变。另外，巨噬细胞对 HFD- 红细胞的吞噬作用不仅促进了巨噬细胞与内皮细胞的相互作用，而且还导致管腔内皮的激活和内皮细胞与单核细胞结合的增加，并最终加速内皮炎症和动脉粥样硬化的发展。

血脂异常引起的心血管并发症与氧化应激密切相关，胆固醇和脂肪酸氧化副产物都被发现存在于血脂异常患者的血浆和动脉粥样硬化病变中。羟固醇（Oxysterols）是胆固醇氧化的副产物，包裹在循环 LDL 中，它们能够通过上调 NADPH 氧化酶（NADPH oxidase，NOX）产生 ROS。此外，7- 酮基胆固醇（7-ketocholesterol，7-KC）、胆甾烷 -3β（cholestan-3β）、5α,6β- 三醇（TRIOL）、5α,6α- 和 5β,6β- 环氧胆固醇（6β-epoxy-cholesterol）和 27- 羟基胆固醇（hydroxycholesterol）同样在血浆和动脉粥样硬化病变中含量丰富。

研究表明，在体外，与高胆固醇血症受试者血浆中抗氧化剂池（总量为 20μmol/L）含量一致的羟固醇混合物可诱导健康人红细胞衰亡，其过程是由 PGE_2 释放和 PGE_2 依赖的 Ca^{2+} 通道的开放所共同介导的。这一过程不仅涉及 Ca^{2+} 稳态的部分改变，还涉及活性氧氮化合物（reactive oxygen and nitrogen species，RONS）的产生、GSH 的消耗和膜脂过氧化。Ca^{2+} 非依赖性的 PKC 和 Caspases-3 的激活，以及对氨基磷脂转位酶介导的 PS 向内转运的抑制，也参与了羟固醇促进的红细胞衰亡作用。

在脂肪酸副产物中，4-羟基-反式-2-壬烯醇（4-hydroxy-trans-2-nonenal，HNE）被发现在一些基于炎症的代谢障碍的发病机制中具有重要意义。HNE是一种α，β-不饱和醛，由内源的ω-6多不饱和脂肪酸自由基介导的过氧化作用生成。研究表明，血浆HNE水平在 $10 \sim 100\mu mol/L$ 之间，是胰岛素抵抗和血脂异常相关心血管并发症发展的主要驱动力之一。最近的证据表明，病理浓度的HNE可以诱发健康人红细胞衰亡，这可能是由 PGE_2 释放和 PGE_2 依赖性 Ca^{2+} 通道开放介导的。与羟固醇诱导的红细胞衰亡不同，HNE介导的红细胞衰亡不依赖于氧化应激，而是涉及 Ca^{2+} 稳态的改变、Caspases-3 的激活以及神经酰胺水平的升高。此外，HNE激活的红细胞衰亡还发现有红细胞形态的改变和凝集因子的存在，通过这些凝集因子，红细胞可以与血小板和/或内皮相互作用，而 PS 在红细胞膜上的暴露促进了红细胞与内皮细胞的相互作用。另外，HNE诱导的红细胞过度黏附会最终导致内皮细胞功能障碍。

总之，胆固醇和脂肪酸副产物可能通过多种机制促进代谢综合征患者的血管功能障碍，并且红细胞衰亡可能能够促进动脉粥样硬化和其他血脂异常相关并发症的发展，其机制可能依赖于红细胞衰亡所致的红细胞对内皮细胞、巨噬细胞和血小板的高度黏附。

3. 动脉高压

动脉高压（arterial hypertension，AH）是一种以动脉舒张压或收缩压升高为特征的疾病，经常发生在受代谢综合征影响的患者中。AH引起的心血管和肾脏并发症也可能因其他机体情况而恶化，如吸烟、酗酒、心理压力、糖尿病或血脂异常。根据世界卫生组织数据，全世界约有 1/3 的成年人患有AH。内皮功能障碍在AH的发病机制中起着关键作用。研究表明，AH患者红细胞膜 PS 暴露严重，红细胞衰亡率较高，其机制可能是细胞内 Ca^{2+} 浓度和氧化应激增加。另外，AH患者的红细胞脂质过氧化标记物比正常血压者更高，而白细胞则具有更多的超氧离子、NO 和过氧化氢。此外，与血压正常者相比，AH患者红细胞的抗氧化酶如 GPx、过氧化氢酶和超氧化物歧化酶的活性降低，同时 GSH 水平降低。AH诱发红细胞衰亡的分子机制以及红细胞衰亡与AH依赖的内皮功能障碍之间的关系仍有待进一步揭示。

4. 肥胖

尽管近30%的肥胖个体没有代谢并发症（即所谓的"代谢健康型肥胖"），但肥胖是肿瘤、神经退行性疾病和心脏代谢性疾病的重要风险因素。最近有证据表明，肥胖会增加血栓形成风险；而血液流变学特性，如红细胞聚集性和变形性在血栓形成过程中起着关键作用。一项体内研究表明，体重指数较高的受试者红细胞膜 PS 暴露增高，伴有红细胞聚集性增加，其机制可能依赖于红细胞氧化应激，因为体重指数较高的受试者与对照组相比，MDA 水平有所升高。此外，肥胖引起的红细胞衰亡可能是可逆的，当参与研究的受试者节食时，红细胞膜上的 PS 暴露水平降低。

（四）肿瘤

在恶性肿瘤期间，贫血情况时有发生，而红细胞衰亡增加可能是贫血发生的主要原因，其诱因可能是癌症（如胰腺癌或膀胱癌）中多途径产生的氧化应激。研究表明，在肺癌患者中，与未受化疗患者相比，接受化疗者显示出更高的 ROS 水平和红细胞衰亡率，并会导致更严重的贫血。以红细胞衰亡率为主要指标进行比较发现，接受化疗的患者红细胞衰亡率最高（1.4%±0.1%），其次是未接受化疗的患者（1.2%±0.3%），而健康对照组最低（0.6%±0.1%）。除此之外，与健康受试者（1.4%±0.2%）网织红细胞增多程度相比，化疗组还表现出明显的网织红细胞增多（3.0%±0.6%），说明肺癌患者的红细胞周转率也有所增强。另外，在恶性肿瘤中，许多隐性病变可能进一步受到化疗药物治疗的刺激，最终导致患者红细胞计数下降和贫血的发生。事实上，目前应用的许多抗癌药物都是通过诱导 ROS 来消除癌细胞的。除了抑制细胞的药物外，各种异种生物和内源性物质也会刺激红细胞衰亡增加，其中许多物质在一定程度上也是通过诱导氧化应激从而发挥作用的。在一项针对 *APC*（*adenomatous polyposis*）基因缺失突变导致结肠癌小鼠的研究中，小鼠不仅显示出贫血的症状和体征，而且还显示出红细胞衰亡增加、不同年龄段的网织红细胞计数较高以及循环红细胞的清除速度加快的情况，同时观察到的小鼠脾脏肿大表明，红细胞周转率的增加是红细胞衰亡增加的结果。

肿瘤患者氧化应激的来源包括外部因素（如吸烟或紫外线辐射）和一些内源性成分（ROS 产生和慢性炎症）。在与肿瘤发展有关的慢性炎症中，白细胞和肥大细胞在"呼吸爆发"过程中会释放大量 ROS，许多趋化因子和细胞因子的分泌也会进一步加强 ROS 的产生。另外，中性粒细胞和巨噬细胞会通过产生 ROS 的方式来杀死肿瘤细胞。其次，由于自身代谢活动增强造成局部相对缺氧，肿瘤细胞会通过产生更多的 ROS 以促进自身的适应、生存和持续存在。

（五）慢性病

1. 肝病

肝脏是主要的解毒器官，对代谢稳态的维持至关重要。肝脏无法完成其正常的生理功能会导致急性或慢性肝衰竭。急性肝衰竭（acute hepatic failure，AHF）的特点是迅速而严重的坏死和肝细胞凋亡，其根本原因主要是药物引起的肝脏毒性或病毒性肝炎。在慢性肝病（chronic liver disease，CLD）中，患者肝实质破坏增加，肝脏发生纤维化和硬化，其发病与酗酒、肝炎或非酒精性脂肪肝有关。CLD 中约 75% 的慢性肝病患者出现血液学异常，相关贫血可由维生素缺乏、癌症、感染、失血、酒精中毒引起。有研究发现，肝脏疾病期间胆红素浓度升高是贫血的主要诱因，而红细胞 PS 暴露与血浆胆红素水平显著正相关，与患者红细胞数量呈负相关。此外，在胆管结扎导致进行性肝衰竭的小鼠模型中，小鼠红细胞表现出衰亡增加、清除速度加快，更新能力增强，且小鼠胆红素水平与血红蛋白水平以及红细胞数量呈负相关，但与网织红细胞数呈正相关。因此，红细胞衰亡加速可能是导致伴有肝衰竭的高胆红素血症患者贫血的主要原因。肝脏疾病中红细胞衰亡增加的主要原因可能是氧化应激。由于肝脏是一个具有高代谢活性的器官，是产生自由基的重要场所，因此不论何种病因，慢性肝病几乎总是以氧化应激增强为特征。氧化应激不仅损害细胞成分，如 DNA、蛋白质或脂质，还能够促进促炎细胞因子释放，导致肝纤维化、炎症和肝硬化。死亡的肝细胞也是氧化应激源，会导致肝细胞进一步破坏并释放 ROS，从而形成恶性循环。ROS 主要通过细胞色素 P450 在线粒体和内质网中产生，这一过程发生在肝细胞、Kupffer 细胞和中性粒细胞中。

威尔森氏病（Wilson's disease）是一种罕见的铜代谢异常染色体隐性遗传疾病，过量的铜会积聚在肝脏等不同器官中，可导致肝硬化的发生。威尔森氏病患者的红细胞衰亡也会增加并进而导致贫血，因为 Cu^{2+} 本身会触发氧化剂的释放，而氧化剂在 Cu^{2+} 诱导的细胞衰亡中起重要作用。经 Cu^{2+} 处理的溶酶体和线粒体已被证明能释放大量 ROS。用 Cu^{2+} 处理红细胞会抑制抗氧化酶并增加脂质过氧化物，从而导致氧化应激。最后，氧化应激会导致红细胞损伤和血红蛋白变性，并可能导致含有变性 Hb 的包涵体 Heinz 小体形成，氧化变性的 Hb 会进一步导致红细胞衰老和破坏。除了 Cu^{2+} 积累所致的氧化应激增加，血浆酸性鞘磷脂酶水平升高也能够介导红细胞衰亡，该酶在红细胞和肝细胞中均能够诱导神经酰胺的形成。在患威尔森氏病的大鼠中，鞘磷脂酶的抑制或缺失已被证明能减轻红细胞衰亡并延长小鼠寿命。

2. 肾病

在肾功能不全或终末期肾脏疾病（end-stage renal disease, ESRD）发生时，肾脏从体内过滤废物和多余液体的功能下降。贫血是慢性肾病（chronic kidney disease, CKD）常见并发症之一，与生活质量受损、心血管并发症、疾病进展、认知障碍、失眠和较高的死亡率密切相关，长期存在的肾脏疾病可能发展为永久性肾功能丧失。ESRD 一方面会通过使促红细胞生成素的产生和释放减少，破坏红细胞产生诱发贫血；另一方面红细胞衰亡的增加也参与了 ESRD 中贫血的发生。研究表明，ESRD 患者红细胞 PS 暴露明显高于健康个体，并且该患者群体中红细胞衰亡的显著增加与 ESRD 患者中尿毒症毒素（如甲基乙二醛）量的增加以及 ESRD 患者血液透析或腹膜透析治疗次数增加直接相关。

氧化应激也是肾病相关贫血的重要影响因素之一。肾脏能够产生多种抗氧化酶，当肾脏抗氧化系统功能受损时，红细胞膜随之发生紊乱，进一步导致溶血和血小板功能降低。研究表明，慢性肾病患者红细胞氧化应激增加，导致 ESRD 患者红细胞衰亡（0.84%±0.09%）比健康对照组（0.43%±0.04%）有所增加，并且在血液透析后进一步增加（1.35%±0.13%）。进一步研究发现，血液透析对红细胞具有破坏性影响，会导致红细胞存活率降低。据报道，氧化应激与肾小球滤过率呈负相关，表明自由基参与了肾功能衰竭，并且透析持续时间越长，氧化应激水平越高。有研究报告，慢性肾病患者的氧化 LDL（oxidized LDL, oxLDL）和血浆脂质过氧化物水平高于健康人，且慢性肾病患者的抗氧化成分如 GPx、超氧化物歧化酶、血浆硫醇、细胞内 GSH 和过氧化氢酶含量较低。氧化剂可以直接导致肾脏缺血和肾小球损伤，从而导致慢性肾病进展。与慢性肾病相关的疾病，如高血压、血脂异常和 T2DM 等会进一步加重氧化应激。此外，血液透析也会通过激活补体途径和刺激炎症过程增加氧化应激。不仅血液透析患者，在腹膜透析患者中，也具有氧化应激增强的现象，并且会导致循环中衰亡红细胞的百分比倍增。另外，即使给与血液透析和腹膜透析患者更高剂量的 EPO，贫血状态仍然存在，血红蛋白水平明显降低。因此，与肾病相关的贫血在很大程度上是由于红细胞衰亡增加引起循环红细胞清除加快所致。

（六）循环系统疾病

1. 微循环失调

研究显示，衰亡红细胞对内皮细胞和血小板的黏附倾向增加，可能阻碍微循环，并通过促凝作用导致血栓形成。衰亡红细胞膜上暴露的 PS 可能与内皮细胞和血小板的表面受体相互作用，如跨膜的 CXC 趋化因子配体 CXCL16（或称 SR-PSOX）。CXCL16 是一种结合于内皮细胞上的清道夫受体，能够识别 PS 以及 oxLDL。据报道，内皮细胞 CXCL16 不仅能够促进单核细胞在动脉粥样硬化病变部位对血管内皮的黏附，还会与黏附性增加的红细胞相互作用，导致血栓性血管并发症。另外，内皮细胞 CD36 和血栓松弛素也会参与红细胞依赖于 PS 的对内皮细胞的黏附作用。此外，红细胞还能以不依赖 PS 的机制发生内皮黏附作用，可能通过 ICAM-4 与内皮 $\alpha_v\beta_3$ 整合素之间的相互作用或基础黏附分子与内皮层粘连蛋白 $\alpha5$ 之间的相互作用发生，但这些与 PS 无关的相互作用是否参与了红细胞对内皮细胞的黏附，还需要进一步研究。

类似于内皮细胞，血小板也表达 CXCL16，其表面 CXCL16 的激活可能在不同疾病中将血管炎症转化为血管栓塞。此外，血小板也同样能够表达与 PS 相互作用的清道夫受体 CD36。在流动条件下，暴露于红细胞表面的 PS 可以与血小板表面的 CXCL16 和 CD36 发生动态相互作用，从而增加红细胞与血小板的附着性，这种相互作用可能在不同临床疾病（如肝衰竭和慢性肾病）相关的高凝状态下促进血栓形成。此外，暴露 PS 的红细胞会招募凝血酶原和凝血因子复合物，并进一步刺激凝血酶生成和凝血的发生；PS 暴露还会进一步刺激凝血因子 V 和 X，导致高凝状态的形成。在尿毒症、铜绿假单胞菌败血症、地中海贫血和铅中毒中，红细胞 PS 暴露的增强已被证明可促进凝血。最近另有研究发现，红细胞在增强 Ca^{2+} 进入和 PKC 激活的条件下能够释放细胞外囊泡，说明红细胞细胞外囊泡的释放与红细胞衰亡机制之间可能存在偶联。

2. 心力衰竭

心力衰竭（heart failure，HF）是心血管疾病最普遍的表现之一，影响到全球 2300 万人。贫血是心力衰竭的常见合并症，对心力衰竭的临床结果具有负面影响，大约 55.6% 的心力衰竭患者血红蛋白水平低于 12g/dL。虽然 ID 被广泛认为是导致心力衰竭贫血的原因，但很多心力衰竭患者的贫血难于治疗且确切病理生理学机制仍不清楚。最近的证据表明，红细胞衰亡增加会导致心力衰竭患者贫血，并且在心力衰竭患者中 ROS 普遍有所增强。研究表明，心力衰竭患者红细胞 PS 暴露百分比（1.8%±0.1%）明显高于健康对照组（1.2%±0.2%），并且增加的红细胞衰亡还伴随着 ROS 产生的增加。心力衰竭中的 ROS 来源包括内皮细胞、中性粒细胞和心肌细胞，从细胞中释放的 NAD(P)H 氧化酶、解偶联的一氧化氮合酶（uncoupled nitric oxide synthase）、黄嘌呤氧化还原酶和线粒体。

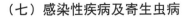

（七）感染性疾病及寄生虫病

1. 疟疾

疟疾（Malaria）是一种蚊媒传染病，每年影响全球 3～5 亿人。恶性疟原虫（*Plasmodium falciparum*）感染最为严重，在疟疾相关感染中发病率和死亡率最高。恶性疟原虫感染可能是无症状的，但也可能具有疟疾典型症状，如发热、脑型疟疾感染和严重疟疾性贫血（severe malarial anemia，SMA）。SMA 患者血红蛋白水平低于 5g/dL，通常发生在感染的血液阶段，占恶性疟原虫引发死亡的约 1/3。疟疾中贫血的发生可能是由于骨髓中红细胞生成减少以及红细胞血管外溶血。贫血发生的另一个关键因素是在受感染红细胞内外产生的 ROS。研究发现，受疟原虫感染的红细胞产生的 H_2O_2 和 OH· 数量是正常红细胞的两倍，其原因即为寄生虫在宿主红细胞内对血红蛋白的降解并释放大量游离血红素和 ROS。同时，作为宿主防御机制的一部分，中性粒细胞和巨噬细胞会被激活并产生大量 RNS（reactive nitrogen species）和 ROS 以杀伤寄生虫，而一部分能够通过红细胞膜扩散的 ROS 同时也对红细胞造成氧化损伤。此外，用于治疗疟疾的药物青蒿琥酯，是通过部分诱导氧化应激有效杀死红细胞内寄生虫的，并且已有研究表明，青蒿琥酯治疗会增加 ROS 的产生并引起红细胞衰亡。因此，不论是宿主自身免疫机制的激活还是药物治疗作用，都是通过增强氧化应激对红细胞内寄生虫进行杀伤，而红细胞可能在这一过程中会受到连带损伤进而加剧衰亡发生并导致贫血。除此之外，恶性疟原虫还能够利用 Ca^{2+} 离子来激活非选择性阳离子通道，获得所需的营养物质。由于这一过程使红细胞胞质 Ca^{2+} 离子浓度降低，红细胞衰亡延缓，存活时间相对延长，因此被恶性疟原虫用以逃避宿主免疫反应。

2. 脓毒症

脓毒症（sepsis）是一种潜在的高致死率疾病，可能会导致多器官损伤，由感染触发且多见于炎症反应，严重的患者会出现贫血。有研究表明与脓毒症相关的贫血可由红细胞衰亡增强所引发。脓毒症患者红细胞衰亡的增加可能由细菌释放至血液中的多种有害成分引起，如肽聚糖、脂肽、α- 溶血素、绿脓素和溶血素 O 等。脓毒症中的红细胞衰亡与红细胞神经酰胺生成和胞浆 Ca^{2+} 活性增加平行。铜绿假单胞菌（*Pseudomonas aeruginosa*）毒力因子绿脓素能够增强红细胞中 ROS 积累，加速小鼠循环中红细胞的清除。另外，细菌肽聚糖被证明以 CXCL16 依赖性的方式促进红细胞黏附。因此，红细胞衰亡可能导致与脓毒症有关的微循环失调加剧。

（八）精神病

一些治疗精神疾病的药物也可能引发红细胞衰亡，如氯丙嗪。研究表明，治疗所用的药物剂量足以通过使红细胞膜发生 PS 暴露并引起红细胞衰亡。此外，氯丙嗪还通过降低红细胞中的 ATP 水平，以及增加 Ca^{2+} 离子水平来发挥作用，这些作用机制可能共同进一步加剧了红细胞衰亡的发生。

小结与展望

红细胞衰亡是一种类似于有核细胞凋亡的红细胞死亡过程，其特征是红细胞形态学改变，包括细胞收缩、膜起泡和膜磷脂不对称性破坏，导致 PS 暴露。生理条件下，红细胞衰亡可以迅速清除受损的红细胞，从而避免过早溶血和循环中无细胞血红蛋白的积累。过度的红细胞衰亡与人类多种疾病状态有关，包括糖尿病、肝衰竭、尿毒症、恶性肿瘤、败血症和慢性炎症等。红细胞衰亡由不同的病理生理细胞应激源触发，并由离子通道、膜蛋白和细胞酶的复杂机制相互协调。尽管进行了大量研究，红细胞衰亡相关的分子机制仍未被完全揭示。此外，红细胞衰亡对先天性或适应性免疫系统的调节，以及影响自身免疫或耐受机制的能力仍尚未可知。未来的研究有必要进一步探究红细胞衰亡的病理生理作用及机制，为疾病相关的贫血、微循环紊乱或与不同疾病状态相关的血栓形成提供更为有效的应对策略。

（刘 治）

参 考 文 献

[1] LUTZ HU. Innate immune and non-immune mediators of erythrocyte clearance[J]. Cell Mol Biol, 2004, 50(2):107-116.

[2] Dias GF, Grobe N, Rogg S, et al. The Role of Eryptosis in the Pathogenesis of Renal Anemia: Insights From Basic Research and Mathematical Modeling[J]. Front Cell Dev Biol, 2020, 8:1-14.

[3] REPSOLD L, JOUBERT AM. Eryptosis: An Erythrocyte's Suicidal Type of Cell Death[J]. Biomed Res Int, 2018, 2018:9405617.

[4] PYRSHEV KA, KLYMCHENKO AS, CSÚCS G, et al. Apoptosis and eryptosis: Striking differences on biomembrane level[J]. Biochim Biophys Acta Biomembr, 2018, 1860(6):1362-1371.

[5] DIAS GF, GROBE N, ROGG S, et al. The Role of Eryptosis in the Pathogenesis of Renal Anemia: Insights From Basic Research and Mathematical Modeling[J]. Front Cell Dev Biol, 2020, 8:598148.

[6] THOMAS SLY, BOUYER G, CUEFF A, et al. Ion channels in human red blood cell membrane : Actors or relics ? [J]. Blood Cells, Mol Dis, 2011,46:261-265.

[7] LANG F, GULBINS E, LANG PA, et al. Ceramide in Suicidal Death of Erythrocytes[J]. Cell Physiol Biochem, 2010,26(1):21-28

[8] QADRI SM, BISSINGER R, SOLH Z, et al. Eryptosis in health and disease: A paradigm shift towards understanding the (patho)physiological implications of programmed cell death of erythrocytes[J]. Blood Rev, 2017, 31(6):349-361.

[9] DURANTON C, HUBER SM, LANG F. Oxidation induces a Cl-dependent cation conductance in human red blood cells[J]. J Physiol, 2002, 593:847-855.

[10] BOULET C, DOERIG CD, CARVALHO TG. Manipulating Eryptosis of Human Red Blood Cells: A Novel Antimalarial Strategy? [J]. Front Cell Infect Microbiol, 2018, 8:419.

[11] GATIDIS S, ZELENAK C, FAJOL A, et al. p38 MAPK Activation and Function following Osmotic Shock of Erythrocytes[J]. Cell Physiol Biochem Biochem, 2011, 28(6):1279-1286.

[12] PRETORIUS E, DU PLOOY JN, BESTER J, A Comprehensive Review on Eryptosis[J]. Cell Physiol

Biochem, 2016, 39(5):1977-2000.

[13] NADER E, ROMANA M, GUILLOT N, et al. Association Between Nitric Oxide, Oxidative Stress, Eryptosis, Red Blood Cell Microparticles, and Vascular Function in Sickle Cell Anemia[J]. Front Immunol, 2020, 11:551441.

[14] LANG E, LANG F. Triggers, inhibitors, mechanisms, and significance of eryptosis: The suicidal erythrocyte death[J]. Biomed Res Int, 2015, 2015:513518.

[15] RESTIVO I, ATTANZIO A, TESORIERE L, et al. Suicidal erythrocyte death in metabolic syndrome[J]. Antioxidants, 2021, 10(2):154.

[16] KEMPE-TEUFEL DS, BISSINGER R, QADRI SM, et al. Cellular markers of eryptosis are altered in type 2 diabetes[J]. Clin Chem Lab Med, 2018, 56(7):e177-e180.

[17] MAELLARO E, LEONCINI S, MORETTI D, et al. Erythrocyte caspase-3 activation and oxidative imbalance in erythrocytes and in plasma of type 2 diabetic patients[J]. Acta Diabetol, 2013, 50(4):489-95.

[18] TURPIN C, CATAN A, MEILHAC O, et al. Erythrocytes: Central actors in multiple scenes of atherosclerosis[J]. Int J Mol Sci, 2021, 22(11):5843.

[19] XU W, PENG F, DENG Y, et al. The emerging roles of eryptosis in liver diseases[J]. Transfus Clin Biol, 2019, 26(4):336-340.

[20] LANG E, LANG F. Mechanisms and pathophysiological significance of eryptosis, the suicidal erythrocyte death[J]. Semin Cell Dev Biol, 2015, 39:35-42.

第 10 章

红细胞来源的外泌体研究

 第一节　外泌体

一、外泌体概述

1981 年，Trams 等第一次用外泌体一词描述了"可能具有生理功能"的细胞分泌囊泡。由于差速离心技术的应用，细胞外囊泡（extracellular vesicle，EV）被以直径大小进行区分，直径较大的以微囊泡（microvesicles，MV）进行命名，外泌体一词则仅限于较小的囊泡。随着 EV 分类的进一步明确，由质膜直接向外出芽产生的，直径约 50nm 至 1μm 的微囊泡、微粒和大囊泡被称为外颗粒体（Ectosomes）；而外泌体（Exosomes）则是指由核内体来源的、直径范围为 40 ～ 160nm（平均约 100nm）的、富含细胞衍生蛋白质、核酸、脂质和糖缀合物的独特子集。外泌体是真核细胞和原核细胞在正常生理过程中，将各种生物分子和纳米级颗粒释放到胞外环境中时所产生的，存在于血液和其他各种体液，如唾液、母乳、尿液、精液、痰、脑脊液和鼻液中。在生理和病理条件下，包括内皮细胞、淋巴细胞、树突细胞、肥大细胞、血小板、白细胞、红细胞、癌细胞、造血细胞、神经元和少突胶质细胞在内的各类型细胞均有外泌体分泌，最初被认为是细胞处理废物的一种手段，现在被认为可能是一种细胞间交流的载体。

二、外泌体的生物发生

外泌体产生于质膜（plasma membrane，PM）内陷形成早期核内体之后。质膜的第一次内陷将细胞表面蛋白质和与细胞外环境相关的可溶性蛋白质包裹于一杯状结构中，并形成了早期分类内体（early-sorting endosome，ESE）。ESE 可以成熟为晚期分类内体（late-sorting endosomes，LSE），最终生成多囊泡体（multivesicular bodies，MVBs）。通过质膜的双重内陷，MVBs 形成并携带了腔内小泡（intra-luminal vesicles，ILV）。具有运输功能的核内体分类复合物（endosomal sorting complex required for transport，ESCRT）能够介导 ILV 向内出泡形成 MVBs，同时伴随着外泌体内成分的选择。新形成的 MVB 可能与溶酶体和自噬体融合后被靶向降解，也可能融合到质膜，通过胞吐作用，将 ILV 最终以直径约 40 ～ 160nm 的外泌体形式释放。除了缺乏内吞机制的成熟红细胞，外泌体释放和摄取伴随着许多类型细胞的组成性内稳态过程。

三、外泌体的组成

作为一种与细胞具有相同拓扑结构的单膜小泡，外泌体富含细胞内大分子物质如蛋白质、核酸、脂质和糖缀合物。其中，蛋白质是外泌体中占比最多的组分，包含广泛的跨膜蛋白、脂锚定膜蛋白、外周相关膜蛋白等。

（一）外泌体蛋白质组成

1. 跨膜蛋白　外泌体跨膜蛋白高度富集一系列四链跨膜蛋白（tetraspanin），其功能是促进一些膜蛋白的运输功能、稳定性和寡聚作用。其中，定位于质膜的 CD81 是外泌体中含量最高的蛋白质，它与 CD63 以及 CD9 目前已经成为最常用的外泌体标记蛋白。四链跨膜蛋白在病毒编码膜蛋白的外泌体分泌中也有作用，例如，EB 病毒（Epstein-Barr virus，EBV）的潜伏膜蛋白 1（latent membrane protein 1）从细胞的外泌体的分泌即与四链跨膜蛋白 CD63 的相互作用有关。一些病毒的包膜蛋白（envelope，ENV），包括来自艾滋病病毒（human immunodeficiency virus，HIV）、丙型肝炎病毒（hepatitis C virus，HCV）等，能够利用外泌体进行病毒粒子组装和传播。外泌体中存在许多四链蛋白的相关蛋白，包括主要组织相容性复合物 II 类分子（major histocompatibility complex，MHC II）、免疫球蛋白超家族成员 8（immunoglobulin superfamily member 8，IGSF8）、细胞间黏附分子 -1(intercellular adhesion molecule-1，ICAM-1)，多配体聚糖(syndecans，SDC1-4)、整合素（integrins）和许多其他蛋白，这些蛋白介导了外泌体对其他蛋白的纳入作用。

2. 脂质锚定蛋白　外泌体外膜修饰有一系列脂质锚定蛋白，其中包括许多 C 端糖基磷脂酰肌醇（C-terminal glycosylphosphatidylinositol，GPI）锚定蛋白，如外核苷酸酶 CD39 和 CD7、精子受体 Juno、补体抑制蛋白 CD55 和 CD59、磷脂酰肌醇聚糖 -1（glypican-1）、细胞朊蛋白（prion protein, PrPC）及其异象构体。外泌体膜外小叶中还存在有一种 Hedgehog 形态发生因子（morphogens），在发育和癌症中均起重要作用。

外泌体内膜富含酰基化的脂质锚定蛋白，包括酰化的小 GTP 酶（Rabs、Ras、Rho等）、肉豆蔻酰化的信号激酶（如 Src）和棕榈酰化的膜蛋白。对于受外源性逆转录病毒如 HIV 或 HTL V-1 和来自内源性逆转录病毒 HERV-K 家族感染的细胞，其释放的外泌体以病毒编码的酰化 Gag 蛋白为主要的组成成分。一些 Gag 蛋白已经进化到执行生理功能，其中活动调节细胞骨架（activity-regulated cytoskeletal，ARC）蛋白即在学习和记忆中起关键作用。ARC 的表达被学习激活，ARC 蛋白以外泌体的形式从细胞中分泌出来，被邻近的细胞吸收，并介导其自身 mRNA 的细胞间运输。

3. 外周表面蛋白

外泌体还携带许多参与信号传导的外周相关表面蛋白，包括几种 Wnt 蛋白（wingless

protein)、表面结合的骨形态发生蛋白（bone morphogenetic protein）、转化生长因子 β、肿瘤坏死因子（tumor necrosis factor, TNF）、TNF 相关的凋亡诱导配体（TNF-related apoptosis-inducing ligand）、第一凋亡信号配体（first apoptosis signal，FAS ligand）、细胞因子和一系列其他表面信号分子，进一步说明外泌体可能作为一种多通路信号平台、传输复杂自分泌和旁分泌信号。此外，外泌体表面富含的细胞外基质（extracellular matrix，ECM）蛋白，如纤维连接蛋白（fibronectin）、腱生蛋白 C（tenascin C）、ECM1 等，也在信号传导和黏附中起到重要作用。

4. 内周膜蛋白　外泌体的内膜层含有丰富的内周膜蛋白，这些蛋白质将外泌体膜蛋白在细胞质内部部分与其他交联蛋白、其他伙伴蛋白以及脂质相互连接，形成一种支架结构。ERM（ezrin-radixin-moesin）蛋白即为支架因子之一，其通过将质膜蛋白与细胞骨架蛋白和其他支架交联，对信号诱导的磷酸化作出反应，其配体包括 EBP50、CD44、CD43、IGSF8、PTGFRN。Syntenin 是另一个外泌体支架因子，已知其通过多个蛋白结合基团聚集外泌体蛋白，并且与跨膜四链蛋白 CD63 有复杂的相互作用。Alix 代表另一类外泌体支架蛋白，它不仅与 Syntenin 结合，还与 TSG101 蛋白（tumor suppressor gene 101 protein）、ESCRT 以及 CHMP4（charged multivesicular body protein 4）结合。其中，ESCRT 由 ESCRT-0、ESCRT-Ⅰ、ESCRT-Ⅱ 和 ESCRT-Ⅲ 蛋白复合物组成，在 MVB 生物发生、细胞分裂、核包膜再封闭、自噬和病毒萌发等多种途径上发挥作用。除了这些不同的支架蛋白，外泌体内膜还富含分子伴侣，与蛋白的聚集和错误折叠有关，例如热休克蛋白，包括 HSP70 家族的几个成员 Hsp40/DnaJ 蛋白、Hsp90、Hsp20、Hsp27 和 α/β-结晶蛋白。

5. 酶　作为一个生物大分子储存平台，外泌体中还包含有丰富的酶，如参与骨形成的一系列酶 CD39、CD73、磷酸酶（phosphatase）、焦磷酸酶（pyrophosphatase）、钙结合膜联蛋白（calcium-binding annexin）和磷酸转运蛋白（phosphate transporter）等。另外，RNA 编辑酶（RNA editing enzyme）、脂肪酶（lipase）、蛋白酶（protease）、糖基转移酶（glycosyltransferase）、糖苷酶（glycosidase）和一些代谢酶在外泌体中也有迹可循。癌细胞来源的外泌体具有更多的酶活性，其中包括突变的 RAS 蛋白、受体和透明质酸合成酶 -3（hyaluronan synthase-3）等。

（二）外泌体糖复合物及脂质组成

外泌体最外层的表面是由连接到表面蛋白质和某些外小叶脂质体的聚糖冠层组成，其中富含 α-2，6- 唾液酸和硫酸乙酰肝素。在这个聚糖冠层下，外泌体膜包含磷脂酰胆碱（phosphatidylcholine，PC）、磷脂酰丝氨酸（phosphatidylserine，PS）、磷脂酰乙醇胺（phosphatidylethanolamine，PE）、磷脂酰肌醇（phosphatidylinositol，PI）、磷脂酸（phosphatidic acid，PA）、胆固醇、神经酰胺、鞘磷脂、鞘糖脂和一些低丰度脂质。纯化的外泌体膜脂质组分与其他细胞不同，其中最显著的特征之一就是它的质膜外小叶中含有 PE 和 PS。而对于细胞来说，PS 通常分布于膜内小叶，质膜外小叶中 PS 的出现则标志着细胞的凋亡。此外，外泌体膜还富含溶血磷脂、胆固醇、神经节苷脂、鞘脂和神经酰胺，而神经酰胺已被证明在外泌体产生过程起到促进作用。

（三）外泌体核酸组成

外泌体中还含有丰富的核酸，包括 DNA 及 RNA。研究表明，外泌体中含有的细胞外 RNA 能够以功能形式转移到其他细胞核成分中并参与调控。单个外泌体并不携带大量的 RNA 分子，但大量外泌体的总和包含了一个不同于细胞内组成的 RNA 亚群。外泌体富含小的非编码 RNA（ncRNAs），包括小核 RNA（small nuclear RNA，snRNA）、微小 RNA（microRNA，miRNA）、tRNA、Y RNA、穹窿 RNA（vault RNA）、重复元件 RNA 和片段 RNA 等。总的来说，相对于细胞 RNA，外泌体 RNA 富含特定的 RNA 种类。外泌体中同样也存在有 DNA，包括单链 DNA、双链 DNA、基因组 DNA、线粒体 DNA 以及反向转录的互补 DNA。与其他外泌体组分不同，目前尚不清楚特定的 DNA 是否有选择性的进入到外泌体中。

四、外泌体的功能

外泌体研究大多集中在外泌体在通过细胞间囊泡运输途径传递信号和分子中所起的作用。作为多路信号传导颗粒，每个外泌体都具有通过细胞表面同源受体的结合和聚集来传递多路组合信号的能力，并且这些活性已在生长因子、细胞因子、Wnt 和 Notch 等参与的途径中得到证实。此外，外泌体与靶细胞的融合能够将功能性受体传递给靶细胞，在某些情况下甚至可以激活受体和效应器。由于外泌体摄取和分泌途径可能会发生交叉，导致任何一种的细胞随着时间的推移可能产生混合的外泌体群体，其中既有内源性外泌体，也有循环中的外泌体。与外泌体摄取相关的独特机制和途径，以及外泌体对某些细胞类型的假定特异性，增加了外泌体细胞间通讯功能的复杂性。目前研究表明，外泌体与广泛的正常生理过程（如发育、组织稳态、衰老、代谢调节、运动、压力、昼夜节律、怀孕期间的分子转移、母乳喂养、进食、寄生虫相互作用等）、许多非感染性疾病（如癌症、炎症、代谢紊乱、自身免疫、神经退行性变、慢性阻塞性肺疾病、成瘾等）以及广泛的传染病（如由病毒、原生动物、真菌、蠕虫、节肢动物等感染引起的传染病）等均有所有关联。由外泌体递送到受体细胞中的蛋白质、代谢物和核酸有效地改变了受体细胞的生物反应从而促进或抑制疾病。外泌体在调节复杂细胞内通路方面的内在特性提高了它们在治疗控制许多疾病中的潜在用途。另外，已有研究对外泌体进行改造以构建可以递送多种有效治疗分子的运载工具，包括短干扰 RNA、反义寡核苷酸、化疗剂和免疫调节剂等 [5]。尽管外泌体的脂质和蛋白质组成可能会影响这些分子的药代动力学特性，但外泌体的天然成分可能在提高生物利用度和减少不良反应方面发挥作用。除此之外，外泌体几乎存在于所有类型的生物体液中，因而易于通过液体活检获得，这使得外泌体具有了在诊断和确定癌症和其他疾病患者预后方面的潜在用途，并且，疾病进展和对治疗的反应也可以通过外泌体的多组分分析来确定。

第二节　红细胞来源的外泌体

由于来自红细胞的大小囊泡在许多研究中尚未完全以独立的类别进行描述，因此在此处统称为外泌体。红细胞来源的外泌体在红细胞生成、生理细胞老化、疾病状态和对环境应激的反应中分泌，其中富含各种生物活性分子介导细胞间的交流，可作为疾病的标志并参与缺氧的生理适应性反应以及多种疾病的病理生理进展。此外，储存红细胞产生的外泌体能够用作输血后果的相关评估。

一、红细胞外泌体的形成及分子组成

在造血干细胞通过促红细胞生成素依赖过程形成红细胞时，外泌体被包裹于核内体中。当铁依赖性 Hb（hemoglobin, Hb）在网织红细胞合成开始时，外泌体开始形成并包装。循环网织红细胞和红细胞前体包含参与外泌体生物发生的 ESCRT 成分，以介导 ILV 向内出芽为 MVB 并伴随外泌体的选择过程。来源于人脐带血网织红细胞及来源于人和鼠网织红细胞的外泌体蛋白质组学分析已经确定，参与外泌体生物发生的 ESCRT 蛋白复合物，包括 Hrs（ESCRT-0）、TSG 101（ESCRT-I）、Alix（ESCRT-II）和 CHMP4B（ESCRT-III），这些蛋白同样也存在于人类红细胞蛋白质组中，但它们在红细胞囊泡形成过程中的特异性作用仍有待确定。

红细胞源性外泌体形成和释放的精确分子机制及信号通路迄今尚不完全清楚，但补体系统似乎参与了这一过程。补体系统的激活可以通过经典、替代或凝集素三种途径中的任何一种发生，并最终导致同源多聚体化和攻膜复合物（membrane attack complex，MAC）孔成分插入质膜。为了明确补体在红细胞来源的外泌体形成中的作用，将红细胞与 MAC 形成所需补体成分进行共同或分别孵育后发现，在细胞未裂解的情况下，补体激活促进了红细胞中大小约 250nm 的外泌体形成。在另一实验中，补体激活替代途径的触发能够在不致细胞裂解的情况下，诱导外泌体（160 ~ 180nm）从质膜上萌发。循环中的红细胞可以通过囊化作用将 MAC 从质膜上清除并形成外泌体，这一机制需要 Ca^{2+}、钙蛋白酶的激活和光谱蛋白骨架的局部破坏。

广泛的蛋白质组学和转录组学研究已经表征了红细胞外泌体中蛋白质和核酸成分。针对红细胞及其外泌体中膜蛋白提取物的蛋白质组学比较研究发现，二者中存在有 32 种共有蛋白质成分、红细胞特异性组分 26 种，外泌体特异性蛋白组分 25 种，并且外泌体中存在乙酰胆碱酯酶的特异性富集。而对带 3（band 3）蛋白复合物的比较研究发现，二者具有 11 种共有蛋白、5 种红细胞特异性蛋白和 7 种外泌体特异性蛋白。与红细胞相比，带 3 复合物衍生的外泌体缺乏血影蛋白（spectrins），但含有补体 C4 和半乳糖凝集素 7（galectin 7）；膜蛋白提取物衍生的外泌体缺乏膜骨架连接蛋白，如锚蛋白、蛋白4.1 和 4.2。储存血红细胞产生的外泌体富含糖蛋白 A（glycophorin A）、脂筏蛋白（lipid raft proteins）、气孔蛋白（stomatin）和协同蛋白（synexin），但肌动蛋白含量少于完整红细胞。

红细胞中富含长度为 20～30nm 的 miRNA，其功能是通过靶基因降解或翻译抑制控制基因表达。MiRNA 参与调节细胞分化和增殖、发育、凋亡、造血、肿瘤发生以及红细胞生成的不同阶段。研究发现，从储存的三名不同供体来源的红细胞分离的外泌体中约有 78 种 miRNA，平均大小为 64.08nm。三种 miR-125-b-5p、miR-4454 和 miR-451a 含量最为丰富，同时存在于三种来源红细胞分离的外泌体中，并且 miR-4454 和 miR-451a 水平随着储存时间的延长而增加。RNA 测序预测了储存红细胞来源外泌体中含量前 10 位 miRNA 的靶基因：miR-29a-3p，miR-101-3p，miR-125b-5p，miR-22-3p，miR-30b-5p，miR-451a，miR-30c-5p，miR-4454，miR-1260b 和 miR-96-5p。其中，miR-125b-5p 能够通过人类骨关节炎软骨细胞中的 TRAF6/MAPK/NF-κB 途径作为炎症基因的负调节因子，并通过靶向 B7-H4 调节巨噬细胞的炎症状态。据报道，miR-125b-5p 类似物可减轻急性肝衰竭小鼠模型的肝损伤并在体外和体内研究中作为抗多发性骨髓瘤药物。Doss 等人报告了 287 个已知和 72 个推定的新 miRNA，其中 miR-451、miR-144 和 miR-486 是成熟红细胞中最为丰富的遗传残留。来源于人类外周血的细胞特异性 miRNA 的综合研究确定了 271 个红细胞 miRNA、90 个血清 miRNA 和 5 个外泌体中的 miRNA。这些 miRNA 中的一些在所有三个部分中都有表达，一些对循环血液的特定成分是独特的。

二、红细胞外泌体的生物学作用

在生理和病理条件下，负载有蛋白质、脂质和 miRNA 的红细胞通过外泌体介导红细胞与内皮细胞间的通讯，以调节一氧化氮（NO）、氧化还原平衡和免疫稳态。此外，红细胞外泌体对止血失调至关重要并在几种疾病状态下表现出促凝作用。

1. 红细胞外泌体与 NO 及氧化还原的调节

NO 是一种重要的信号分子，它能够作为血管调节剂对血管微环境进行调节。氧合 Hb 通过脱氧反应被 NO 氧化，产生高铁血红蛋白（metHb）和硝酸盐，同时，脱氧 Hb 与血红素铁（Fe^{2+}）高亲和力结合 NO，改变 NO 的生物利用度，进而影响氧平衡和血管调节。研究表明，来自储存红细胞外泌体对 NO 的清除慢于细胞外 Hb，但相较于红细胞中的 Hb 则更快。红细胞外泌体对 NO 生物利用度的影响，取决于进入微循环的外泌体数量及其与内皮的相互作用程度。体外和体内研究表明，红细胞外泌体可能通过增加 ROS 的产生来扰乱 NO 的体内平衡，从而导致内皮功能障碍。另有研究发现，源于突变型骨髓增生性肿瘤患者的红细胞外泌体会增加内皮氧化应激并导致 NO 途径抑制。

红细胞在循环系统中维持促氧化剂和抗氧化剂之间的平衡。红细胞配备有完备的抗氧化酶系统，包括硫氧还蛋白还原酶、超氧化物歧化酶、过氧化氢酶、谷胱甘肽过氧化物酶、谷胱甘肽还原酶以及其他还原性物质如非酶抗氧化剂谷胱甘肽、维生素 C、维生素 E 和硫氧还蛋白。红细胞内的氧化过程在体外通常发生在储存条件下，在体内常发生于输血后或疾病期间，因此红细胞外泌体可能参与以 ROS 快速释放为特征的呼吸爆发以及中性粒细胞活化过程。红细胞外泌体与中性粒细胞共同孵育导致 ROS 的产生以及囊泡成分向中性粒细胞的转移，这种作用被认为是由积聚于小泡中的溶血磷脂（lysophospholipid）引起的，可能参与输血相关急性肺损伤的发病机制。

2. 红细胞外泌体与免疫调节

体外研究表明，红细胞外泌体与外周血单个核细胞（peripheral blood mononuclear cell，PBMC）的共孵育会导致细胞促炎趋化因子和细胞因子的分泌并增加未经刺激 PBMC 的存活，且这一分泌作用可能是由血小板、内皮细胞或红细胞来源的外泌体与单核细胞之间的相互作用所致。另有研究进一步发现，红细胞外泌体能够增加血小板、中性粒细胞和单核细胞共孵育时的相互作用。红细胞外泌体还能以一种依赖于抗原呈递细胞的方式，增强有丝分裂原诱导的 CD4+ 和 CD8+ T 淋巴细胞的复制。此外，储存血中的红细胞外泌体能够通过与单核细胞结合，以 β-整合素（β-integrin）介导的过程激活内皮细胞，并且储存红细胞外泌体与单核细胞的相互作用可以通过触发促炎细胞因子分泌、参与中性粒细胞和血小板的相互作用影响输血后并发症。

暴露于酵母多糖 A（zymosan A）和脂多糖（lipopolysaccharid）的巨噬细胞在吞噬红细胞外泌体后产生了免疫抑制作用，导致肿瘤坏死因子-α（tumor necrosis factor-α）和白细胞介素 8（interleukin 8）的释放。在小鼠迟发型超敏反应模型中，输注由同源红细胞产生的 CD9、CD81 阳性外泌体能够抑制 miRNA-150 介导的迟发型超敏反应。另外，疟原虫感染红细胞衍生的外泌体对人原代巨噬细胞和中性粒细胞也具有免疫调节作用。

3. 红细胞外泌体与凝血

红细胞外泌体的促凝血活性研究最早可追溯至 1961 年——即红细胞裂解物能够缩短血浆凝固时间。2006 年的实验表明，将红细胞裂解物加入到完整的红细胞或血小板中会增加凝血酶生成（thrombin generation，TG）。但使用 0.22μm 滤器过滤细胞溶解产物时，没有观察到红细胞溶解产物可能的促凝反应，说明可能是红细胞膜和潜在的外泌体在起作用。目前的研究表明，在 Ca^{2+} 存在下，暴露于膜上的 PS 能够介导红细胞外泌体的促凝活性，并且这一作用是带负电荷的 PS 与富含 γ-羧基谷氨酸（gamma-carboxyglutamic acid，Gla）的凝血因子结构域间的相互作用。另外，循环外泌体有助于凝血酶的产生，因为去除微粒的健康人源无血小板血浆会导致凝血酶产生峰值时间的延迟并增加对纤维蛋白溶解的敏感性，但红细胞外泌体对凝血酶产生的相对贡献低于由血小板、内皮细胞和白细胞。据报道，循环促凝血外泌体水平升高，会加剧溶血性疾病如镰状细胞贫血（sickle cell anemia，SCA）、β 地中海贫血（beta thalassemia，BT）和阵发性睡眠性血红蛋白尿（paroxysmal nocturnal hemoglobinuria，PNH）的高凝血性以及血栓发生概率的增加。

在上述溶血性疾病中，SCA 患者血液中红细胞外泌体的存在早在 1982 年即被首次描述，在此后的多项研究发现，与健康对照组相比，SCA 患者血浆中的红细胞外泌体含量升高；并且与稳定状态下的 SCA 患者相比，SCA 危重患者红细胞外泌体水平会进一步增加。此外，比较 SCA 和 HbSC 基因型患者的循环外泌体发现，SCA 患者的总微粒水平（包括红细胞和血小板来源）明显高于 HbSC 患者；与健康对照组相比，将 SCA 患者衍生的循环外泌体添加到血浆中可增加凝血时间。另一研究显示，与红细胞外泌体数量相关的抗人凝血因子 XI 能够显著阻断凝血酶活性，而抗人凝血因子 VII 和抗组织因子途径抑制剂抗体则对凝血酶活性则影响较低，说明红细胞外泌体在血栓形成过程发挥主要作用。

中型和重型 BT 都与高凝状态和血栓形成的发生率增加有关，并且已有多项研究报道了 BT 中循环外泌体包括红细胞外泌体水平的升高。在脾切除的 BT 患者中，与未切除的患者相比，循环红细胞外泌体的数量明显增加。

PNH 是一种在临床上与补体驱动的血管内溶血、血栓形成和贫血有关的血液疾病，血栓栓塞是 PNH 发作患者最常见的死亡原因，占该罕见病死亡人数的 67%。有研究发现，PNH 发作期间红细胞释放的外泌体相比于从正常红细胞中释放的外泌体具有更强的促凝血酶生成活性，提示某些患者的红细胞外泌体亚型具有致血栓作用，但就血浆浓度来说，患者血浆中血小板外泌体浓度高于红细胞衍生的促凝血外泌体。

三、储存红细胞衍生外泌体

在血液储存过程中，红细胞经历了代谢、生化和结构的变化，这些变化极大地影响了红细胞膜的完整性、变形性和携氧能力，并且储存过程中氧自由基生成的增加加速了红细胞的储存病变，大大降低了红细胞的储存时间，并加剧了红细胞输血后的反应。红细胞衍生外泌体的形成是血液红细胞储存病变的特征之一，多项研究报告显示，在 4℃ 储存后，储存红细胞中外泌体的浓度明显增加。血液储存期间 ATP 的持续消耗会导致质膜 Ca^{2+} 泵的活性持续下降，使红细胞内 Ca^{2+} 浓度持续增加，最终改变参与维持膜磷脂不对称性的关键质膜酶的活性。Ca^{2+} 依赖性的红细胞磷脂转位酶（floppases）的激活会使质膜外叶的阴离子磷脂特别是 PS 暴露增加并导致囊化和外泌体的释放。外泌体的持续形成除了使红细胞大小逐渐减少、膜的变形能力逐渐降低外，储存的红细胞和红细胞衍生外泌体表面都显示出逐渐升高的 PS 水平。

与红细胞质膜中成分的相对分布相比，储存红细胞衍生的外泌体富含 DAG、胆固醇、补体受体 1（complement receptor 1，CR1）和 GPI 锚定蛋白，如 CD55、CD59 和乙酰胆碱酯酶。值得注意的是，丰富的红细胞质膜蛋白如糖蛋白 A（glycophorin A，GPA）被发现以明显低于红细胞质膜的浓度存在于外泌体中，说明质膜的囊化不是一个随机过程。外泌体的形成会导致储存红细胞中的补体调节颗粒如 CR1、CD55 和 CD59 显著丢失，CR1 的丧失会导致储存红细胞结合补体能力下降，影响血管内空间的免疫清除过程。

与循环红细胞相似，储存红细胞分泌的外泌体同样具有促凝血活性。另外，在输血的啮齿动物模型中，储存红细胞外泌体中的 Hb 能够作为 NO 的清除剂，导致系统性血管收缩，而 NO 平衡的丧失会激活血小板并促进血栓形成。在体外条件下，含有 Hb 的红细胞外泌体被证明可以将血红素转移到人脐带血管内皮细胞，诱发氧化应激和凋亡。在 SCA 的小鼠模型中，注射体内生成的含 Hb 的红细胞外泌体导致快速的肾小球循环内血管闭塞，而给予血红素清除剂，则可以防止肾血管微血栓的形成。因此，含有 Hb 的红细胞外泌体可以改变 NO 的生物利用度，促进血红素介导的内皮功能障碍。

四、红细胞外泌体与疾病治疗

从 2010 年开始，基于外泌体的治疗研究集中在几个疾病领域，包括癌症、心血管疾病、中枢神经系统疾病，以及肺部、肝脏和肾脏疾病。外泌体可以被设计为有效载体将短干扰 RNA、反义寡核苷酸、化疗药物和免疫调节剂输送到所需的靶点。使用外泌体作为传递 miRNA 或 siRNA 的载体进行治疗研究的领域主要集中在胶质瘤、癌和胰腺癌的啮齿动物模型。这些初步研究的数据表明，外泌体能有效地进入组织实质和肿瘤细胞，传递其携带的 RNA。与脂质体相比，外泌体能最大限度地减少免疫反应，并可能提供一种新的传递系统。

人类红细胞可以被刺激产生用于 RNA 治疗的外泌体，因为它们同时缺乏核和线粒体 DNA。基于 RNA 疗法的红细胞外泌体已被开发，应用于治疗乳腺癌和急性髓系白血病（acute myeloid leukemia，AML）细胞系肿瘤。在这些概念验证研究中，RNA 负载的红细胞外泌体被乳腺癌和 AML 细胞高效吸收。在 AML 中，红细胞外泌体 miR-125b 反义寡核苷酸抑制了 MOLM13 移植小鼠 miR-125b 表达水平、癌细胞增殖和浸润。使用体内荧光成像技术观察到，红细胞外泌体 - 反义寡核苷酸在人类转移性乳腺癌 MCF10CA1a 细胞中的高效移植。另外，在红细胞外泌体中包装的亲脂性药物如喜树碱（camptothecin）能够被肺癌细胞吸收，与合成的脂质纳米载体相比，也显示出更有效的体内靶向输送。此外，红细胞外泌体还是氧化铁的有效包装和递送系统，用于靶向人类骨髓间充质干细胞的磁共振成像研究。最近，天然外泌体大规模生产和纯化相关的局限性也被外泌体模拟物（EM）的有效制备所克服，通过一步挤压法从红细胞中生成 EM，与从红细胞中生成的天然外泌体相比，其产量高出 130 倍，并显示出更强的体内生物分布。

（刘　治）

参 考 文 献

[1]　PEGTEL DM, GOULD SJ. Exosomes[J]. Annu Rev Biochem, 2019, 88:487-514.

[2]　QING L, CHEN H, TANG J, et al. Exosomes and Their MicroRNA Cargo: New Players in Peripheral Nerve Regeneration[J]. Neurorehabil Neural Repair, 2018, 32(9):765-776.

[3]　KALLURI R, LEBLEU VS. The biology, function, and biomedical applications of exosomes[J]. Science, 2020, 367(6478):eaau6977.

[4]　LIN Y, ANDERSON JD, RAHNAMA LMA, et al. Exosomes in Disease and Regeneration: Biological Functions, Diagnostics and 2 Beneficial Effects[J]. Malaysian Palm Oil Counc, 2020, 319(6):H1162-H1180.

[5] FAMILTSEVA A, JEREMIC N, TYAGI SC. Exosomes: cell-created drug delivery systems[J]. Mol Cell Biochem, 2019, 459(1-2):1-6.

[6] SUN L, YU Y, NIU B, WANG D. Red Blood Cells as Potential Repositories of MicroRNAs in the Circulatory System[J]. Front Genet, 2020, 11:442.

[7] HUANG H, ZHU J, FAN L, et al. MicroRNA Profiling of Exosomes Derived from Red Blood Cell Units: Implications in Transfusion-Related Immunomodulation[J]. Biomed Res Int, 2019, 2019:2045915.

[8] FISCHER D, BÜSSOW J, MEYBOHM P, et al. Microparticles from stored red blood cells enhance procoagulant and proinflammatory activity[J]. Transfusion, 2017, 57(11):2701-2711.

第 11 章

红细胞数量、形态及功能的检测

血液中含量丰富的红细胞除了作为氧气和二氧化碳的运输载体外还参与维持机体的酸碱平衡，因此通过对红细胞参数和形态变化的检测可以对临床上某些疾病进行诊断或鉴别诊断。

一、红细胞计数

红细胞计数（red blood cell count）与血红蛋白和血细胞比容结合，常作为诊断贫血及红细胞增多的主要指标，是血液检验的基本项目。

（一）检测原理

1. 显微镜计数法　将等渗稀释液稀释后的血液标本充入改良牛鲍（Neubauer）血细胞计数板（hemocytometer）中，在显微镜下计数一定区域（体积）内的红细胞数量，经换算求出每升血液中红细胞数量。

2. 仪器计数法　血液细胞分析仪（血细胞分析仪、血球仪、血球计数仪等）多采用电阻抗或光散射原理检测红细胞的数量。

（二）参考区间

成年：男性 $(4.0 \sim 5.5) \times 10^{12}/L$，女性 $(3.5 \sim 5.0) \times 10^{12}/L$。

新生儿：$(6.0 \sim 7.0) \times 10^{12}/L$。

红细胞计数医学决定水平：高于 $6.8 \times 10^{12}/L$，应采取相应治疗措施；低于 $3.5 \times 10^{12}/L$ 可诊断贫血；低于 $1.5 \times 10^{12}/L$ 应考虑输血。

（三）临床意义

1. 生理性变化　红细胞数量受到年龄、性别、人群等因素的影响，婴幼儿、妊娠中后期以及造血功能低下的老年人红细胞数量生理性降低。而高原地区的居民、剧烈运动和体力劳动后的健康人红细胞会生理性升高。

2. 病理性变化

（1）病理性增多。①相对性增多：呕吐、高热、腹泻、多尿、多汗、大面积烧伤等引起血容量减少使红细胞相对增多。②绝对性增多：组织缺氧、代偿或非代偿性促红细胞生成素（EPO）增高，可引起继发性红细胞增多，如肾癌、肝癌、子宫肌瘤、卵巢癌、

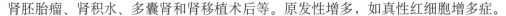

肾胚胎瘤、肾积水、多囊肾和肾移植术后等。原发性增多，如真性红细胞增多症。

（2）病理性减少。见于各种原因导致的贫血，主要可分为骨髓功能衰竭的再生障碍性贫血、造血物质缺乏或利用障碍性贫血、急慢性失血及红细胞破坏过多4大类。

二、血红蛋白测定

血红蛋白（hemoglobin，Hb 或 HGB）是一种含色素辅基的结合蛋白质，作为红细胞内的运输蛋白，其主要功能是吸收肺部大量的氧，并将其输送到身体各组织，每克血红蛋白可携带 1.34ml 氧。氰化高铁血红蛋白分光光度法是国际血液学委员会推荐的参考方法，可以作为其他检测方法的溯源标准。

（一）检测原理

1.HiCN 测定法

血红蛋白（SHb 除外）中的亚铁离子（Fe^{2+}）被高铁氰化钾氧化为高铁离子（Fe^{3+}），血红蛋白转化成高铁血红蛋白（Hi）。Hi 与氰化钾（KCN）中的氰离子反应生成稳定的棕红色的 HiCN，其最大吸收波峰为 540mm，根据测得吸光度可求得血红蛋白浓度。

2.SDS 测定法

血液中除 SHb 外的各种 Hb 均可与低浓度 SDS 作用，生成棕色化合物，其吸收峰在 538nm，用分光光度计测定波峰处吸光度，经计算可得到血液中血红蛋白浓度。

（二）参考区间

成年：男性 120 ～ 160g/L；女性 110 ～ 150g/L。

新生儿：170 ～ 200g/L。

（三）临床意义

血红蛋白测定的临床意义与红细胞计数相似，但判断贫血程度优于红细胞计数。根据血红蛋白浓度可将贫血分为 4 度。轻度贫血：Hb＜120g/L（女性 Hb ＜110g/L）；中度贫血：Hb＜90g/L；重度贫血：Hb＜60g/L；极重度贫血：Hb ＜ 30g/L。当 RBC＜1.5× 10^{12}/L，Hb＜45g/L 时，应考虑输血。

1. 生理变化

血红蛋白浓度与年龄和性别相关。在某些贫血，红细胞和血红蛋白减少程度可不一致，同时测定红细胞和血红蛋白，对临床诊断更有意义。

2. 病理变化

（1）血液容量改变：如大量失血早期，全身血容量减少，此时血液浓度改变很少，从红细胞和血红蛋白的结果来看，很难反映贫血的存在。

（2）全身血浆容量改变：如各种原因引起的失水或水潴留可使血浆容量减少或增加，造成血液浓缩或稀释，导致红细胞和血红蛋白结果升高或降低。

三、糖化血红蛋白测定

糖化血红蛋白是血红蛋白β链 N 末端缬氨酸的游离氨基与葡萄糖之间发生糖基化反应的产物，血红蛋白分子内其他游离氨基也参与糖基化（α链 N 末端缬氨酸、赖氨酸 ε-

氨基）。糖化血红蛋白含量的多少取决于血糖浓度以及血糖与血红蛋白接触时间，而与抽血时间、患者是否空腹、是否使用胰岛素等因素无关。糖化血红蛋白被称为 HbA_1，主要包括 HbA_{1a}、HbA_{1b} 和 HbA_{1c} 三种组分，其中 HbA_{1C} 约占 70%。糖化血红蛋白可以反映患者近 3 个月的平均血糖水平，并被推荐用于糖尿病（特别是 2 型糖尿病）监测，对糖尿病患者的血糖总体控制、发现治疗中存在的问题以及指导治疗方案具有重要作用。糖化血红蛋白的测定方法主要分为两大类：一类是离子交换层析、高效液相色谱分析和电泳法等基于电荷差异的检测方法；另一类是亲和层析和免疫法等基于结构差异的检测方法。HPLC 法是国际临床化学联合会推荐的测定糖化血红蛋白的参考方法。

（一）检测方法与原理

1. HPLC 法　HPLC 法是使用阳离子交换柱基于高效液相层析原理进行糖化血红蛋白分离的方法，该方法是 IFCC 标准化工作组和美国临床化学协会（AACC）建议的检测糖化血红蛋白的金标准。血红蛋白分子表面阳离子由于糖基化而丢失，在中性 pH 条件下，HbA_{1c} 与阳离子交换柱的结合能力较弱，利用 3 种不同盐浓度所形成的梯度洗脱液洗脱时，可以将 HbA_{1c} 与其他 5 种组分（HbA_{1b}、HbA_{1a}、HbA_2、HbF、HbA_0）分离开。最后对分离后的各种血红蛋白组分的吸光度进行检测，以百分率表示各种血红蛋白组分含量。此法可用手工检测，也可以用自动化分析仪检测。

2. 亲和层析　结合在血红蛋白分子上的葡萄糖与硼酸发生顺式 - 羟基反应，形成可逆的五环化合物，从而使样品中的糖化血红蛋白选择性地结合在柱子上，而非糖化的血红蛋白则被洗脱。再用山梨醇溶液解离五环化合物，并在 415nm 波长处检测洗脱液的吸光度，计算糖化血红蛋白的百分率。亲和层析法对异常血红蛋白不敏感，并且仅能测定总糖化血红蛋白，"标准的 HbA1c"需要计算。亲和层析法也可用于分离糖化和非糖化血红蛋白。

3. 电泳法　电泳法是基于糖化血红蛋白的总电荷和等电点发生变化的原理来分离糖化血红蛋白。琼脂糖凝胶电泳分离血红蛋白亚组分的分辨率很低，而等电聚焦可以更好地使亚组分分离，但由于试验的自动化程度不高，临床使用的并不多。

4. 免疫比浊法　用单克隆抗体或多克隆抗体对血红蛋白 β 链 N- 末端缬氨酸的糖基化抗原表位进行识别，再用放射免疫和免疫酶学检测 HbA_{1c}，通常也能同时检测 HbA_{2c}（HbA_2 的糖基化产物）。

5. 酶法　血液样本处理后与氧化还原剂反应，去除小分子和高分子干扰物质。变性后的全血样本在蛋白酶作用下分解为包括糖化血红蛋白 β 链上的缬氨酸在内的氨基酸。糖化的缬氨酸被果糖缬氨酸氧化酶氧化产生 H_2O_2 而呈色，进而通过比色法进行检测。果糖基缬氨酸氧化酶法可以直接测定样本中 HbA_{1c} 的百分比，而不需要另外检测总血红蛋白。

（二）参考区间

HbA_{1c} 的正常值范围为 4% ～ 6%。

（三）临床意义

糖化血红蛋白与红细胞寿命和平均血糖水平相关，是评价糖尿病患者长期血糖控制较理想的指标，并与微血管和大血管并发症的关系密切，对于糖尿病的发生有较好的预测能力。

四、红细胞形态检查

不同病因作用于红细胞生成的不同阶段可引起不同的病理变化，导致红细胞发生包括大小、形态及染色结构等改变。与血红蛋白浓度、红细胞计数及其他参数结合，红细胞形态检查常作为诊断贫血的一项重要指标，对判断贫血的性质及贫血的诊断和鉴别诊断具有重要的临床价值。

（一）检测方法

1. 显微镜法　血液涂片染色后显微镜下观察红细胞的形态改变，主要用于红细胞形态的识别，特别是异常形态的鉴别，也是仪器法检测的复查方法。

2. 计算机图像分析　利用计算机图像处理技术对红细胞自动分类统计，并能快速自动以正常红细胞形态为参比做出统计分析，为红细胞相关疾病的诊断提供依据。

（二）正常红细胞形态

正常红细胞呈双凹圆盘形，大小相对均一，平均直径 $7.2\mu m$（$6.7 \sim 7.7\mu m$）。Wright 染色后为粉红色或琥珀色，血红蛋白充盈良好，呈正色素性、向心性淡染。中央部位为生理性淡染区，大小约为细胞直径的 1/3，胞质内无异常结构。正常形态红细胞常见于健康人，但也可见于急性失血性贫血、部分再生障碍性贫血等。

（三）异常红细胞形态

红细胞染色的深浅取决于血红蛋白的含量，含量多则着色深，含量少则着色浅。据此红细胞可分为正常色素性红细胞、低色素性红细胞、高色素性红细胞、嗜多色性红细胞。正常色素性红细胞除了见于健康人外，还可见于再生障碍性贫血、急性失血和白血病等。低色素性红细胞常见于缺铁性贫血及血红蛋白病等。高色素性红细胞常见于巨幼细胞性贫血。嗜多色性红细胞常见于各类增生性贫血，溶血性贫血。

1. 红细胞大小异常　根据红细胞的大小可分为小红细胞、大红细胞、巨红细胞、红细胞大小不匀。小红细胞常见于缺铁性贫血、铁粒幼细胞性贫血及珠蛋白生成障碍性贫血等；大红细胞常见于溶血性贫血及巨幼细胞性贫血；巨红细胞及红细胞大小不一常见于巨幼红细胞性贫血。

2. 红细胞形态异常　根据红细胞的形态可将红细胞分为球形、椭圆形、靶形、口形、镰形、棘形、裂片形、泪滴形、新月形及缗钱状。

3. 红细胞结构异常　根据红细胞内的异常结构可分为嗜碱性点彩红细胞、豪-乔小体、卡伯特环、有核红细胞及寄生虫。

五、血液流变学检测

血液流变性质的异常，将会引起机体血液循环障碍，其中尤以血液黏度为重要因素。血液黏度的高低代表血液运输优劣或血液供应的多少。血液黏度增加，循环阻力升高，血流速度减慢，必然导致器官和组织，尤其是微循环灌流量下降，造成组织缺血缺氧，影响其代谢和功能，从而产生疾病，如高血压、冠心病、糖尿病、肿瘤、周围血管病等。虽然这些疾病有诸多致病因素，但均与血液黏度异常有关，血液病、遗传或免疫异常、休克和中毒等疾病的血液流变性会有更显著的改变。所有病程必然经过了一个或数个血液流变特性指标增高的阶段，可见血液黏度与疾病的一系列病理过程有着密切的关系。因此，血液黏度是诊断各种病理过程发展的一个重要指标。同时，通过对血液流变性的检测，为某些疾病的发生、发展、转归以及预后提供了可靠的依据。针对上述血液中的不同组分，血液流变学也分成不同的指标。

（一）全血黏度测定

全血黏度由血细胞比容、红细胞聚集性、红细胞变形性、红细胞表面电荷、血浆黏度、纤维蛋白原含量以及白细胞和血小板流动性等多种因素决定，是血液重要的流变学特性参数。全血黏度高于血浆黏度，全血黏度越大血液流动性越小。

1. 检测方法及原理

（1）旋转式黏度计检查法

旋转式黏度计由一个平板和一个圆锥两部分组成，将血液填充在两者之间有的夹角里，当电机以一定的角速度旋转时，黏稠性使血液在圆锥产生一个复原扭矩，被与圆锥相连的感受器检查出来。

（2）毛细管黏度计检查法

在固定的压力驱动下，一定体积的牛顿流体流过一定长度和内径的玻璃毛细管所需的时间与等体积生理盐水通过玻璃毛细管所需时间的比值，为该液体的黏度。计算公式为对照液体的已知黏度乘以待测液体流过时间，再除以已知液体流过时间。

2. 临床意义　血液黏度的测定为心脑血管疾病、恶性肿瘤、血液病及异常血红蛋白病的诊断及治疗提供依据。

（二）血浆黏度测定

血浆黏度是血液最基本的流变学特征性参数，受血液中如血纤维蛋白原、巨球蛋白、免疫球蛋白等蛋白质的大小、形状和浓度的影响。

1. 检测方法与原理　血浆黏度通常用毛细管黏度计测定。受检血浆流经固定半径和长度的毛细管所需的时间，与该管两端压力差计算血浆黏度值。

2. 临床意义　心脑血管病、高血压、血液病、恶性肿瘤、血液浓缩、异常免疫球蛋白血症、高球蛋白血症、多发性骨髓瘤、巨球蛋白血症可导致血浆黏度显著升高。血浆黏度降低无明显临床意义。

（三）红细胞聚集指数

当血液的切变率降低到一定程度，红细胞互相叠连形成缗钱状聚集的能力即为红细胞聚集指数。主要检测方法有红细胞沉降率法和黏度测定法。

1. 检测方法及原理

（1）红细胞沉降率法

红细胞增多、形态变化及血浆中不对称大分子物质增多等的诸多变化会引起使红细胞在血管内发生聚集，如红细胞表面电荷、Hct、血浆黏度等的变化。红细胞沉降率在一定程度上反映红细胞的聚集性，随着红细胞的聚集及比重的增加，红细胞沉降率明显加快，

（2）黏度测定法

根据近年国际推荐方法，低切变率下的血液相对黏度可以评价红细胞聚集指数。

2. 临床意义　异常血红蛋白症、多发性骨髓瘤、胶原病、某些炎症、恶性肿瘤、微血管障碍性糖尿病、心肌梗死、手术、外伤、烧伤等可使红细胞聚集性增高。

（四）红细胞变形性测定

红细胞变形性与红细胞寿命有关，是微循环有效灌注的必要条件，主要是指红细胞在外力作用下形状发生改变的能力。检测方法有黏性检测法、微孔滤过法和激光衍射法。

1. 检测方法及原理

（1）黏性检测法

红细胞的变形性主要取决于高切变率下血液的表观黏度，切变率升高血液的表观黏度降低。在血细胞比容、介质黏度和切变率不变的情况下，表观黏度越低红细胞变形性越好。因此，红细胞的平均变形性可以通过用旋转式黏度计或毛细管黏度计测量血液在高切变率下的表观黏度及相应的血浆黏度和血细胞比容值来间接估计。

（2）微孔滤过法

由于红细胞的变形能力使其在正常状态下很容易通过比自身直径小的孔道，而在病理状态下由于红细胞变形能力遭到破坏，增加了红细胞通过微孔的阻力。利用红细胞滤过仪通过测量红细胞通过滤膜上微孔的能力来反映红细胞变形性就是微孔滤过法。

（3）激光衍射法

在一定黏度、等渗的悬浮介质中，红细胞的两个侧面在流体切应力的作用下变形被拉长，用激光衍射仪测定不同切变率下悬浮介质中红细胞被拉长的百分比，即变形指数，可以反映红细胞的变形性。变形指数越小，红细胞变形能力越差。

2. 临床意义

冠心病、急性心肌梗死、动脉硬化、高血压、脑梗死、糖尿病、肾病、肝脏疾病、镰状细胞贫血、遗传性球形红细胞增多症、自身免疫性溶血性贫血、不稳定血红蛋白病等或血红蛋白异常的患者血流减慢，微循环灌注减少，红细胞变形能力降低。在急性脑梗死发作时，变形性降低更为显著。红细胞变形性增高可见于缺铁性贫血。

（五）红细胞表面电荷的测定

细胞表面电荷的多少通过细胞电泳技术测量细胞在电场中的泳动来反映，进而研究细胞的表面结构和功能。借助显微镜观察浮在生理盐水或自身血浆中的红细胞在电场的作用下的电泳速度。表面带有负电荷的红细胞向阳极移动，其电泳速度与其表面负电荷的密度和大小成正比。

1. 检测原理 红细胞表面带负电荷，在电场中向阳极移动，其电泳泳动度＝细胞泳动速度/电场强度。只要测出细胞的电泳血液黏度，自动化仪器会经过一系列换算得出红细胞表面的电荷。

2. 临床意义 红细胞表面电荷减少会导致红细胞间的静电斥力减少，导致红细胞聚集性增加，形成串联、堆积现象，血流减慢。见于冠心病、脑血栓、糖尿病、脉管炎等血栓疾病。

六、红细胞压积测定

红细胞压积又称血细胞比容（hematocrit，HCT），是指一定体积的全血中红细胞所占的体积比。HCT 的高低与红细胞数量、平均体积及血浆含量有关。临床上，HCT 主要用于贫血和红细胞增多的诊断，同时 HCT 还可用于血液稀释和血液浓缩变化的测定，以及红细胞平均体积和红细胞平均血红蛋白浓度的计算等。微量法是国际血液学标准化委员会推荐的参考方法。

（一）检测方法及原理

HCT 直接测定采用离心法，间接测定采用血液分析仪法。

1. 离心法 常用微量法（microhematocrit）和温氏法（Wintrobe），其检测原理基本相同，但离心力不同。以不改变红细胞体积及血容量的抗凝剂处理全血标本，然后将其注入标准毛细玻璃管或 Wintrobe 管中，再用一定转速离心一定时间后，读取红细胞层的高度。血液离心后分 5 层，自上而下分别为血浆层、血小板层、白细胞和有核红细胞层、还原血红蛋白层和红细胞层。读取结果以还原红细胞层为准（图 11-1）。

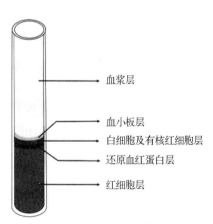

血浆层
血小板层
白细胞及有核红细胞层
还原血红蛋白层
红细胞层

图 11-1 红细胞压积结果判断

2. 血液分析仪法 血液分析仪可以通过红细胞计数和红细胞平均体积计算出 HCT，HCT＝红细胞计数 × 红细胞平均体积。此外，血液分析仪也可以通过累计细胞计数时检测到的脉冲信号强度得出。

（二）临床意义

红细胞压积主要与个体红细胞数量、红细胞平均体积和血浆量有关。主要应用于贫血的诊断和分类，评估血容量的浓缩稀释程度，有助于疾病治疗过程中补液量的控制，

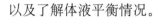

以及了解体液平衡情况。

七、红细胞平均指数

红细胞平均指数是在红细胞计数、血红蛋白测定和红细胞压积基础上计算出来的一系列参数，包括红细胞平均体积（mean corpuscular volume，MCV）、红细胞平均血红蛋白含量（mean corpuscular hemoglobin，MCH）和红细胞平均血红蛋白浓度（mean corpuscular hemoglobin concentration，MCHC）。红细胞平均指数有助于深入认识红细胞特征，为贫血的鉴别诊断提供线索。

（一）检测方法及原理

1. 手工法

（1）MCV　红细胞群体中单个红细胞体积的平均值，以飞升（fL）为单位。

（2）MCH　红细胞群体中单个红细胞血红蛋白含量的平均值，以皮克（pg）为单位。

（3）MCHC　全部红细胞血红蛋白浓度的平均值，以 g/L 为单位。

2. 血液分析仪法　血液分析仪可以通过电阻抗或光散射的原理直接测量 MCV，MCH 和 MCHC 由仪器测定的 MCV、RBC 和 Hb 数据计算导出。

（二）临床意义

红细胞平均指数仅反映了红细胞群体平均情况，常用于贫血形态学分类及判断贫血的可能原因，但无法阐明红细胞彼此之间的差异，对一些早期贫血（如缺铁性贫血）不敏感。

八、红细胞沉降率测定

红细胞沉降率（erythrocyte sedimentation rate，ESR）简称血沉，是指在规定条件下，离体抗凝全血中红细胞自然下沉的速率。正常情况下，由于表面负电荷的相互排斥红细胞在血浆中有一定的悬浮稳定性，但病理情况下，红细胞表面电荷、红细胞数量及质量、血浆等的改变可使血沉加快。虽然血沉用于诊断疾病时缺乏特异性，但由于操作简便，具有动态观察病情与疗效的实用价值。

（一）检测方法及原理

1. 魏氏法（Westergren）　将枸橼酸钠抗凝血置于特制的刻度血沉管内，在室温下垂直立于血沉架上 1 小时后，读取上层血浆的高度，即为红细胞沉降率。血沉测定实际上是测量单位时间内红细胞下沉后血浆段的高度，而并非真正红细胞沉降的速度。

2. 自动血沉仪法　根据手工魏氏法原理设计，通过红外线发射和接收装置检测细胞下降水平。动态红细胞下沉分为 3 个阶段：①红细胞缗钱样聚集期，约 10 分钟；②红细胞快速沉降期，聚集逐渐减弱，细胞以恒定速度下沉，约 40 分钟；③红细胞堆积期，约 10 分钟，此期红细胞缓慢下沉，逐步向试管底部聚集。全自动血沉仪根据红细胞下沉过程中血浆浊度的改变，采用光电比浊法、红外线扫描法或摄影法，动态分析红细胞下沉各个时段血浆的透光度，以微电脑记录并打印结果。

（二）临床意义

血沉是一项常规筛检试验，虽然特异性差，但仍然具有一定的参考价值。临床上，血沉主要用于观察病情的动态变化、区别功能性与器质性病变、鉴别良性与恶性肿瘤等。

（杨丽丽）

参 考 文 献

[1]　尚红 . 全国临床检验操作规程 [M]. 北京：人民卫生出版社 , 2015:2-27.

[2]　许文荣 . 临床基础检验学 [M]. 北京：人民卫生出版社 , 2015:59-82.

第 12 章

红细胞血红蛋白再释放

一、红细胞血红蛋白电泳再释放技术的建立

血红蛋白释放试验是包头医学院血红蛋白研究室建立的一种简单有效的研究血红蛋白的实验方法。1981 年，该研究室利用传统淀粉 - 琼脂糖凝胶进行完整红细胞电泳，发现红细胞 HbA_2 的电泳速度快于溶血液 HbA_2，当时研究人员将这一现象命名为 HbA_2 现象。2007 年，研究人员在进行常规 β 地中海贫血患者红细胞电泳时发生断电，再次通电后发现，从加样原点处又释放出一条血红蛋白区带，故将其命名为再释放区带，而且患者血红蛋白再释放量比正常人明显增多。据此，研究团队进一步改良和优化实验条件，建立了血红蛋白释放试验（hemoglobin releasing test，HRT），此后研究团队又收集了不同疾病患者的红细胞，分别进行了再释放电泳，发现 α 地中海贫血、遗传性球形红细胞增多症、肝内胆管癌、尿毒症等患者的血红蛋白再释放量均与正常人不同。这一现象引起了研究者的兴趣，推测这项实验可能能够作为判断红细胞状态或者疾病状态的一项检测指标，在此基础上，研究组对再释放实验进行了进一步的改进，并根据再释放方式和细胞处理方法不同进行了分类。

二、血红蛋白释放试验的类型

（一）初释放和再释放

红细胞内血红蛋白的电泳释放试验简称为血红蛋白释放试验，它是将完整红细胞在淀粉 - 琼脂糖混合凝胶中进行电泳，通电后电脉冲穿透红细胞膜，红细胞内游离血红蛋白会首先释放出来，即"初释放"。如果在电泳过程中进行"断电 - 再通电"，就会出现又有血红蛋白从原点再次释放出来的现象，即称为"再释放"（图 12-1）。

（二）单带再释放和多带再释放

红细胞单带再释放是指在血红蛋白电泳过程中停电 - 再通电一次，仅释放出一条血红蛋白区带，由于再释放血红蛋白条带的位置可通过设定再通电的通电时间而定点，因此又称为定点单带再释放。多带再释放是指在电泳过程中进行多次停电 - 再通电，则释放出多条血红蛋白区带，形同梯子，故又称为"梯带再释放"。为了消除不同样本间上

样量的差异，实验中多以碳酸酐酶（carbonic anhydrase，CA）为内对照，通过比较再释放带与 CA 带扫描灰度的比值进行定量（图 12-2）。

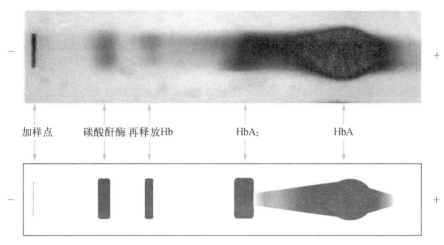

图 12-1　血红蛋白再释放

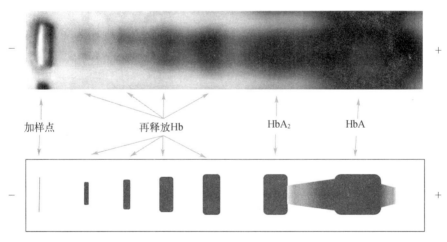

图 12-2　多带血红蛋白释放

（三）单向再释放和双向再释放

单向再释放是指在电泳过程中，电场方向不变。双向再释放是指在第一向电泳进行一段时间后，将电场方向旋转 90° 继续进行第二向电泳。这种方法避免了再释放区带与 CA 的重叠，有利于定量分析。

为了比较多个样本间的差异，双向电泳又分为单层（只加一个样本）、双层（加两个样本）或多层（加多个样本）。此外根据再释放的电场方向与初释放相同或相反，又可分为"前进型再释放"和"后退型再释放"。"前进型再释放"指初释放时血红蛋白向正极泳动，停电 / 再通电后电泳方向不变，再释放出来的血红蛋白继续沿原方向进行。"后退型再释放"指停电 / 再通电后，阴阳极对调，使再释放的血红蛋白泳动方向相对初

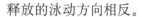

释放的泳动方向相反。

（四）等渗再释放、低渗再释放和等低渗全程再释放

研究团队在再释放研究基础上，通过对红细胞样品进行不同渗透压处理，可以观察不同渗透压环境中红细胞血红蛋白再释放的变化。

1. **等渗再释放** 是指全血中的红细胞或处于等渗的血浆或生理盐水中的红细胞样本在电场中的血红蛋白再释放。

2. **等低渗再释放** 是指向全血（或生理盐水中的红细胞）加入不同比例的蒸馏水（全血：蒸馏水为 $10:0 \sim 1:9$），使红细胞处于等渗或低渗状态，在室温或 37℃ 放置 1h 后进行血红蛋白再释放试验，此时，样本间由于蒸馏水的比例不同，再释放差异很大，也能显示出不同疾病之间的明显差异。

三、血红蛋白再释放试验在临床病例中的研究应用

血红蛋白释放试验建立后，研究团队利用该试验观察和比较了肿瘤、肝病、糖尿病、尿毒症等多种疾病病人红细胞的血红蛋白再释放的差异，寻找规律，并探讨其临床意义。

（一）β 地中海贫血患者的血红蛋白再释放

地中海贫血（thalassemia）是由于珠蛋白基因缺失或突变导致珠蛋白合成障碍，α珠蛋白或 β 珠蛋白表达失衡导致的遗传性血红蛋白病。

研究团队对一例轻型 β 地中海贫血患者的红细胞标本进行了单向和双向血红蛋白再释放试验，结果表明，其血红蛋白再释放量明显高于正常对照组。进一步研究发现，同一家族的两名轻型 β 地中海贫血患者同样存在血红蛋白再释放增多现象。

（二）普通外科患者血红蛋白再释放试验

研究团队抽取 18 例普通外科住院患者静脉血，分别进行等渗室温血红蛋白再释放、等渗 37℃ 血红蛋白再释放及低渗 37℃ 血红蛋白再释放，染色后观察血红蛋白再释放情况。结果显示，不同疾病的血红蛋白再释放结果不同，在等渗室温再释放试验中，胆石症、肠梗阻和脾破裂患者定点再释放量明显高于本人的碳酸酐酶的量，而在低渗 37℃ 实验中除胆石症、肠梗阻和脾破裂患者外，胆总管结石和化脓性阑尾炎患者的定点再释放量也明显增多，提示该方法可能提供多种疾病信息。研究团队根据本次普外患者的化验结果将患者分成四种类型，即脂类代谢异常型、肝功能异常型、营养不良型和慢性炎症型。不同类型血红蛋白再释放的灵敏度不同：低渗 37℃ 血红蛋白再释放高于等渗 37℃ 血红蛋白再释放，等渗 37℃ 血红蛋白再释放高于等渗室温血红蛋白再释放。而且在等渗室温血红蛋白再释放时，多数临床标本再释放量不增加，提示一旦释放增强，可能预示病情加重。对不同患者的分析发现，同一疾病来源的血液标本并非总是阳性结果，提示血红蛋白再释放的改变除与疾病相关外，也可能与其他代谢异常相关。

（三）慢性肾衰竭患者的血红蛋白再释放

慢性肾衰竭（chronic renal failure，CRF）简称慢性肾衰，是指各种肾脏疾病导致的肾脏功能不可逆性渐进性减退，直至功能丧失所导致的一系列症状和代谢紊乱组成的临

床综合征。慢性肾衰的终末期即为尿毒症。

研究团队首先利用低渗血红蛋白再释放五管法对比了慢性肾衰竭患者与正常成人血红蛋白再释放的差异。结果显示，当以水：全血为 7：3 比例处理样品时，慢性肾衰竭患者低渗血红蛋白再释放出现明显异常。接着研究团队利用一管法（水：全血为 8：2 的比例处理样品）研究了 5 例慢性肾衰竭患者的血红蛋白再释放，发现患者的清蛋白前移和血红蛋白再释放均强于非慢性肾衰竭肾病患者，推测是由于尿毒症患者血浆中多种毒素对红细胞膜发生了作用。因此，研究团队观察了慢性肾衰竭患者的血浆成分对非慢性肾衰竭肾病患者血红蛋白再释放的影响，结果显示，慢性肾衰竭患者的血浆成分可能影响血红蛋白释放。慢性肾衰竭患者的清蛋白的电泳行为不同于正常人，推测可能是患者血中的某些毒素与清蛋白结合所致。尿毒症产生的毒素有多种，包括水溶性毒素（如尿素氮、肌酐、尿酸等）、与蛋白结合的毒素（如同型半胱氨酸、硫酸吲哚、精胺、甲酚等）和中分子毒素（如肾素及血管紧张素等，均为多肽或细胞因子）。研究团队推测这些毒素中，能与蛋白质结合的成分导致了清蛋白前移，并影响了红细胞膜的稳定，使其通透性下降，并造成血红蛋白再释放试验中原点残留增多、血红蛋白电泳再释放增多。

（四）肝硬化患者血红蛋白再释放

肝硬化患者的红细胞可出现多种变化，研究团队将血红蛋白释放试验应用于筛查肝硬化患者。该实验采用了"后退型"再释放，即停电／再通电后阴极与阳极对调，再释放的血红蛋白向相反方向移动退向之前的负极侧。研究团队共筛查了 38 例全血标本的血红蛋白再释放，发现 1 例肝功能多项异常的肝硬化、腹水标本再释放异常。

此后，又利用等低渗全程实验和双向双层对角线电泳比较了肝硬化患者和肝功正常血液标本的血红蛋白再释放，发现肝硬化患者血红蛋白的"前进"和"后退"再释放都增强。选取电泳效果最佳的等低渗标本（水：全血为 14：6）做双向电泳，可以清楚地看到血红蛋白后退成分。充分说明肝硬化患者血红蛋白在红细胞中的存在状态明显异常，"前进"释放很多血红蛋白后，"后退"又释放出较多残留血红蛋白。

肝硬化是临床常见的慢性进行性肝脏疾病，由一种或多种病因长期或反复作用形成的弥漫性肝损害。肝硬化患者红细胞膜的结构与功能、形态和聚集性等都发生了很大变化。如因叶酸、维生素 B_{12} 和铁的共同缺乏，导致脾功能亢进从而加速红细胞破坏；或因脂蛋白合成或脂质代谢异常使红细胞膜的胆固醇和磷脂的含量、比例和排列发生改变，造成的红细胞分布宽度发生改变。肝硬化患者红细胞变形指数和聚集指数明显降低、电泳指数和刚性指数则明显增高，提示红细胞膜结构发生明显改变，膜变形能力、耐低渗能力和履带式运动能力均下降。肝硬化病人血液中的某些物质对红细胞膜进行了修饰，使得膜刚性增加，且由于膜弹性下降，红细胞的膨胀能力下降，使得其脆性增加，自然会影响到血红蛋白再释放。

（五）糖尿病患者的血红蛋白再释放

糖尿病是一组以高血糖为特征的代谢性疾病。由于胰岛素分泌缺陷或其生物作用受损，或两者兼有引起高血糖。长期存在的高血糖会导致各种组织，特别是肾脏、心脏和眼部的血管和神经的慢性损害及功能障碍。研究团队选取 10 例糖尿病患者的血液标本，应用多带再释放法分别研究了全血和红细胞的血红蛋白再释放。结果发现，红细胞有梯带再释放，且与血糖浓度相关，而全血再释放几乎没有梯带。

研究团队进一步观察了等体积不同浓度的葡萄糖溶液（5%、10% 和 50% 葡萄糖）作用于正常红细胞后的血红蛋白再释放。结果显示，葡萄糖能使红细胞血红蛋白的梯带再释放明显增强，且随着血糖浓度增大，梯带再释放强度递增。

糖尿病患者高血糖使红细胞长期处于高渗环境，能够改变红细胞膜的弹性和液态流动性，导致其直径和表面积增大。血浆中的葡萄糖可能与红细胞的膜蛋白发生糖基化作用，改变了红细胞膜成分和结构，导致膜流动性减弱，刚性增加，使红细胞趋近圆球形结构，降低了红细胞的变形能力。高血糖状态还可使葡萄糖进入到红细胞胞质，使血红蛋白 β 链 N 端的缬氨酸与葡萄糖进行非酶缩合，先形成不稳定的席夫碱，然后经重排形成稳定的糖化血红蛋白（HbA_1c）。HbA_1c 的比例取决于血糖浓度、血糖与血红蛋白的接触时间及红细胞的寿命。血红蛋白发生非酶糖化后容易发生聚集、可溶性降低，导致细胞内黏度增大，红细胞变形能力下降。持续高血糖也可能加剧了氧化应激反应，导致自由基等应激产物增加，引起红细胞膜的氧化应激损伤，影响红细胞的血红蛋白再释放。另一方面，糖尿病患者血糖升高会引发脂代谢紊乱，导致血浆三酰甘油和胆固醇水平增高，进而使红细胞膜中的胆固醇增加，可能影响红细胞膜与血红蛋白的相互作用，进而也可能对红细胞的血红蛋白再释放产生影响。

（六）肿瘤患者血红蛋白释放

研究团队利用血红蛋白释放试验观察了不同肿瘤患者的血红蛋白再释放，发现各种肿瘤患者的血液标本都有不同程度的再释放，而且游离红细胞和全血红细胞的梯带再释放也有差异。游离红细胞的梯带再释放最强的是肝癌、胃癌、胰腺癌和肺癌，最弱的是鼻咽癌、皮肤癌和甲状腺癌。全血红细胞的梯带再释放普遍较弱，由此推测，血浆成分对红细胞具有保护作用，减少红细胞的再释放。不同癌症患者血浆组分可能会存在差异，其中某些组分可能会影响血红蛋白的状态及其与红细胞膜的相互作用，进而导致不同肿瘤患者的血红蛋白再释放不同。

（七）遗传性球形红细胞增多症的血红蛋白释放

遗传性球形红细胞增多症（hereditary spherocytosis，HS）是一种红细胞膜蛋白缺陷所致的遗传性溶血性疾病，是由于 8 号或 12 号染色体短臂缺失导致红细胞膜异常，引起红细胞变成球形，继而在脾脏被破坏而产生的溶血性贫血。

正常红细胞膜蛋白主要包括跨膜蛋白（band3、band4.5、Rh 复合体和血型糖蛋白等）和外周蛋白（膜收缩蛋白、锚蛋白、band4.1、band4.2、磷酸甘油醛脱氢酶和血红蛋白等）。正常红细胞膜骨架的网状支架的形成及其与膜的结合主要通过四大物质：外周膜收缩蛋白、支架复合物、band3 复合体和 Rh 复合体。当膜蛋白发生异常导致红细胞膜的正常结构被破坏，就可使膜骨架结构改变、网状支架与脂质双层的竖向结构不稳定，脂质以滤泡的形式丢失、膜表面积减少，表面积与体积的比值下降，致使红细胞不能维持正常的双凹盘形状而变成球形，出现明显的溶血性贫血。并且红细胞因体积减小、渗透性改变导致胞内血红蛋白浓度升高，致使胞液黏性增强，细胞的变形能力下降。HS 患者与正常人的双向电泳结果差异显著。正常人红细胞有一些多带释放，而 HS 患者没有；HS 患者含高铁血红素清蛋白，而正常人没有。HS 患者红细胞和全血血红蛋白电泳几乎都看不到快泳成分 HbA$_1$。这些结果都表明遗传性球形红细胞增多症是一种溶血性疾病。本试验也提示了血红蛋白再释放可以作为遗传性球形红细胞增多症的一种新的辅助诊断手段。

（八）小鼠肝切除后红细胞内血红蛋白的电泳释放

研究团队利用血红蛋白释放技术研究了小鼠部分肝切除后红细胞血红蛋白的释放情况。研究团队取小鼠肝切除手术后 0 天、1 天、3 天、4 天、7 天、14 天的红细胞做再释放电泳，观察多带再释放情况，对照组为未手术小鼠和假手术小鼠。结果显示，假手术组再释放明显弱于肝切除 1 天组；与未手术组比较，肝切除 1 天、3 天、4 天和 14 天的再释放梯带都明显增强。综合结果表明，未手术组和假手术组的再释放强度较低，肝切除后不同时间的红细胞再释放强度都明显提高。提示，手术创伤和肝功能一过性改变可能影响血红蛋白再释放。

四、血红蛋白再释放机制的探索和应用

血红蛋白再释放试验建立后，对一些临床疾病患者的血红蛋白再释放情况进行了一些检测，虽然大多数研究还不系统全面，但不同疾病患者的血红蛋白再释放差异可能与疾病的类型、病情、并发症及预后等相关，但影响因素和机制尚不明确，为此课题组对再释放的机制进行了进一步的研究。

（一）血红蛋白释放区带蛋白组成的研究

1. 血红蛋白初释放区带蛋白组成的研究　在红细胞血红蛋白初释放过程中 HbA 与 HbA$_2$ 之间存在明显拖尾，且红细胞样本 HbA$_2$ 的电泳速度明显快于溶血液的 HbA$_2$。为阐明这一现象的分子机制，研究人员从淀粉 - 琼脂糖凝胶中分离出红细胞和溶血液样本中 HbA-HbA$_2$ 之间的蛋白质组分，并用 5% ～ 12% SDS-PAGE 进行分离。结果表明，在红细胞 HbA-HbA$_2$ 中存在一条 22kD 的蛋白区带，而在溶血液样本中没有。LC/MS/MS 测序结果表明，该区带由一个蛋白质复合体组成，主要包括硫氧还蛋白过氧化物酶 B（peroxiredoxin-2，Prx-2）、α-珠蛋白、δ-珠蛋白和 β-珠蛋白。据此推测，红细胞内 HbA 与 HbA$_2$ 间存在相互作用，且这种相互作用是通过 Prx-2 介导，而血红蛋白与 Prx-2 的相互作用我们也利用生物信息学预测和 XAFS 实验进行了验证。

2. 血红蛋白再释放区带蛋白组成的研究　研究团队从淀粉 - 琼脂糖混合凝胶中将再释放区带切出，采用冻融法从淀粉 - 琼脂糖混合凝胶中回收蛋白质，然后利用 5% ～ 12% SDS-PAGE 进行分离得到 3 条分子量分别为 16kD、28.9kD 和 29.3kD 的蛋白，经质谱鉴定分别为 β-珠蛋白、碳酸酐酶 1 和碳酸酐酶 2。由于红细胞再释放区带和相应溶血液的对照区带都存在碳酸酐酶 2，因此推测再释放区带主要由 HbA 和碳酸酐酶 1 组成。研究

HbA 和碳酸酐酶 1 之间可能的相互作用，将有助于我们进一步了解血红蛋白在体内的功能。

（二）血液特性对血红蛋白再释放的影响

1. 血液流变学改变对血红蛋白再释放试验的影响　研究团队发现红细胞血红蛋白再释放与低切反应红细胞的聚集性和高切反应红细胞的变形性有关，红细胞的变形能力降低、聚集性增强、黏度加大，会造成初释放时原点残留增多，再释放时从原点残留红细胞中释放的血红蛋白增多，表现为再释放血红蛋白增多。

2. 血型及血型抗体对红细胞血红蛋白再释放的影响　血型是由红细胞膜上的血型糖蛋白决定的，是以血液抗原形式表现出来的一种遗传性状。血型的特异性主要取决于血型抗原糖链的组成。A、B、O 三种血型抗原化学结构的差异在于糖链末端的 1 个单糖。研究组观察了不同血型正常成人红细胞的血红蛋白再释放，结果表明，不同血型的正常成人红细胞在进行血红蛋白再释放电泳时均有血红蛋白从原点释放出来，且释放量与血型无明显相关性。四种血型的红细胞分别与其相应的单克隆抗体（抗-A 或抗-B）作用后，A 型、B 型和 AB 型红细胞会发生凝集反应。研究组对单克隆抗体对红细胞内血红蛋白电泳再释放的影响做了研究，结果发现，单克隆抗体作用后，A、B 和 AB 型红细胞的血红蛋白再释放量均较作用前有所减少；而 O 型红细胞没有相应抗体，血红蛋白再释放较作用前无明显变化；AB 型血红细胞 HbA_2 的电泳行为在单克隆抗体作用前后的位置变化比较明显，提示单克隆抗体作用于红细胞后，对血红蛋白电泳的初释放和再释放均具有较大影响。

由于单克隆抗体与红细胞抗原的相互作用发生在红细胞表面，因此上述结果提示红细胞血红蛋白电泳释放的机制可能与细胞膜有关。用荧光淬灭法测定不同状态游离血红蛋白和红细胞血影膜之间的相互作用发现，血红蛋白在红细胞内只有小部分与膜结合，大多主要以游离态存在。现有研究确认，膜上有不同类型的结合位点：高亲和性的带 3 蛋白、低亲和性的血型糖蛋白及某些磷脂的极性头部。不同状态的血红蛋白与红细胞膜的相互作用不同，不仅影响了红细胞的膜流动性、离子通透性、变形性等许多特性，还可以调节红细胞内的新陈代谢水平。研究组认为：初释放电泳时，释放出来的血红蛋白是红细胞内的游离血红蛋白，主要是 HbA 和 HbA_2，而再释放的血红蛋白主要是 HbA，来自于与膜蛋白结合的血红蛋白。再释放的血红蛋白是初释放后残留在红细胞内的，与红细胞膜蛋白结合较为牢固的血红蛋白。

（三）固定剂戊二醛对红细胞血红蛋白再释放的影响

戊二醛是一种常用的蛋白交联剂，具有两个反应性活性的醛基，可以与氨基、巯基等基团发生酰基化反应。研究团队观察了不同浓度戊二醛处理红细胞后血红蛋白再释放的差异，结果表明，溶血液没有血红蛋白再释放现象，而且其 HbA_2 的电泳速度明显慢于正常红细胞的 HbA_2。戊二醛作用于红细胞后，随着戊二醛浓度逐渐增高，血红蛋白的再释放逐渐减少，直至消失。而且随着戊二醛浓度升高，红细胞 HbA_2 的电泳速度也随之加快。作为常用的细胞固定剂，戊二醛除可作用于红细胞表面，还可进入细胞内直接作用于血红蛋白，将血红蛋白与红细胞膜蛋白进行不同程度的交联，交联程度随着戊二醛作用时间的延长及戊二醛浓度的增高而增加，从而减少了血红蛋白的再释放。HbA_2 电泳速度增加可能与交联戊二醛后带电数量增加有关。

（四）不同血浆成分、血浆代用品及红细胞保护液对血红蛋白再释放的影响

1. 不同血浆成分对血红蛋白再释放的影响　前期的病例研究发现，全血和红细胞的血红蛋白再释放不同，推测正常血浆成分可能对再释放有影响。为此，研究团队进行了不同血浆成分对红细胞的血红蛋白再释放的影响。结果表明，血浆、血清、白蛋白、球蛋白、复合氨基酸、必需氨基酸、维生素 C、胰岛素、激素、NaCl、KCl、$CaCl_2$ 和 $NaHCO_3$ 等均可以降低血红蛋白再释放，而葡萄糖、维生素 B_1、维生素 B_2、维生素 B_{12} 可以增加血红蛋白再释放。

2. 血浆代用品对血红蛋白再释放的影响　血浆代用品（简称血代）是一类高分子物质构成的胶体溶液，输入血管后可产生暂时代替和扩张血浆容量的作用。临床上可用于因大出血、外伤、烫伤等引起的休克或失血症。目前常用的血代有羟乙基淀粉（hydroxyethyl starch，HES）、右旋糖酐（dextranum）、变性明胶等。研究团队观察了羟乙基淀粉和右旋糖酐对红细胞血红蛋白再释放的影响。结果显示，血浆代用品既没有减弱血红蛋白再释放，也没有降低红细胞破膜率。

3. 红细胞保护液对血红蛋白再释放的影响　血液在保存过程中，红细胞会发生一系列结构和功能的改变，包括红细胞变形能力下降、释放氧能力降低、红细胞膜脆性增加及氧化损伤等，进而影响血液质量，增加临床输血的风险。目前广泛使用的红细胞保存液（MAP 液）的成分主要包含甘露醇、葡萄糖和腺嘌呤等。甘露醇使红细胞膜渗透压和抗性增强，减少因膜损坏而发生的溶血；葡萄糖为红细胞糖酵解提供原料，使红细胞 ATP 维持在一定浓度，保持膜的变形能力；腺嘌呤可通过代谢进入糖酵解途径生成 ATP，降低膜损伤。

研究组团队利用血红蛋白再释放试验观察红细胞保存液对存储红细胞的保护作用。结果显示，随着保存天数的增多，悬浮于生理盐水中的红细胞血红蛋白再释放量显著增强，而悬浮于 MAP 液中的红细胞血红蛋白再释放没有明显增加，提示 MAP 液可明显减少红细胞膜的损伤，减弱血红蛋白再释放，保护红细胞。

（五）氧化损伤和抗氧化剂对血红蛋白再释放的影响

红细胞内氧化和抗氧化损伤的平衡对维持红细胞的正常结构与功能具有重要意义。研究组观察了不同浓度过氧化氢处理红细胞后血红蛋白释放的差异，发现低浓度过氧化氢处理红细胞后血红蛋白释放增加，但随着过氧化氢浓度增加，血红蛋白释放反而减少，推测低浓度过氧化氢引起的膜脂质过氧化和血红蛋白氧化促进了血红蛋白与细胞膜的结合，因此再释放增加。如果膜结构被严重氧化破坏，这种相互作用也将减弱血红蛋白再释放减少。褪黑素和维生素 C 是非常有效的抗氧化剂，研究结果表明，生理浓度的褪黑素和维生素 C 均对过氧化氢造成的红细胞氧化损伤具有一定的保护作用，减少血红蛋白再释放，但是对已经发生氧化损伤的红细胞，褪黑素并没有显示出明显的减少再释放的

作用。此外，从茶叶中提取的抗氧化剂茶多酚也可降低血红蛋白再释放量，推测茶多酚可以促进和调动红细胞内抗氧化酶系的活性，从而减少自由基对红细胞的攻击，保护红细胞膜的完整性，减少血红蛋白与膜的结合。

（六）蒿甲醚对红细胞内血红蛋白再释放的影响

红细胞是疟原虫寄生的主要地方，也是疟疾治疗的靶点。蒿甲醚是青蒿素的衍生物，其快速杀灭疟原虫的作用较青蒿素大 6 倍，是临床上凶险型恶性疟疾的急救药物。研究团队研究了青蒿素类药物蒿甲醚对红细胞内血红蛋白再释放的影响。

血红蛋白在红细胞中有两种存在状态：游离状态和结合状态。结合状态又分为疏松结合和牢固结合两种。青蒿素类药物对红细胞内游离血红蛋白及结合血红蛋白都有影响：可使游离血红蛋白向阴极移动，但机制尚不明确；可使 HbA_2 现象消失；还可以显著降低血红蛋白再释放量。

 小结

综上所述，血红蛋白再释放试验是课题组在常规血红蛋白电泳实验中发现并建立起来的一项新的实验技术，该实验目前虽然尚无法做到精准定量，但从定性角度可以反映红细胞的不同病理生理状态及环境、药物等诸多因素对红细胞正常结构的影响。红细胞血红蛋白再释放的改变虽然特异性不强，但对于疾病的筛查、疗效的观察以及预后的判断具有一定的参考价值。今后需要进一步扩大病例研究的范围，并进行深入系统地研究，为该技术的早日推广应用奠定基础。

（李嘉欣）

参 考 文 献

[1] SU Y, SHAO G, GAO L, ZHOU L, QIN L, et al. RBC electrophoresis with discontinuous power supply-a newly established hemoglobin release test. Electrophoresis[M]. 2009, 17: 1-4.

[2] YAN SU, LIJUN GAO, WWNBIN QIN. Interactions of Hemoglobin in Live Red Blood Cells Measured by the Electrophoresis Release Test. Methods in Molecular Biology[M]: 2012:869:393-402.

[3] 秦文斌 . 活体红细胞内血红蛋白的电泳释放 [J]. 中国科学生命科学，2011, 41(8):597-607.

[4] SU Y, SHEN J, GAO L, et al. Molecular Interactions of Re-released proteins in Electrophoresis of Human Erythrocytes. Electrophoresis[M], 2012, 33(9-10):1402-1405.

[5] YAN SU, LIJUN GAO, WENBIN QIN. Hemoglobin Release Test: Starch-Agarose Mixed Gel Electrophoresis. Gel Electrophoresis[M]. 2017, 1:2-21.

[6] 司徒文慈，阙贵珍，胡映红，等 . MCV、RDW 和 RBC 脆性在产前筛查地中海贫血中的价值 [J]. 实用医学杂志，2011, 16(5):2976-2977.

[7] 秦文斌，高丽君，苏燕，等 . 血红蛋白释放试验与轻型 β - 地中海贫血 [J]. 包头医学院学报，2007, 23(6):561.

[8] 韩丽红, 闫斌, 高雅琼, 等. 普通外科患者血红蛋白释放试验的比较研究 [J]. 临床和实验医学杂志, 2009, 8(7):67-69.

[9] 王彩丽, 高雅琼, 秦文斌, 等. 低渗血红蛋白释放试验与慢性肾衰竭 [J]. 医学综述, 2011, 21(17):3330-3332.

[10] 宝勿仁必力格, 王翠峰, 高丽君, 等. 肝硬化患者血红蛋白释放试验明显异常 [J]. 临床和实验医学杂志, 2011, 10(24):1915-1917.

[11] 张晓燕, 高丽君, 高雅琼, 等. 血糖浓度和血红蛋白释放试验的比对研究 [J]. 国际检验医学杂志, 2010, 31(6):524-525.

[12] 韩丽红, 闫斌, 高丽君, 等. 肿瘤患者红细胞的血红蛋白释放实验初步研究 [J]. 中国医药指南, 2015, 13(8):362-363,365.

[13] 马宏杰, 贾国荣, 高丽君, 等. 遗传性球形红细胞增多症患者红细胞内快泳血红蛋白缺失 [J]. 包头医学院学报, 2015, 31(4):13-15.

[14] 韩丽红, 闫斌, 高丽君, 等. 小鼠肝切除使红细胞内血红蛋白的电泳释放增强 [J]. 世界复合医学, 2017, 3(4):21-23.

[15] YAN SU, LIJUN GAO, QIANG MA. Interactions of hemoglobin in live red blood cells measured by the electrophoresis release test, Electrophoresis[M]. 2010, 31, 2913-2920.

[16] YAN SU. Interactions between human hemoglobin subunits and peroxiredoxin. Frontiers In Bioscience[M], 2019, 24, 1085-1096.

[17] 王翠峰, 高丽君, 乌兰, 等. 血红蛋白释放试验与血液流变学检测结果相关性的研究 [J]. 中国医药导报, 2010, 7(4):64-66.

[18] 魏春华, 苏燕, 杨丽, 等. 血型对正常成人红细胞血红蛋白释放的影响 [J]. 包头医学院学报, 2011, 27(5):1-2.

[19] 魏春华, 苏燕, 杨丽, 等. 不同浓度戊二醛对红细胞血红蛋白释放的影响 [J]. 动物医学进展, 2014, 35(2):16-19.

[20] WANG CAI-LI, LI LI-PING, HAN LI-HONG, et al. The effect of plasma components on hemoglobin release test in red blood cells (RBC). TOXICOLOGICAL & ENVIRONMENTAL CHEMISTRY[M], 2016.

[21] 李嘉欣, 解彩霞, 刘瑞刚, 等. 血浆代用品的血红蛋白释放研究 [J]. 包头医学院学报, 2016, 32(11):1-2.

[22] 李嘉欣, 解彩霞, 刘瑞刚, 等. 应用血红蛋白释放试验研究红细胞保存液甘露醇腺嘌呤磷酸二氢钠对红细胞的保护作用 [J]. 包头医学院学报, 2016, 32(12):1-2.

[23] 魏春华, 苏燕, 李晓晶, 等. 不同浓度过氧化氢处理红细胞对血红蛋白释放的影响 [J]. 动物医学进展, 2014, 35(3): 64-67.

[24] 杜晓红, 安亮, 魏春华, 等. 褪黑素保护红细胞抗过氧化氢氧化损伤作用研究 [J]. 中国输血杂志, 2015, 28(6):624-626.

[25] 李嘉欣, 解彩霞, 钱多, 等. 利用血红蛋白释放试验研究维生素 C 对红细胞氧化损伤的保护作用 [J]. 动物医学进展, 2016, 37(1):22-25.

[26] 李欣洋, 郭磊, 刘亭丽, 等. 茶多酚对红细胞膜氧化损伤保护作用的研究 [J]. 包头医学院学报, 2019, 35(10):62,130.

[27] 张春霞, 刘晶晶, 王雷, 等. 茶多酚对体外存储红细胞的影响 [J]. 包头医学院学报, 2019, 35(10):65-67.

[28] 韩丽红, 高丽君, 周立社, 等. 蒿甲醚对红细胞内血红蛋白释放的影响 [J]. 动物医学进展, 2019, 40(3):71-75.

第13章

红细胞与运动功能研究进展

一、红细胞对运动的影响

人体运动的基本过程主要是骨骼肌收缩做功。骨骼肌的收缩和舒张实质上是粗肌丝与细肌丝在肌节内发生相互滑行所致。粗、细肌丝间的相互滑行是通过横桥周期完成的，其本质是通过肌动蛋白与肌球蛋白的相互作用，将分解三磷酸腺苷（adenosine triphosphate，ATP）获得的化学能转变为机械能的过程。ATP 是肌肉收缩的直接能量来源，同时也为机体各种生理功能的基本过程提供能量。ATP 提供能量主要分为无氧和有氧两个过程，无氧过程在肌纤维的肌浆内即可完成，而有氧过程则是必须在线粒体内进行。无氧过程需要肌肉葡萄糖与糖原作为能源物质分解生成 ATP，虽然生成速度快，但同时生成乳酸导致肌肉疲劳疼痛，且最多可为持续约 3min 的高强度运动提供能量。有氧过程需要葡萄糖及糖原、脂肪酸和蛋白质作为能源，并且需要持续提供氧气（O_2）来生成 ATP，虽然生成速度较慢，但其持续生成，有利于做低强度、长时间的运动。O_2 主要由红细胞所含的血红蛋白（Hb）运输，红细胞运输 O_2 能力的大小直接决定肌肉的收缩做功。因此，红细胞的数量以及 Hb 含量将直接影响运动能力。此外，红细胞的变形能力降低或聚集增加均会导致血液黏度增加，从而改变血液流动，进而影响运动表现。

二、运动对红细胞的影响

（一）人体对运动的反应和适应

人体对自身内部和周围环境变化产生的反应是生命的特征之一。运动是机体在一定环境条件下完成的有目的的肌肉活动，需要消耗能量、改变内环境，引发呼吸、循环、神经等系统的功能改变，包括运动时的和恢复期的，局部的和整体的一系列变化，从而对运动这一特定刺激做出应答。这就是人体对运动的反应，即运动应激。

运动训练与上述的一次运动不同，它是在一个期间有计划的多次重复的运动练习过程。运动训练将使人体各系统器官出现一系列形态和功能上暂时性的不可逆改变，使其对以前同样强度的运动刺激反应降低，节省体能，提高工作效率，这就是人体对运动的适应。

（二）运动对红细胞的影响

1.运动对红细胞变形性的影响　在运动中维持足够的血流和组织灌注是至关重要的，因为大量营养物质、氧气、二氧化碳和代谢产物需要在血液中运输。运动时由于肌肉耗氧量增加而引起的生理变化，如心率加快，可能会增加血液中红细胞所承受的机械应力和剪切应力。红细胞必须经过高度变形才能通过最小的毛细血管向组织输送氧气。红细胞的变形性是指红细胞在一定的机械外力作用下改变形状的性质。影响红细胞变形性的因素有内部因素和外部因素两方面。内部因素包括：①红细胞的内部黏度。红细胞内容物主要是血红蛋白和水分，当红细胞内血红蛋白浓度明显升高、细胞脱水或离子转运异常时，红细胞内部黏度增加，变形能力下降。②红细胞的几何特征——表面积与体积比。红细胞的表面积与体积的比值越小，变形性越低。③红细胞膜的分子生物学变化。红细胞膜是由脂质和蛋白质组成，其细胞骨架是一种具有动态连接的二维片状结构，对红细胞的变形能力具有重要作用。外部因素包括：①温度高于 40℃时红细胞膜蛋白变性，红细胞膜的刚性增加，变形性下降。②渗透压：红细胞变形性在等渗环境中最大，低渗或高渗环境下均降低。③ PO_2、PCO_2、pH 值：生理 pH 值下，红细胞具有最大变形能力，pH 值下降对红细胞变形性的影响需具体分析。PO_2 降低时红细胞变形能力下降，而 PCO_2 增高也是红细胞变形性下降原因之一。

红细胞流变性是调节血黏度、保证循环和微循环得以正常进行的必要条件。在温度、血浆成分和血细胞压积不变的情况下，血液的黏度或血液的流动性质主要是由红细胞变形能力及聚集能力决定的。运动时红细胞流变性受运动强度、训练水平和持续时间等因素影响。在运动中保持足够的血液流动和组织灌注是至关重要的。由于运动期间肌肉对氧气的需求量增加，运动引起的生理变化（如心率增加）可能会增加血液中红细胞的机械应力和剪切应力，这种应激可能会调节血液流变学和红细胞特性。

Nemkov 等报道自行车运动员经 30min 高强度功率自行车运动后，红细胞变形能力显著下降，其原因可能是红细胞膜脂质和蛋白质氧化引起的红细胞脱水收缩。但也有不同观点，Nader 研究发现，参加耐力训练的运动员经过 10km 急性跑步运动后，红细胞变形性显著增强，可能是通过补液导致血液黏稠度下降而引起的。Koliamitra 的研究发现，仅仅高强度训练才能提升红细胞的变形能力，而低、中等强度对红细胞变形能力影响不大。Suhr 等报道普通人利用跑步机进行中等强度运动后，PI3K/AKT 信号通路被激活，导致红细胞一氧化氮合酶（RBC-NOS）在 Ser^{1177} 处磷酸化，活化的 RBC-NOS 促使 NO 生成增加，进而提高红细胞变形能力。Kim 等报道老年（约 70 岁）肥胖男性经过 12 周联合运动训练（中等强度）后，不仅仅降低了体脂百分比和瘦素，而且发现运动组红细胞变形能力显著高于对照组，提示此类运动计划有助于肥胖人群减肥，并且能改善其心血管功能。Chou 等研究发现，普通人急性高强度运动可增加红细胞的聚集性和渗透脆性，降低红细胞的变形能力，抑制红细胞带 3 蛋白活性。而有氧间歇运动和中等强度运动则可降低红细胞聚集和渗透脆性的程度，提升红细胞的变形能力，有氧间歇运动效果更为显著。Kilic 研究发现，普通大学生经 12 周的进行性阻力练习训练后出现红细胞的变形能力增加、血液黏度降低和红细胞聚集减少。还有研究报道，镰状细胞贫血患者在进行单次亚极限运动后，红细胞变形性没有变化。

综上所述，运动对红细胞流变性影响的研究结果不尽相同，原因较为复杂，主要包括运动强度、运动类型、持续时间和个体差异几个方面。运动引起红细胞流变性改变的机制仍不清楚，其主要原因有以下几点：①机械性损伤。运动中血液加速，红细胞与血管壁摩擦加剧。此外，肌肉收缩的挤压、运动中足底与地面的冲击等，都可引起红细胞的机械性损伤。目前推测机械性损伤是引起红细胞血管内溶血较直接的原因。②能源物质含量下降。血液中96%的ATP存在于红细胞中。研究表明，ATP的减少将影响红细胞膜的骨架结构。力竭性运动后，ATP含量和ATP酶活性均下降，同时红细胞变形性显著性下降，而红细胞内ATP含量和红细胞膜上Ca^{2+}-ATP酶与红细胞变形性呈正相关。力竭性运动后，红细胞内能源物质减少是引起红细胞变形能力下降的直接原因。③运动氧化应激。许多实验证实，急性运动后丙二醛（malondialdehyde，MDA）水平增高，且与红细胞膜的流动性呈负相关。熊延连等报道一次力竭运动导致大鼠红细胞膜脂质过氧化产物MDA水平明显升高，而红细胞内谷胱甘肽（Glutathione，GSH）含量和红细胞膜蛋白巯基却显著下降，红细胞变形性显著降低，提示力竭运动过程中红细胞变形性的降低与氧化应激引起的膜蛋白巯基交联有密切关系。

2. 运动对红细胞抗氧化酶活性的影响　运动时机体处于高氧环境，氧自由基生成增多，攻击红细胞膜，使其结构受损。而红细胞过氧化物歧化酶（superoxide dismutase，SOD）、过氧化氢酶（catalase，CAT）、谷胱甘肽过氧化物酶（glutathione peroxidase，GSH-Px）能快速清除氧自由基，在运动中活性明显增高，对于消除自由基对红细胞的损伤，改善红细胞的运氧功能，延缓运动性疲劳的发生具有重要意义，同时直接影响能量的释放和细胞内环境的稳定。

在剧烈运动过程中，氧的摄入量增加，使用率提高，致使代谢过程中产生大量的自由基，当氧化应激压力上升，超过机体所能负荷时，会造成体内抗氧化酶活性降低，并产生丙二醛与硫代巴妥酸反应物等脂质过氧化物，导致体内抗氧化防御机制失衡，使机体组织或细胞受损。

急性运动时，SOD、GSH-Px酶活性增高，自由基清除能力加强，但仍不足以平衡运动应激情况下产生的自由基及脂质过氧化物。Mena曾报道自行车运动员在完成定量负荷运动后，红细胞SOD活性显著增高，而GSH-Px活性无显著性变化。而张爱芳等报道，足球专业运动员一次性递增负荷后，红细胞SOD活性却显著下降，而GSH-Px活性显著升高。运动使红细胞内堆积大量的超氧阴离子（O_2^-），随之SOD被大量地激活，以催化O_2^-的歧化反应，该反应的产物H_2O_2也迅速增加。而H_2O_2可以破坏SOD活性中心的金属配位结构，使SOD活性受到抑制，这可能是不同学者得到红细胞内SOD活性变化不一致的原因。Lima研究报道，一次急性高强度功率自行车运动可引起由外源性ROS引起的红细胞脂质过氧化损伤，NO生成增加。长期运动训练虽然不增加体内自由基生成和脂质过氧化产物，但却使SOD、GSH-Px、CAT活力有所

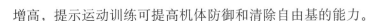

增高，提示运动训练可提高机体防御和清除自由基的能力。

3. 运动对红细胞生成和破坏的影响　正常情况下，外周血红细胞数量和血红蛋白数量的生理平衡，主要是通过骨髓对外周血破坏引起的红细胞数量和血红蛋白数量的变化来进行自身反馈调节。当体内的红细胞数量和血红蛋白含量下降时，造血组织可通过造血干细胞与成熟红细胞之间互相关联、互相制约的复杂变化，生成新的红细胞和血红蛋白来补充破坏的红细胞和血红蛋白，从而保持外周血红细胞数和血红蛋白的相对稳定。

从运动对红细胞老化与红细胞生成两方面的影响来看，运动增加了红细胞的更新。如果高强度、大运动量训练引起的红细胞和血红蛋白破坏速度超过生成速度，则可能导致红细胞减少和血红蛋白含量下降，甚至发生贫血。由血红蛋白测定结果可见，运动后次晨血红蛋白较运动前正常水平有下降趋势，表明在此种大强度运动训练后，造血系统在短期内不能达到生成与破坏的平衡。如果长期高强度大运动量训练，恢复时间又不足，则有可能出现明显的血红蛋白下降，继而可严重影响机体的运动能力和恢复能力。

4. 运动对红细胞免疫功能的影响　自 1981 年 Siegel 等人首次提出"红细胞免疫"的概念至今，红细胞免疫一直是研究的热点。红细胞不仅可以运输氧气，免疫黏附免疫复合物（immune complex，IC），促进吞噬细胞清除 IC，而且红细胞表面含有多种天然免疫分子（CD35、CD44、CD55、CD59），构成机体的免疫系统。

运动是调节机体免疫功能的一种应激方式。运动影响免疫功能的程度取决于运动强度、运动时间等因素。适量的有氧训练可以提高免疫功能，降低患病风险，但大负荷高强度的运动训练可能会导致免疫功能受到抑制。研究发现，低强度的运动训练 1 小时前后红细胞 CD35 和循环免疫复合物（circulating immune complex，CIC）无明显变化，当进行大强度的运动训练时，CIC 升高且清除缓慢。当进行剧烈运动时，引起组织损伤，释放抗原，吞噬细胞由于受体有限，不能完全清除 IC，导致 IC 升高。国内研究发现，大强度间歇性训练抑制红细胞免疫功能，但是中等强度的训练能够促进红细胞免疫功能。SD 大鼠进行 4～8 周的大强度游泳训练后，发现其 RBC-C3bRR 和 RBC-ICR 变化一致，呈明显下降趋势，红细胞免疫功能降低。国内研究一致认为，大强度的运动训练会抑制红细胞免疫功能，但是对训练强度的划分无统一标准，这也可能是对于中、小强度训练时，国内外研究结果不尽相同的原因之一。目前，国外研究多集中于 CD35 等红细胞表面分子的研究，而国内研究多集中红细胞 C3b 受体花环实验，研究重点不一致。运动时间对红细胞免疫功能也有一定影响。研究发现，训练 4 周的大鼠 RBC-C3bRR 和 RBC-ICR 开始下降，训练 8 周后上述两指标较 4 周组显著下降，与对照组具有显著性差异，提示不同运动持续时间会对红细胞免疫产生不同影响，且随着运动时间的增加，影响越来越显著。总而言之，低强度或短时间的运动可促进细胞免疫功能或对其影响不大，而高强度、长时间的运动训练可抑制红细胞免疫功能，至于其发生机制，目前研究不多。

5. 运动对红细胞氧释放能力的影响　力竭运动是在代谢和生理水平上引起机体多种变化的重要因素。血红蛋白氧解离曲线被广泛用于评估血红蛋白与 O_2 结合的亲和力。带 3 蛋白也称为阴离子交换蛋白（anion exchanger1，AE1）是红细胞主要的整合膜蛋白，在细胞膜的功能组织和稳定性及红细胞容积调节中起着至关重要的作用。Bruce 等人研究表明，带 3 蛋白复合物在红细胞的气体交换过程中起着重要作用，CO_2 在缺氧组织中扩散至毛细血管内的红细胞，红细胞的碳酸酐酶Ⅱ（carbonic anhydrase，CAⅡ）将 CO_2 和 H_2O 转化为 HCO_3^- 和 H^+，HCO_3^- 通过带 3 蛋白将 Cl^- 交换进细胞内，导致局部酸化，通过玻尔效应引起红细胞内血红蛋白氧亲和力下降，促进 O_2 的释放。研究报道，大鼠力竭运动后红细胞氧解离曲线明显右移，带 3 蛋白发生氧化交联和磷酸化，改变其转运活性，提示红细胞氧释放能力改变的驱动力就是带 3 蛋白氧化、磷酸化后引起的玻尔效应，而这一切都归因于力竭运动诱导的自由基爆发。

目前，国内外对运动与红细胞功能的关系还有待进行深入的研究，了解运动对红细胞变形性、聚集性、氧释放能力、抗氧化酶活性、免疫功能及其生成与老化的影响，对科学地指导大众健身运动、临床运动康复及体育运动训练具有重要的意义。

（霍东升）

参 考 文 献

[1] PARADKAR S, GAMBHIRE P. The Role of Cytoskeleton of a Red Blood Cell in Its Deformability [J]. Journal of the Indian Institute of Science, 2021,101(1):39-46.

[2] KOUTSOURIS D, DELATOUR-HANSS E, HANSS M. Physico-chemical factors of erythrocyte deformability[J]. Biorheology, 1985, 22(2):119-132.

[3] NEMKOV T, SKINNER SC, NADER E, et al. Acute Cycling Exercise Induces Changes in Red Blood Cell Deformability and Membrane Lipid Remodeling[J]. Int J Mol Sci, 2021, 22(2):896.

[4] NADER E, MONEDERO D, ROBERT M, et al. Impact of a 10 km running trial on eryptosis, red blood cell rheology, and electrophysiology in endurance trained athletes:a pilot study[J]. Eur J Appl Physiol, 2020, 120(1):255-266.

[5] KOLIAMITRA C, HOLTKAMP B, ZIMMER P, et al. Impact of training volume and intensity on RBC-NOS/NO pathway and endurance capacity[J]. Biorheology, 2017, 54(1):37-50.

[6] SUHR F, BRENIG J, MULLER R, et al. Moderate exercise promotes human RBC-NOS activity, NO production and deformability through Akt kinase pathway[J]. PLoS One, 2012, 7(9):e45982.

[7] KIM SW, JUNG WS, PARK W, et al. Twelve Weeks of Combined Resistance and Aerobic Exercise Improves Cardiometabolic Biomarkers and Enhances Red Blood Cell Hemorheological Function in Obese Older Men: A Randomized Controlled Trial[J]. Int J Environ Res Public Health, 2019, 16(24):5020.

[8] CHOU SL, HUANG YC, FU TC, et al. Cycling Exercise Training Alleviates Hypoxia-Impaired Erythrocyte Rheology[J]. Med Sci Sports Exerc, 2016, 48(1):57-65.

[9] KILIC-TOPRAK E, ARDIC F, ERKEN G, et al. Hemorheological responses to progressive resistance exercise training in healthy young males[J]. Med Sci Monit, 2012, 18(6):CR351-360.

[10] GRAU M, JERKE M, NADER E, et al. Effect of acute exercise on RBC deformability and RBC nitric oxide synthase signalling pathway in young sickle cell anaemia patients[J]. Sci Rep, 2019, 9(1):11813.

[11] 熊延连, 熊艳蕾, 李遥金, 等. 大鼠力竭运动诱导的氧化应激损伤对红细胞变形性的影响 [J]. 中国应用生理学杂志, 2014, 30(4):289-293.

[12] MENA PM, MAYNAR JM, GUTIERREZ, et al. Erythrocyte free radical scavenger enzymes in bicycle processional racers: adaptive to training[J]. Int J Sports Med, 1991, 12:563-566.

[13] 张爱芳, 王贵, 胡艳龙. 一次性递增负荷运动对足球运动员红细胞抗氧化能力和 Na+-K+-ATP 酶活性的影响 [J]. 中国运动医学杂志, 2000, 19(4):429-431.

[14] MEDEIROS-LIMA DJ, MENDES-RIBEIRO AC, BRUNINI TM, et al. Erythrocyte nitric oxide availability and oxidative stress following exercise[J]. Clin Hemorheol Microcirc, 2017, 65(3):219-228.

[15] MORERA D, MACKENZIE SA. Is there a direct role for erythrocytes in the immune response? [J]. Vet Res, 2011,42:89.

[16] 裴新贞, 程悦. 不同游泳运动时间训练对大鼠红细胞免疫粘附功能的影响 [C]. 北京 :2002 年第九届全国运动医学学术会议, 2002:57.

[17] BRUCE LJ, BECKMANN R, RIBEIRO ML, et al. A band 3-based macrocomplex of integral and peripheral proteins in the RBC membrane[J]. Blood, 2003, 101(10): 4180-4188.

[18] XIONG Y, XIONG Y, WANG Y, et al. Exhaustive-exercise-induced oxidative stress alteration of erythrocyte oxygen release capacity[J]. Can J Physiol Pharmacol, 2018, 96(9):953-962.

第 14 章

红细胞与疾病研究进展

 第一节　红细胞与血红蛋白病

一、血红蛋白病及其流行病学特征

血红蛋白病（hemoglobinopathy）是由于血红蛋白分子结构异常（异常血红蛋白病），或珠蛋白肽链合成速率异常（珠蛋白生成障碍性贫血，又称地中海贫血）所引起的一类遗传性血液病。结构变异主要来自 α-或者 β-珠蛋白链单一氨基酸的替换，在某些情况下，它们可能会改变血红蛋白的稳定性或功能特性，并导致临床疾病。这些疾病通常用字母表中的字母或最先发现这种疾病的地名来命名。迄今为止，研究人员已经鉴定出 1000 多种血红蛋白结构的突变体，但只有 3 种（HbS、HbC 和 HbE）是广泛存在的。

血红蛋白病是一种有明显地域分布特征的疾病，主要分布于世界热带和亚热带地区。其中非洲大部分地区、地中海沿岸国家、中东地区、印度次大陆、东南亚和中国南方都是血红蛋白病的高发地区。表 14-1 显示了按地区划分的血红蛋白病的携带频率。HbS 分布在撒哈拉以南地区、非洲、印度次大陆和中东，其携带者频率在 5%～40%，甚至更多。HbE 在印度次大陆的东半部被发现，在整个东南亚，HbE 的携带者可能超过 60%。地中海贫血在地中海盆地和非洲部分地区、整个中东、印度次大陆、东南亚和美拉尼西亚及太平洋岛屿的广泛范围内频繁发生。α^+ 地中海贫血发生在整个热带地区，在一些人群中达到极高的频率，而 α^0 地中海贫血仅存在于东南亚和地中海盆地的部分地区（表 14-1）。全球约有 3.78 亿血红蛋白病的携带者，每年有 30 万～50 万名患有镰状细胞贫血或严重地中海贫血的婴儿出生。在地中海贫血和 HbE 占优势的东南亚，受影响最为严重，撒哈拉以南的非洲位居第二。中国南方长江以南的广大地域也是该病的高发区，其中四川、重庆、湖南、江西、福建和台湾地区的人群携带率为 6%～11%，云南、贵州、广西、广东和海南地区的人群携带率为 12% 或以上。按基因频率估算，中国南方每年出生的病例数为 1.29 万，其中 0.37 万发生在广西，占了总数的 28.8%。

表 14-1　常见血红蛋白疾病的携带者频率

1/%

地区	Hb S	Hb C	Hb E	β 地中海贫血	α^0 地中海贫血	α^+ 地中海贫血
美洲	1 ～ 20	0 ～ 10	0 ～ 20	0 ～ 3	0 ～ 5	0 ～ 40
中东	0 ～ 60	0 ～ 3	0 ～ 2	2 ～ 18	0 ～ 2	1 ～ 60
欧洲	0 ～ 30	0 ～ 5	0 ～ 20	0 ～ 19	1 ～ 2	0 ～ 12
南亚	0 ～ 40	0	0 ～ 70	0 ～ 11	1 ～ 30	3 ～ 40
撒哈拉以南非洲	1 ～ 38	0 ～ 21	0	0 ～ 12	0	10 ～ 50
西太平洋	0	0	0	0 ～ 13	0	2 ～ 60

二、血红蛋白病的分类

血红蛋白病可分为两大类（表 14-2）：一类是珠蛋白数量缺陷，即在珠蛋白的合成过程中，要么完全缺失，要么显著减少，被称为地中海贫血综合征；另一类是珠蛋白基因发生突变，编码结构缺陷的珠蛋白。大多数人类的血红蛋白突变是偶然发现的，与血液学或临床表型无关。然而，一些 α- 及 β-珠蛋白突变体却有不同的临床表型，根据临床表型主要可分为六大类（表 14-2）：镰状细胞病、不稳定血红蛋白病、导致红细胞增多的高氧亲和力突变体或低氧亲和力突变体、M 血红蛋白、高铁血红蛋白血症和血红蛋白结构的翻译后修饰。这些疾病大多是由遗传性的基因缺陷导致的，但也有一些缺陷是获得性的。

表 14-2　血红蛋白病的分类

Ⅰ珠蛋白链合成 / 积累的数量失调： 地中海贫血综合征	Ⅱ珠蛋白结构缺陷：血红蛋白的结构变异
A. β 地中海贫血 临床分类： β 轻度地中海贫血 β 重度地中海贫血 β 中间型地中海贫血 生化 / 遗传分类： β^0 地中海贫血 β^+ 地中海贫血 δ 地中海贫血 γ 地中海贫血 Lepore 融合基因 δβ 地中海贫血 εγδβ 地中海贫血 HPFH "占主导地位" β 地中海贫血（β 地中海贫血表型的结构变体） β 地中海贫血伴其他变异： HbS/β 地中海贫血	A. 镰状细胞病 SA，镰状细胞特性 / 特征 SS，镰状细胞贫血 / 疾病 SC，HbSC 病 S/β 地中海贫血，镰状 β 地中海贫血病 S 与其他 Hb 突变体：D，O- 阿拉伯，其他 SF，HbS/HPFH B. 稳定性下降的血红蛋白 （不稳定血红蛋白病） 引起先天性亨氏体溶血性贫血的突变体 获得性不稳定性氧化剂溶血： 药物诱导，G6PD 缺乏 C. 氧亲和力改变的血红蛋白 氧亲和力高 / 增加状态： 胎儿红细胞 红细胞 2，3-BPG 降低 羧血红蛋白血症 结构突变体

续表

Ⅰ珠蛋白链合成／积累的数量失调： 地中海贫血综合征	Ⅱ珠蛋白结构缺陷：血红蛋白的结构变异
HbEβ 地中海贫血 其他 B. α 地中海贫血 α-珠蛋白基因丢失： 一个基因：α^+-地中海贫血 顺式结构的两个基因：α^0-地中海贫血 反式结构的两个基因：纯合 α^+-地中海贫血 （α^0-地中海贫血表型） 三个基因：HbH 病 四个基因：胎儿水肿伴 Hb-Bart 非基因丢失突变体： Hb 延长突变（HbCS） 其他 C. 重新获得性 α 地中海贫血 α 地中海贫血伴智力低下综合征（ATR）： 16 号染色体上包括 α-珠蛋白基因的大量缺失 X 染色体上 ATR-X 转录因子基因的突变 α 地中海贫血伴骨髓增生异常综合征（ATMDS）： ATR-X 基因突变	氧亲和力低／降低状态： 红细胞 2, 3-BPG 升高 结构突变体 D. M 血红蛋白 珠蛋白链氨基酸组成改变 E. 高铁血红蛋白血症 先天性高铁血红蛋白血症： 结构变体 细胞色素 b5 还原酶缺乏症 获得性（毒性）高铁血红蛋白血症 F. 翻译后修饰 非酶糖基化 氨基末端乙酰化 氨基末端氨甲酰化 脱酰胺

三、血红蛋白病的发病机制和临床表型

（一）地中海贫血综合征

地中海贫血综合征（thalassemia syndrome）是一种遗传性疾病，其特征是血红蛋白的一个珠蛋白亚基缺失或明显减少。α 地中海贫血是 α-珠蛋白亚基缺失或减少；而 β 地中海贫血是 β-珠蛋白亚基的缺乏或减少；δ-或 γ-珠蛋白亚基缺乏或减少引起的地中海贫血极少，也没有明显的临床症状；同时缺乏 δ-和 β-珠蛋白亚基，或所有 β-珠蛋白亚基缺失或数量减少也会发生。Thein（2013）和 Higgs（2013）详细描述了这些疾病。

1. β 地中海贫血　β 地中海贫血主要分两类：① β^0 地中海贫血，完全没有正常 β-珠蛋白亚基的合成或积累；② β^+ 地中海贫血，β-珠蛋白亚基结构正常，但数量明显减少。一般来说，引起 β 地中海贫血的是 β-珠蛋白基因单个核苷酸或少数核苷酸的点突变。另外，也有罕见的 β 地中海贫血类型被报道，其中一个就是由连锁和部分同源的 δ-和 β-珠蛋白基因间的位点不对称交叉互换引起的，导致形成 δβ-珠蛋白融合基因，低水平表达血红蛋白 Lepore。此外，部分或全部 β-珠蛋白基因簇缺失会导致 δβ 地中海贫血、εγδβ 地中海贫血和遗传性持续性胎儿血红蛋白增高症（hereditary persistence of fetal hemoglobin, HPFH）。

尽管在分子基础上这些 β 地中海贫血是不同的，但其临床表型基本相同。由于 β 地中海贫血患者的 β-珠蛋白亚基减少或缺失而不能形成正常的 HbA 四聚体，α-珠蛋白亚

基发生堆积。杂合子（β 轻度地中海贫血）常表现为轻度至中度低色素性小细胞贫血，无溶血迹象；而纯合子或复合杂合子（β 重度地中海贫血）通常表现为严重的输血依赖性溶血性贫血，并伴有明显无效的红细胞生成，导致骨髓中红系前体细胞的破坏。还有一种不常见的临床表型称为 β 中间型地中海贫血，表现为中度到重度的部分代偿性溶血性贫血，通常不需要长期输血治疗以维持患者的血红蛋白水平。大多数 β 中间型地中海贫血患者往往携带两个突变的 β-珠蛋白基因，有 β 地中海贫血典型的基因型，但表型被修饰了。然而，罕见的 β 中间型地中海贫血是由一个 β-珠蛋白基因突变体与一种高度不稳定 β-珠蛋白亚基的杂合引起，游离的 α-珠蛋白过量造成红细胞损伤，这是所谓的"显性 β 地中海贫血"。

δβ 地中海贫血与完全缺乏 β-珠蛋白亚基有关，但临床症状较典型 $β^0$ 地中海贫血更轻，胎儿血红蛋白 δ-亚基的高水平表达，降低了 α-亚基的过量堆积。εγδβ 地中海贫血与新生儿溶血性贫血有关，但这种情况在出生后的前几个月就消失了。εγδβ 地中海贫血在成人的相关表型则是溶血性 β 地中海贫血或 β 轻度地中海贫血。严格来说，遗传性持续性胎儿血红蛋白增高症（HPFH）并不是一种 β 地中海贫血遗传病，因为它与典型的 α-珠蛋白亚基及非 α-珠蛋白亚基失衡无关，但其特征是高水平持久产生 γ-珠蛋白，经常被归类在 δβ 地中海贫血范畴。

2. α 地中海贫血　与由 β-珠蛋白基因点突变引起的地中海贫血相比，α 地中海贫血综合征通常由一个或多个 α-珠蛋白基因缺失引起的。根据 α-珠蛋白基因缺失或突变的数量可分为：$α^+$ 地中海贫血（一个基因缺失）、$α^0$ 地中海贫血（在同一染色体或在顺式染色体上缺失两个基因）、HbH 病（三个基因缺失）、胎儿水肿伴 Hb-Bart（四个基因缺失）。非基因缺失形式的 α 地中海贫血也有其特点，但极少见。

临床上，四个 α- 珠蛋白基因只缺失一个往往与血液异常无关，有时被称为 α 地中海贫血的"沉默携带者"。缺失两个 α-珠蛋白基因有两种形式：①在同一染色体上，或在顺式染色体（cis chromosome）上；②在对侧染色体上，或在反式染色体（trans chromosome）上，这是单基因缺失的纯合子，或纯合 $α^+$ 地中海贫血。cis 基因型在亚洲人群中尤其常见，而 trans 基因型则在黑人 / 非洲血统的老年人中比较普遍。两种基因型的临床表型相似，均表现为轻度低色素性、小细胞性贫血，无溶血，与 β 地中海贫血相似，但不太严重。三个 α-珠蛋白基因的缺失或表达明显减少，与 HbH 病综合征有关，HbH病是一种代偿性溶血性贫血，通常不需要输注红细胞治疗。溶血的基础是过量 β-珠蛋白形成可溶性四聚体（HbH），HbH 相对不稳定，并随着红细胞老化而沉淀，形成包涵体，损害红细胞并缩短其寿命。四个 α-珠蛋白基因全部缺失的情况通常发生在妊娠晚期或出生后不久，称为胎儿水肿伴 Hb-Bart。Hb-Bart 是四个 γ-珠蛋白亚基形成四聚体，作为氧转运蛋白是无效的，它具有相当高的氧亲和力，类似肌红蛋白，在生理条件下不向组织释放氧气。因此，红细胞缺乏 HbF 或 HbA 且主要含有 Hb-Bart 的婴儿遭受严重缺氧导致胎儿水肿，这些儿童在成长过程中需要终生输血。

还有一种慢速 α 地中海贫血，被称为 HbCS（Hb Constant Spring），它是由链终止突

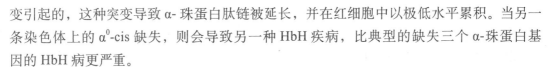

变引起的，这种突变导致 α- 珠蛋白肽链被延长，并在红细胞中以极低水平累积。当另一条染色体上的 α^0-cis 缺失，则会导致另一种 HbH 疾病，比典型的缺失三个 α-珠蛋白基因的 HbH 病更严重。

3. 获得性 α 地中海贫血

（1）α 地中海贫血伴智力低下综合征：该综合征有两种：一种是 ATR-16 综合征，是由于大面积缺失第 16 号染色体上的 α- 珠蛋白基因和相邻基因导致，它们不是遗传的，而是在胚胎发生过程中新出现的。另一种是 ATR-X 综合征，与结构正常的 α-血红蛋白基因密切相关，是由位于 X 染色体上的 ATRX 转录因子基因突变引起的，该基因编码一个重要的调节 α-珠蛋白基因表达的转录因子。

（2）α 地中海贫血伴骨髓增生异常相关综合征（alpha thalassaemia myelodysplastic syndrome，ATMDS）：少数 MDS 患者是一种克隆性骨髓疾病，其特征是造血障碍，伴有细胞减少和骨髓样分化异常，出现与获得性 HbH 病一致的红细胞异常。患者 α-珠蛋白基因的结构正常，但其表达严重受损。在这种情况下，α-珠蛋白基因表达减少的分子基础已被确定为 ATR-X 基因的体细胞突变，在 α 地中海贫血综合征中往往伴智力低下。α-珠蛋白基因表达缺陷在 ATMD 综合征中比 ATR-X 综合征的患者更为严重。

（二）珠蛋白结构缺陷

1. 镰状细胞病　镰状细胞病（sickle cell disease，SCD）患者体内组成 HbA 的 β- 珠蛋白第 6 位谷氨酸突变为缬氨酸进而形成异常 HbS 所导致的遗传性疾病。氧分压下降时，HbS 分子之间相互作用，成为螺旋形多聚体，使红细胞扭曲成镰状细胞（即镰变现象），称为镰状细胞贫血或 HbSS。聚合 / 镰状反应是可逆的，当血红蛋白复氧后，血红蛋白构象恢复，因此红细胞可以经历镰状和非镰状的重复循环。镰状细胞病有两个主要的病理生理学表现：一是反复的镰状循环会损伤红细胞膜，使膜通透性异常、细胞脱水，最终导致红细胞过早被破坏和慢性溶血性贫血。二是镰状红细胞变得坚硬，因此增加了血液黏度，阻碍了毛细血管中血液的流动，造成组织缺氧，甚至出现细胞死亡、组织坏死 / 梗死或进行性器官损伤。其他临床意义重大的镰状细胞综合征包括：镰状细胞/β^0 地中海贫血、镰状细胞/β^+ 地中海贫血、HbD 病和 HbO-Arab 病。HbD 和 HbO-Arab 比 HbA 更容易与 HbS 形成共聚物。

2. 不稳定血红蛋白病　不稳定血红蛋白（unstable hemoglobin，uHb）是由于红细胞血红蛋白珠蛋白肽链基因突变，导致维持血红蛋白稳定性的氨基酸被替换或缺失，使异常的血红蛋白易于变性和沉淀，从而在红细胞膜上形成变性珠蛋白小体，被称为亨氏体（Heinz body）。红细胞膜变形性减低，红细胞的寿命缩短，在血液循环中和脾内被破坏，并产生不同程度的溶血，即不稳定血红蛋白病（unstable hemoglobinopathy）。本病属常染色体共显性遗传，但不少患者无家族史。迄今已发现 90 种以上不稳定血红蛋白，种类虽多但总的发病率较低。

3. 氧亲和力改变的血红蛋白突变体

（1）氧亲和力高 / 增加状态：在红细胞增多症患者中发现了超过 25 种血红蛋白突变

体。氨基酸改变引起氧亲和力增加，从而导致血红蛋白在微循环血流中释放氧的能力下降，造成细胞缺氧。肾脏中产生促红细胞生成素的细胞感受到缺氧后会上调 epo 基因的表达，刺激骨髓造血功能，从而使血液中红细胞代偿性增多。大约一半的高亲和力突变体可以通过血红蛋白电泳检测到，并可通过血红蛋白氧合曲线"左移"来确诊。少数情况下，某些血红蛋白突变的个体及其亲属会出现低血氧饱和度和发绀，这是由于血红蛋白变异导致氧亲和力显著降低。

（2）氧亲和力低/降低状态：质子（H^+）和 2，3-二磷酸甘油酸（2，3-bisphosphoglyceric acid，2,3-BPG）是正常红细胞中氧亲和力的有效变构调节剂。由于它们优先与 T 态血红蛋白或脱氧四级结构结合，降低了对于氧的亲和力，因此血红蛋白氧合曲线"向右"移动。除酸中毒或碱中毒的临床情况外，血浆 pH 值和红细胞 pH 值分别严格控制在 7.4 和 7.2。相比之下，红细胞 2，3-BPG 的水平在各种临床环境下会有很大的差异。低水平 2，3-BPG 的患者，如接受大量红细胞输注，其氧亲和力会增加，这可能会损害组织氧合。红细胞 2，3-BPG 水平升高更为常见，主要见于缺氧患者。因此，血红蛋白氧合曲线的"右移"表明向组织释放氧的能力明显增强，特别是对严重贫血患者，是主要的补偿方式。

4. M 血红蛋白　珠蛋白链中的氨基酸组成改变导致的高铁血红蛋白（Fe^{3+} Hb），称之为血红蛋白 M（HbM），含有 HbM 的血红蛋白病即为血红蛋白 M 病。HbM 产生不是因为红细胞中酶的还原系统发生障碍，而是珠蛋白链（α-、β-或 γ-）上的一些位置与血红素中铁原子结合的氨基酸发生突变，使血红素的铁易于氧化为 Fe^{3+}，从而固定在高铁状态。该病为常染色体显性遗传病，由于血红蛋白变异而出现发绀，又名"家族性发绀症"，目前所见病例均为杂合子状态。

血红蛋白亚基内高度保守的氨基酸中有两种是组氨酸，一种位于螺旋位置 F8，与血红素铁结合，另一种位于口袋中的 E7，氧和其他配体与血红素结合。HbM 最常见的就是 E7 或 F8 的组氨酸被酪氨酸所替代，酪氨酸酚基上的氧与血红素的铁原子构成离子键，导致 α-，β-，或者 γ-珠蛋白亚基血红素铁的电子环境发生改变，使它被稳定为 Fe^{3+}，影响血红蛋白的正常释氧功能，使组织供氧不足，会出现类似高铁血红蛋白血症的发绀及红细胞增多。常见的 M 血红蛋白组氨酸替代位点包括 α58 His → Tyr、α87 His → Tyr、β63 His → Tyr、β92 His → Tyr、γ63 His → Tyr、γ92 His → Tyr 和 β67 Val → Glu，其生化特征和临床表现非常相似，它们或者血红蛋白水平正常，或者轻度贫血，除肤色外无其他临床表现。

5. 获得性血红蛋白功能改变

（1）高铁血红蛋白血症（methemoglobinemia）：血红蛋白分子的辅基血红素中的 Fe^{2+} 被氧化成 Fe^{3+}，即成为高铁血红蛋白（methemoglobin，MHb），同时失去带氧功能。某些药物和毒素可增强血红素铁的氧化形成 MHb。个体 MHb 超过 10% 会出现发绀；超过 30%，中枢神经和心血管症状和体征开始出现。正常红细胞能利用 NADH，在细胞色素 b5 还原酶催化下，使 MHb 还原成 Hb。先天性高铁血红蛋白血症患者由于缺乏细胞色素 b5 还原酶，导致体内高铁血红蛋白水平增高。无论是中毒性还是先天性高铁血红蛋白血症都可以通过氧化还原剂—亚甲蓝来有效治疗。

（2）碳氧血红蛋白血症（carboxyhemoglobin）：一氧化碳（CO）与血红蛋白的亲和力大于氧，CO与血红蛋白可逆性结合生成碳氧血红蛋白。碳氧血红蛋白会干扰氧的传递、引起缺氧。溶血性贫血患者体内的血红蛋白水平较高，吸入CO可能会导致中毒性碳氧血红蛋白血症。急性CO中毒的患者通常会在血中碳氧血红蛋白含量超20%时出现明显的中枢神经系统和心血管症状。40%～60%的碳氧血红蛋白水平会导致昏迷和死亡。病人应立即停止进一步接触CO，并给予氧气治疗。如果可能的话，那些CO中毒严重的人应该接受高压氧治疗或换血。

6. 血红蛋白结构的翻译后修饰　血红蛋白的一些翻译后修饰会导致其功能的显著变化。

（1）非酶促糖基化：红细胞胞浆中葡萄糖浓度接近血浆浓度。葡萄糖在环半缩醛结构和直链结构之间处于平衡状态，直链结构的葡萄糖能与多种蛋白质的氨基发生非酶促糖基化反应。糖化血红蛋白（glycosylated hemoglobin，GHb）是血红蛋白与血糖进行非酶促反应结合的产物，糖基化位点主要是在血红蛋白 β 链 N-末端的缬氨酸残基，也可发生在血红蛋白 β 链的其他位点。在正常红细胞中，约5%的血红蛋白 β-珠蛋白链的氨基末端会发生葡萄糖糖化：

$$
\beta\text{-}NH_2^+ \;\;
\begin{array}{c}
HC=O \\ | \\ HCOH \\ | \\ HOCH \\ | \\ HCOH \\ | \\ HCOH \\ | \\ CH_2OH
\end{array}
\;\underset{1}{\rightleftarrows}\;
\begin{array}{c}
HC=N-\beta \\ | \\ HCOH \\ | \\ HOCH \\ | \\ HCOH \\ | \\ HCOH \\ | \\ CH_2OH
\end{array}
\;\overset{2}{\rightarrow}\;
\begin{array}{c}
CH_2-N^+H_2-\beta \\ | \\ C=O \\ | \\ HOCH \\ | \\ HCOH \\ | \\ HCOH \\ | \\ CH_2OH
\end{array}
$$

葡萄糖　　　　　　　醛亚胺　　　　　　　酮胺

反应1显示Schiff碱或醛亚胺加合物的形成，该产物重新排列形成更稳定的酮胺（几乎不可逆）（反应2）。糖化血红蛋白的生成是一个缓慢的、不可逆的过程，其浓度与红细胞寿命和该时期的血糖平均浓度有关，不受每天葡萄糖波动、食物及运动的影响。GHb通常可以反映患者近8～12周的平均血糖控制情况。

（2）氨基末端乙酰化：大多数蛋白质翻译后不久，氨基末端（起始）甲硫氨酸被水解，相邻的氨基酸通常在氨基末端乙酰化。所有人的珠蛋白都要经历氨基末端甲硫氨酸的切除，但只有约20%的γ-珠蛋白的氨基末端发生乙酰化（HbF1）。

（3）氨基末端氨甲酰化：血浆中的尿素与铵离子和氰酸根离子是平衡的。氰酸盐能共价结合到α-及β-珠蛋白的氨基末端形成加合物。正常人检测不到氨基化血红蛋白（amino-hemoglobin），但在尿毒症患者中，红细胞内的氨基化血红蛋白累积，可测量。

（4）脱酰胺：在蛋白质中，某些天冬酰胺残基上的氨基（特别是与组氨酸相邻时）脱去酰胺基后成为天冬氨酸。正常珠蛋白肽链中的天冬酰胺则不发生脱酰胺作用。

四、血红蛋白病并发症（以镰状细胞病为例）

血红蛋白病的种类很多，陆续发现了很多血红蛋白病引发的并发症，其中研究最多的是镰状细胞病的并发症。由于贫血、内皮细胞活化和损伤、炎症及血管损伤等原因，镰状细胞病患者的主要器官会出现不同程度的损伤。急性血管闭塞和慢性血管病是 SCD 的显著并发症，大多数器官系统都会受到影响（图 14-1）。

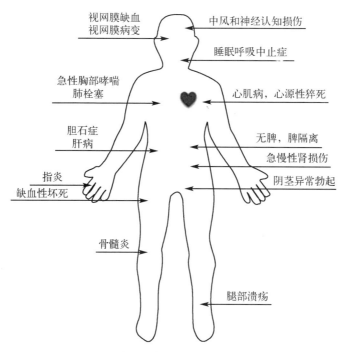

图 14-1　镰状细胞病引起全身弥漫性损伤

研究发现，SCD 并发症在不同的年龄阶段的表现也有差异（图 14-2）。在儿童期，SCD 的特点是急性疾病发作，有时表现为明显的易感性器官损伤，如出现指炎、再生障碍性贫血等并发症。由于细小病毒 B19 的感染，导致网织红细胞减少，会出现高烧及皮疹等症状，但其他感染可能会刺激抗体，损害网织红细胞的生成。在成年期，内皮细胞的显性和隐性损伤会导致慢性疾病和多系统而在青春期，则表现出慢性血管损伤和终末器官损伤（end-organ damage，EOD）、阴茎异常勃起及血栓栓塞等并发症，有的还要经历骨痛及其他慢性疼痛。

五、血红蛋白病的预防

除了少数能接受骨髓移植的病人外，遗传性血红蛋白病没有太好的治愈方法。体细胞基因治疗的研究仍在进行中，但这项技术可能在很长一段时间内不具备普遍适用性，而且可能会非常昂贵。因此，目前控制和管理这些疾病的主要方法还是人口筛查、遗传咨询、产前诊断及症状管理等。

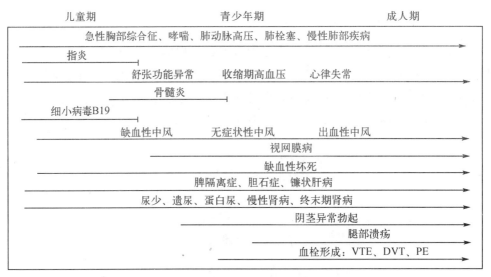

图 14-2　整个生命周期的 SCD 并发症

有效减少患病个体数量主要遵循两种方法：首先，建立人口筛查和咨询计划，评估人口与受类似影响的伴侣生育子女的风险。第二种预防方法涉及产前检查。如果妇女被发现是携带者，其伴侣将接受筛查，并在咨询之后为她们提供产前诊断和终止胎儿的服务。这种方法在地中海地区和其他地方得到广泛应用，使得严重地中海贫血新生儿的数量大幅度减少。

六、血红蛋白病的传统治疗

1. 输血　虽然常规输血是治疗地中海贫血最常用的方法，但它正越来越多地用于预防镰状细胞贫血的严重并发症。输血前必须对血液进行乙型肝炎、丙型肝炎、艾滋病病毒及某些人群的疟疾寄生虫筛查。每 100 名地中海贫血患者的血液需求是每年 500 ～ 1500L，具体取决于他们的年龄分布。

2. 铁螯合作用　输血依赖性地中海贫血患者和镰状细胞性贫血的患者需要每天皮下注射 30 ～ 50mg/kg 的铁螯合剂 - 去铁胺，以缓解慢性铁负荷过重。

3. 免疫和其他预防措施　每一个患有镰状细胞贫血的儿童从确诊之日起就应该预防性口服青霉素。一些治疗中心常规地用多价肺炎球菌、脑膜炎球菌和流感嗜血杆菌疫苗对患者进行免疫。然而，这种疗法的有效性即使对脾切除术的患者也没有明确的证据。

4. 脾切除术　每年 2% ～ 3% 的重症 β 地中海贫血患者需要实施脾切除术（splenectomy）。由于脾脏有自然萎缩的倾向，所以只有当镰状细胞贫血患者出现脾反复破裂或脾功能亢进时，才会对其实施脾切除术。

5. 造血干细胞移植　造血干细胞移植（hematopoietic stem cell transplantation，HSCT），是通过静脉输注造血干 / 祖细胞，重建患者正常造血与免疫系统，从而治疗一系列疾病的治疗方法，是比较有效的一个选择。移植需要合适的配型、高额的手术费用及术后的治疗费用，除此之外患者还要面对三个难题，即术前的放化疗、病原微生物的感染、身体的排异反应。其中任何一个问题都可能使患者面临生死考验，只有 60% ~ 70% 的患者能够闯过这三关。

6. 产前诊断　产前诊断（prenatal diagnosis）是基因诊断服务的一部分，是指在出生前对胚胎或胎儿的发育状态、是否患有疾病等方面进行检测诊断，从而掌握先机，对可治性疾病，选择适当时机进行宫内治疗；对于不可治疗性疾病，能够做到知情选择。

7. 其他治疗　血红蛋白病患者需要补充叶酸，感染丙型肝炎的人需要用抗病毒药物治疗，那些内分泌失调的铁负荷引起的损伤可能还需要激素替代治疗等。

七、血红蛋白病的基因治疗

通过基因插入或编辑治疗单基因血红蛋白疾病，如镰状细胞病和 β 地中海贫血，是令人振奋的治疗方法。随着慢病毒载体的使用，基因转移技术的安全性和有效性得到了显著提高。据估计，全球约有 7% 的人口是血红蛋白基因变异的携带者，每年仅镰状细胞病的患儿就超过 33 万，预计到 2050 年，这一数字将可能达到 40 万。尽管医疗条件和水平提高很多，但与血红蛋白病相关的发病率和死亡率仍然存在。造血干细胞移植（HSCT）无疑提供了唯一确定较为有效的治疗方法。

（一）基因载体介导的血红蛋白病的治疗

通过载体介导基因转移以纠正血红蛋白异常，这就需要利用安全递送载体 / 载体来有效地将 β- 珠蛋白基因的导入造血干细胞（hematopoietic stem cell，HSC），并使所转移的珠蛋白基因持续高表达。常用的载体来自不同的逆转录病毒，主要有鼠白血病逆转录病毒载体（murine leukemia retroviral vector，MLV）、HIV-1 慢病毒载体（lentiviral vector，LV）和泡沫病毒（foamy virus，FV）等。在去除病毒的致病性和毒力遗传因素后，插入 β- 珠蛋白基因及其位点控制区（locus control region，LCR）元件。其中，LV 载体在纠正血红蛋白病的动物模型方面最为成功，并已成功应用于临床。

β- 珠蛋白 LCR 是由 5 个 DNAase-1 超敏位点（hypersensitive sites，HS）组成的顺式调控元件（cis regulatory element），其中 4 个形成于红系细胞。当与珠蛋白基因连接时，导致位置无关的红系特异性珠蛋白基因表达增强。LCR 的增强子（enhancer）活性存在于其三个超敏位点 HS2、HS3 和 HS4，其中包含一系列普遍存在的、红系特异性的转录因子（transcription factor）的结合位点。一个完整的 LCR（5'HS1-5）参与维持一个开放的染色质构象，这是珠蛋白基因独立表达所必需的。其中 5'HS2 和 5'HS3 在红细胞生成过程中作为增强子参与调控珠蛋白的转换。5'HS2 核心区域序列（AT）XN12（AT）Y 在 HbF 的合成中起重要作用，其基序包含 2 个高度可变的二核苷酸段串联重复序列（AT），并被一个短可变 DNA 序列（NZ）打断。有研究发现，（AT）XN12（AT）Y 序列可能通过形成稳定的 A 型发夹或短回文重复序列与 DNA 和蛋白质相互作用，导致 HbF 表达水平升高。LCR 还参与珠蛋白表达的发育调控，并分别在胚胎期、胎儿期

和成人期与 ε-，γ-以及 β-珠蛋白基因的启动子相互作用。

1.逆转录病毒　逆转录病毒（retrovirus）是一种单链 RNA 病毒，逆转录病毒基因组由两条相同的单股正链 RNA 组成，其两端为长末端重复序列（long terminal repeat，LTR），内含有较强的启动子和增强子，对病毒基因的转录调控具有重要作用。与其他 RNA 病毒不同之处在于，逆转录病毒的 RNA 不进行自我复制，进入宿主细胞后，RNA 经逆转录合成双链 DNA，整合至宿主细胞染色体 DNA 上形成前病毒，建立终身感染并可随宿主细胞分裂传递给子代细胞。一般来说，逆转录病毒基因组（RNA）的核心部分包括 3 个基因：gag 基因（编码病毒的核心蛋白）、pol 基因（编码逆转录酶）、env 基因（编码病毒的被膜糖蛋白），位于这些基因的两端有 LTR 序列，控制着逆转录基因组核心基因的表达及转移。逆转录病毒基因组（RNA）的非编码序列包括 5'-端帽子结构、5'-端末端重复序列 R、5'-端特有序列 U5、引物结合位点（primer binding site，PBS）、剪接信号、引发第二条链合成的多聚嘌呤区（polypurine region，PPR）、3'-端多聚腺苷尾、3'-端特有序列 U3、3'-端末端重复序列（图 14-3）。逆转录病毒基因组以转座的方式整合，其基因组不会发生重排，因此所携带的外源基因也不会改变。

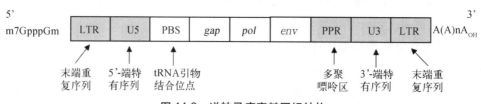

图 14-3　逆转录病毒基因组结构

2.常用的逆转录病毒　RV 载体具有以下优点：①逆转录病毒结构基因 gag、env 和 pol 的缺失不影响其他部分的活性；②包装好的假病毒颗粒易于分离制备；③逆转录病毒携带的遗传物质能高效地进入靶细胞；④前病毒通过 LTR 高效整合至靶细胞基因组中，有利于外源基因在靶细胞中的永久表达。同时也有 3 个缺点：①随机整合，有插入突变、激活癌基因的潜在危险；②不能感染非分裂细胞；③逆转录病毒载体的容量较小，只能容纳 7kb 以下的外源基因。RV 载体中的外源基因插入，增加了原代造血干细胞的永生化。而 RV-LTR 是一种强增强子，与相对较弱的 HIV-LTR 增强子相比，它能将外源基因表达上调至非常高的水平，同时会激活细胞原癌基因侧翼插入位点。此外，LTR 的甲基化可导致整合的外源基因启动子失活，并阻止外源基因的长期表达。自我失活（self-inactivating，SIN）载体的构建删除了 LTR 启动子/增强子，且允许外源基因表达由宿主细胞启动子驱动，降低 LTR 增强子介导的遗传毒性及其甲基化诱导的启动子失活。但是 RV 载体的不稳定性及 LCR 大片段序列的插入，极大地限制了其在血红蛋白疾病基因治疗中的应用。

（1）鼠白血病病毒载体：鼠白血病病毒（MLV 或 MuLV）是逆转录病毒，因其在宿主老鼠中具有引起白血病的能力而得名。MLV 具有正义单链 RNA（ssRNA）基因组，该基因组通过逆转录过程经 DNA 中间体进行复制。MLV 包括外源性和内源性病毒。外源形式作为新的感染从一个宿主传播到另一个宿主。Moloney、Rauscher、Abelson 和 Friend MLV 以其发现者的名字命名，用于癌症研究。内源性 MLV 被整合到宿主的生殖系中并代代相传。鼠白血病病毒基因组包含 gag、pol 和 env 区域，编码结构蛋白、酶和外壳蛋白质。MLV 还产生 p50/p60 蛋白，这些蛋白由其基因组 RNA 的选择性剪接产生。基因组包括一个保守的 RNA 结构元件，称为核心衣壳化信号，指导 RNA 包装到病毒粒子中。MLV 主要应用于：①基因治疗：MLV 假病毒可以将治疗基因传递到靶细胞；②癌症研究：MLV 用于研究癌症的发展；③作为病毒清除研究中的模型逆转录病毒；④ MMLV 的逆转录酶用于生物技术。

（2）HIV-1 慢病毒载体：慢病毒载体 LV 是指以人类免疫缺陷病毒-1（human immunodeficiency virus，HIV-1）来源的一种病毒载体，包含了包装、转染、稳定整合所需要的遗传信息。慢病毒载体系统由两部分组成，即包装成分和载体成分。包装成分由 HIV-1 基因组去除了包装、逆转录和整合所需的顺式作用序列构建成，能够提供产生病毒颗粒所必需的蛋白。包装成分通常被构建到两个质粒上，一个质粒表达 Gag 和 Pol 蛋白，另一个质粒表达 Env 蛋白，其目的是降低恢复成野生型病毒的可能。载体成分与包装成分互补，即含有包装、逆转录和整合所需的 HIV 顺式作用序列，同时具有异源启动子控制下的多克隆位点（multiple clone site，MCS）及在此位点插入的目的基因。HIV-1 能有效地转运完整的核膜，具有转导非分裂/静止细胞的能力，并能携带较大的表达盒。这些特性使得基于 HIV-1 的 LV 能够被开发用于治疗血红蛋白病，有效地转移 β-转基因 /LCR 到 HSC 以持续纠正血红蛋白缺陷。LV 的主要安全问题是有产生复制型慢病毒（replication-competent lentivirus，RCL）和插入性病毒的风险突变。通过去除载体中的 HIV 调控基因和辅助基因，并用 3～4 个重叠序列最少的独立包装质粒构建载体，以消除其突变风险。目前慢病毒介导 HbF 生成已应用于临床。Guda 等发现，利用 shRNA 通过 RNA Pol Ⅲ 形成的 RNAi 比通过 Pol Ⅱ 介导的 BCL11a 基因敲除效率更高，但造成的细胞毒性也更严重。Ikawa 等通过 shRNA 靶向将 BCL11a 引入造血干细胞（hematopoietic stem cells，HSC）产生的红系细胞中，增加 γ-珠蛋白的表达，移植 3 个月后患者 HbF 水平显著升高。BCL11a 红系细胞分化过程中，BCL11A 蛋白可以抑制 γ-珠蛋白的表达。Bauer 等发现，降低 BCL11a 增强子的活性，BCL11A 蛋白的表达水平下降，而 HbF 表达水平升高。Liu 等将小鼠 BCL11a 基因敲除，结果显示 γ-珠蛋白的表达水平显著升高。

（3）泡沫病毒载体：泡沫病毒基因组结构复杂，是迄今发现的最长的逆转录病毒，基因组长度可达 11～12Kb。其感染细胞后可诱导产生类似泡沫的大量空泡、多核细胞而得名。电镜下，病毒粒子呈二十面体球形，直径 100～140nM，内含直径 30～50nM 的核芯，病毒粒子外的囊膜上有 5～15nM 大小的放射状的纤突。

泡沫病毒基因表达调控有很多与其他逆转录病毒不一样的特点，泡沫病毒的 Gap 蛋白直接由剪接的 mRNA 翻译产生，而其他逆转录病毒则产生 gag-pol 前体；其反式激活因子（Tas）不仅对自身 LTR（长在末端重复序列）行使功能，而且能激活慢病毒的基因表达；尤为突出的是，在其结构基因 gag 和 env 中存在内部启动子（IP）从而使泡沫病毒基因表达调控的研究成为反转录病毒研究的热点之一。

随着对泡沫病毒的深入研究，特别是 FV 基因表达不同于其他逆转录病毒的独特特征：病毒感染动物后，宿主虽有免疫应答，仍能引起动物低水平持续感染，直至终身，不表现任何病理损伤。感染细胞的细胞病变效应（cytopathic effect，CPE）为自发形成的泡沫样空泡化合胞体，其特征是胞浆内空泡的积累和内质网的膨胀所致。FV 与宿主细胞之间的不明显的致病作用，使得 FV 作为逆转录病毒载体而被广泛应用。

（二）基因编辑技术治疗血红蛋白病

基因编辑技术（gene editing technology）是对基因组进行定点修饰的一种技术，可完成基因定点突变、敲入、删除等，使得精确的基因组操作成为可能，为基因治疗 β-血红蛋白病提供了新的途径。锌指核酸酶（zinc finger nuclease，ZFN）、转录激活样效应物核酸酶（transcription activator-like effector nuclease，TALEN）和规律成簇间隔短回文重复序列（clustered regulatory interspaced short palindromic repeat，CRISPR）CRISPR/Cas 系统是三大基因编辑技术，其共同点是这些嵌合核酸酶由两部分组成：一个可编码的序列特异性 DNA 结合模块与一个非特异性的 DNA 切割结构域，可诱导位点特异性双链断裂（site specific double strand breaks，DSB）。

1. ZFN　锌指核酸酶是一类人工合成的限制性核酸内切酶，由一个锌指 DNA 结合域和一个限制性核酸内切酶的 DNA 切割域融合而成（图 14-4）。DNA 识别域由一系列 Cys2-His2 锌指蛋白串联而成，每个 DNA 识别域包含三个锌指，锌指从 N 端开始命名，依次为 F1、F2、F3。每个锌指蛋白识别并结合一个特异的三联体碱基。通过加工改造 ZFN 的锌指 DNA 结合域，可以靶向定位于不同的 DNA 序列，从而使得 ZFN 可以结合复杂基因组中的目的序列，并由 DNA 切割域进行特异性切割。此外，通过将 ZFN 技术和细胞内 DNA 修复机制结合起来，就可以自如地在生物体内对基因组进行编辑。ZFN 是最早用于纠正 HbB 中单点突变的基因编辑技术。目前，ZFN 技术已被广泛应用于靶向基因的突变，通过人工修改基因组信息可以产生遗传背景被修改的新物种。该技术在医学领域也具有非常重大的价值，对于疾病的基因治疗有潜在意义，具有非常广泛的应用前景。Chang 等通过 ZNF 系统介导直接编辑骨髓（bone marrow，BM）CD34+ 细胞中的 BCL11a 基因 2 号外显子，使红细胞中 γ-珠蛋白的表达提高到可以抑制 HbS 的水平。BCL11a 是对成人红细胞内 γ-珠蛋白表达和 HbF 生成具有抑制作用的阻遏蛋白基因，但由于 BCL11a 基因在免疫系统中起着重要的作用，几乎在各细胞中广泛表达，编辑后的 BMCD34+ 细胞再移植受损较严重。重新设计后的 ZFN，特异性敲除了 BCL11a 的增强子序列 GATAA，抑制了红系细胞 BCL11a 的正常表达，结果不仅 γ-珠蛋白表达水平升高，而且细胞的正常分化未受到影响。

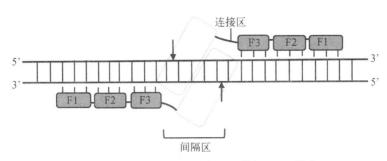

图 14-4 ZFN 特异性识别 DNA 并与 DNA 结合

2. TALEN 是一种人工改造的限制性核酸内切酶，将 TAL 效应因子（TAL effector，TALE）的 DNA 结合域与限制性核酸内切酶（*Fok* I）的 DNA 切割域融合而得到。典型的 TALEN 由一个包含核定位信号（nuclear localization signal，NLS）的 N-端结构域、一个包含可识别特定 DNA 序列的典型串联 TALE 重复序列的中央结构域，以及一个具有 *Fok* I 核酸内切酶功能的 C-端结构域组成。每一个独立的 TALE 重复序列元件包含 33 ～ 35 个氨基酸残基，其中第 12 和 13 位的氨基酸种类为重复可变的双残基（repetitive variable double residue，RVD），且决定了该模块识别靶向位点的特异性。这些 TALE 重复序列元件能够通过两个 RVD 来识别一个单一的碱基对。TALEN 目标位点由两个 TALE 结合位点组成，这两个位点间通过不同长度的间隔区序列（12 ～ 20 bp）分开。TALE 可以被设计成仅识别左半侧位点或右半侧位点。TALEN 技术的原理并不复杂，即通过 DNA 识别模块将 TALEN 元件靶向特异性的 DNA 位点并结合，然后在 *Fok* I 核酸酶的作用下完成特定位点的剪切，并借助于细胞内固有的同源定向修复（homologous directional repair，HDR）或非同源末端连接途径（non-homologous end-joining，NHEJ）修复过程完成特定序列的插入（或倒置）、删失及基因融合等。为人源性多能干细胞（human induced pluripotent stem cell，HiPSC）致病基因的修复提供了理想的平台。Sun 通过构建 TALEN 识别镰状细胞 HBB 基因突变位点，发现 TALEN 成功地修正了 SCD 患者的 HiPSC，修正后的 HiPSC 仍能保持其多能性状态。Paikari 等通过使用 TALEN 进行双链 DNA 断裂，诱导 HiPSC 中 BCL11a 基因的突变和灭活。以 BCL11a 基因外显子为靶点时，CD34+ 细胞的基因编辑效率高达 30%，与对照组相比，红细胞中 BCL11a 经基因修饰后，γ-/β-珠蛋白比率增加，之后 HbF 保持高水平近 1 年。

3. CRISPR/Cas 系统 CRISPR/Cas 系统是一种原核生物的免疫系统，用来抵抗外源遗传物质的入侵。CRISPR/Cas 系统可以识别出外源 DNA 分子，并将其切断，沉默外源基因的表达。这与真核生物中 RNA 干扰的原理是相似的。正是由于这种精确的靶向功能，CRISPR/Cas 系统被开发成一种高效的基因编辑工具。CRISPR/Cas 系统由一个 CRISPR 序列与一个 Cas 基因家族组成。CRISPR 序列由众多短而保守的重复序列区（repeat）和间隔区（spacer）组成，CRISPR 重复序列的大小通常在 28 ～ 37bp 之间，含有回文序列，可以形成发卡结构；而间隔区则是被细菌俘获的外源 DNA 序列，相当于细菌免疫系统的"黑名单"，当这些外源遗传物质再次入侵时，CRISPR/Cas 系统就会予以精确打击。CRISPR 序列上游的前导区（leader）通常被认为是 CRISPR 序列的启动子。在前导区上游还有一个多态性的家族基因，该基因家族编码的蛋白均可与 CRISPR 序列区域共同发生作用（图 14-5），因此被称为 CRISPR 关联基因（CRISPR associated，Cas），目前已经发现了 Cas1～Cas10 等多种类型的 Cas 基因。

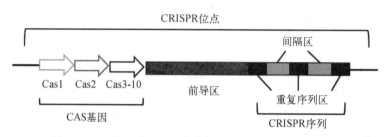

图 14-5　CRISPR 位点结构

CRISPR/Cas 系统有多种类型，其中 CRISPR/Cas9 系统是研究最深入、应用最成熟的。CRISPR/Cas 系统执行防御的工作原理简单分为三个阶段（图 14-6）：①外源 DNA 的俘获。如图 14-6A 所示，当噬菌体病毒首次入侵宿主细菌时，外源双链 DNA 进入细菌细胞内部。细菌的 CRISPR/Cas 系统会从外源 DNA 中截取一段序列作为外源 DNA 的"身份证"，然后将其作为新的间隔序列整合到细菌基因组的 CRISPR 序列之中。这段与间隔序列对应的"身份证"被称为原间隔序列（protospacer）。原间隔序列的选取并不是随机的，该序列向两端延伸的几个碱基都十分保守，被称为原间隔序列临近基序（protospacer adjacent motif，PAM）。PAM 通常是由 NGG 三个碱基构成（N 为任意碱基）。外源 DNA 入侵时，Cas1 和 Cas2 编码的蛋白将识别这段外源 DNA 的 PAM 区域，然后，Cas1/Cas2 蛋白复合物将原间隔序列（即临近 PAM 的 DNA 序列）从外源 DNA 中剪切下来，并在其他酶的协助下将原间隔序列插入临近 CRISPR 序列前导区的下游。随后，DNA 进行修复，将双链缺口闭合。这样一段新的间隔序列就被添加到了细菌基因组的 CRISPR 序列之中。② crRNA 合成。CRISPR/Cas 系统共有三种方式（type Ⅰ、Ⅱ、Ⅲ）合成 crRNA（CRISPR-derived RNA，crRNA），CRISPR/Cas9 系统属于 Type Ⅱ，是研究最深入、最成熟也是应用最广的类型。图 14-6B 以 CRISPR/Cas9 为例简述 crRNA 的合成。当外源 DNA 侵入时，CRISPR 序列会在前导区的调控下转录出两种 RNA：pre-crRNA（pre-CRISPR-derived RNA）和 tracrRNA（trans-acting crRNA）。pre-crRNA 是由整个 CRISPR 序列转录而成的大 RNA 分子，而 tracrRNA 则是由重复序列区转录而成的具有发卡结构的 RNA。随后，这两种 RNA 分子与 Cas9 编码的蛋白会组装成一个复合物，在 RNase Ⅲ 的协助下对这段原间隔序列进行剪切，最终形成一段短小的 crRNA（包含单一种类的间隔序列 RNA 以及部分重复序列区）。③靶向干扰。Cas9/tracrRNA/

crRNA 复合物将定位到 PAM/ 原间隔序列的区域，DNA 双链被解开，形成 R-Loop。crRNA 将与互补链杂交，而另一条链保持游离状态。随后 crRNA 互补的 DNA 链被 Cas9 蛋白的 HNH 酶活性剪切掉，而其 RuvC 活性位点将剪切 crRNA 的非互补链。最终，外源 DNA 的表达被沉默如图 14-6C。

CRISPR/Cas 是进行基因编辑的强大工具，可以对基因进行定点的精确编辑。在向导 RNA（guide RNA，gRNA）和 Cas9 蛋白的参与下，待编辑的细胞基因组 DNA 将被看作病毒或外源 DNA，被精确剪切。Shariati 等使用 CRISPR/Cas9 技术成功使转录因子 SOX6 结合区发生突变，抑制了 SOX6 基因的表达，重新激活了 γ-珠蛋白。Xu 等通过 CRISPR/Cas9 对患者 CD34$^+$HSPC 易突变基因 IVS2-654C > T 进行敲除，消除异常剪接，使 β-珠蛋白表达水平恢复正常，而且异常剪接的消除对正常成人的造血功能并无影响。Traxler 等通过 CRISPR/Cas9 将 -102 至 -114 区域敲除后，与对照组相比，HbF 表达显著增加，HBG1/HBG2 的 mRNA 比例升高，HBB 基因表达水平降低。Xu 等利用 CRISPR/Cas9 技术对人 HSPC 上的 CCR5 进行编辑，使移植后的 HSPC 在体内正常表达，无脱靶和基因编辑后的多种不良反应，进而成功将 CRISPR/Cas9 介导的人 HSPC 基因编辑应用于临床。随着 CRISPR/Cas9 作为重要的实验方法在基因编辑领域的广泛应用，其在临床基因治疗领域具有良好的应用前景，但目前各种基因治疗技术都存在相应技术缺陷，无法确保绝对安全，还需要进一步的改进。相信随着 HbF 基因表达调控研究的不断深入和基因治疗技术的不断完善，SCD 的基因治疗将会取得长足的发展，使 SCD 患者的治疗有了新的希望。

ZFN、TALEN 和 CRISPR/Cas 这三大基因编辑技术均能用于与基因组定点修饰相关的各种操作，应用范围有很大程度的重合，但也有各自不同的技术特点和适用范围（表 14-3），因此实验者都会根据实际需要选择合适的基因编辑的技术方案。

表 14-3　TALEN、ZFN 和 CRISPR/Cas 3 种基因编辑技术的比较

	ZFN	TALEN	CRISPR/Cas
靶点序列的识别	锌指结构域	重复可变的双残基	crRNA 或 gRNA
DNA 剪切	FokI 核酸酶结构域	FokI 核酸酶结构域	Cas9 蛋白
识别靶位点大小	9bp 或 12bp 双链	8 ～ 31bp 双链	20bp+NGG 单链
优点	技术成熟、效率高于被动同源重组等	设计较 ZFN 简单、特异性高等	靶向精准、细胞毒性低、操作简便、廉价等
缺点	设计依赖上下游序列、脱靶率高等	细胞毒性大、操作繁琐、成本高等	靶序列前需要有 PAM、特异性不高等

（三）干细胞移植治疗血红蛋白病

造血干细胞移植可以安全、成功地用于大多数影响造血和免疫系统的非恶性疾病，分为自体造血干细胞移植和异体（又称为异基因）造血干细胞移植。其中异基因造血干

A. 第一阶段：外源DNA的俘获

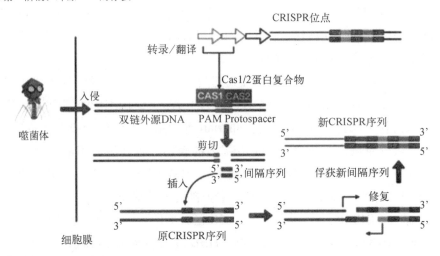

B. 第二阶段：crRNA合成

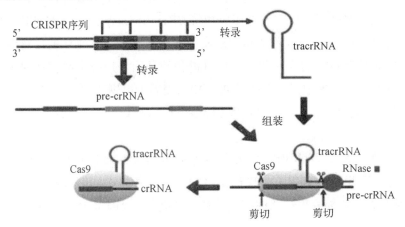

C. 第三阶段：靶向干扰

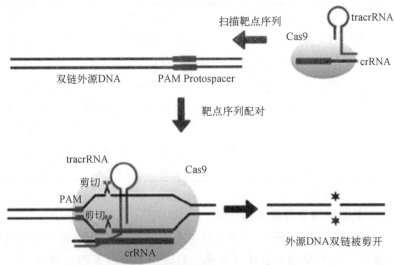

图 14-6 CRISPR/Cas 系统执行防御的工作原理

细胞移植根据供者与患者有无血缘关系可分为：血缘关系供者造血干细胞移植和无血缘关系供者造血干细胞移植（即无关移植）；按移植物种类分为外周血造血干细胞移植、骨髓移植和脐带血造血干细胞移植。

简而言之，从骨髓、外周血或脐带血中采集患者造血干细胞 HSC 后，体内基因转移发生；将感兴趣的基因整合到宿主基因组中的病毒载体系统，对 HSC 进行基因改造；然后，在骨髓切除后，将修饰细胞移植回患者体内，以促进尽可能多的骨髓与转基因细胞的重新移植。诱导多能干细胞（induced pluripotent stem cells，iPSC）的遗传修饰是一种未来的基因校正方法，这种方法包括分离患者的体细胞，将其重新编程为多潜能状态，用感兴趣的基因对细胞进行基因改造，并在体外将 iPSC 分化为 HSC 并移植。具体治疗过程（图 14-7）。成功的 SCD 基因治疗包括四个基本原则：①高效基因转移到造血干细胞中，安全且遗传毒性最小；②插入基因的谱系特异性和发育阶段特异性表达基因（即血红蛋白病的红系）；③一致整合与高水平表达的插入基因，这样就有；④表型矫正和疾病改善。

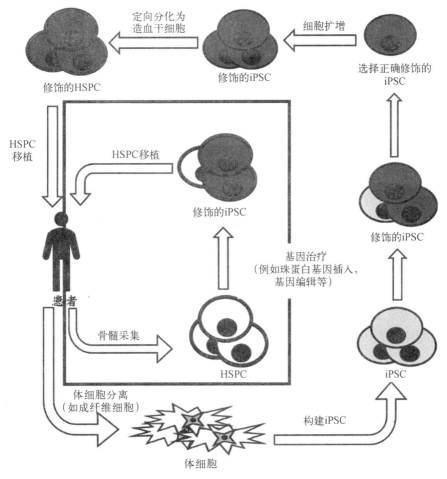

图 14-7　造血干细胞移植的过程

综上,羟基脲(hydroxyurea,HU)可引起SCD的许多并发症,造血干细胞移植(HSCT)是治疗SCD的有效方法。基因编辑技术（基因本身或疾病修饰基因）正在改变单基因疾病（如SCD）治疗的前景。到目前,基因治疗的许多障碍已经被克服,但是对于SCD患者基因治疗仍面临着缺氧、炎症、长期祖细胞CD34$^+$HSC比例低、转导效率低、转导细胞的植入不理想等问题。研究人员仍在努力尝试解决这些问题,继续寻找更好、更安全、更有效的治疗方法,相信在不远的将来,能为更多的患者服务。

 ## 第二节　红细胞与高原病

一、高原病概述

我国是"高山之国",其中海拔超过3000m的高原高山地区占我国陆地总面积的1/6,居住在海拔2500m以上的青藏高原及新疆地区的人口约有8000万,是世界上常驻高原高山人口最多的国家。随着国民经济和交通运输业的发展,以旅游、工作等目的逐渐向高海拔地区流动的人口日益增多。高海拔地区有着不同于内陆平原的独特环境因素,因而由内陆平原进入高海拔地区人口的健康问题日益突出。从医学角度来讲,海拔2500m以上的地区,被称为"医学高原",这些地区环境的主要特征可以概括为"四低一高":即低气压、低氧、低气温、低相对湿度和高辐射,其中对人类生命活动影响最为显著的因素,也是始动性因素是低氧。

氧气是人类维持基本生命活动的必需物质,通过呼吸运动,人体将吸入体内的氧气通过红细胞输送到身体各组织、细胞加以利用。如果人体不能对高于2500m的高原低氧产生习服(acclimatization)和适应(adaptation),则会产生一类涉及多器官系统的特发性疾病,称为高原病,又称高山病。这类疾病在一般情况下,只要脱离低氧环境,病情就可好转。根据发病的急缓,高原病可以分为急性和慢性高原病。急性高原病包括急性高山病(acute mountain sick,AMS)、高原性肺水肿(high altitude pulmonary dema,HAPE)和高原性脑水肿(high altitude cerebral dcma,IIACE)。在没有预先采取预防措施的急进高原人群中,最常见的急性高原病是急性高山病(AMS)。一般在此阶段并不直接威胁生命,但若持续时间较长或未及时治疗,则可导致潜在的致命情况——高原性肺水肿(HAPE)和高原性脑水肿(HACE)的发生。

慢性高原病(chronic mountain sickness,CMS),曾称为高原红细胞增多症(high altitude polycythemia,HAPC),为纪念第一次报道该疾病的秘鲁学者Carlos Monge,又将此病称为"蒙赫病"(Monge's desease),是指长期生活在海拔超过2500m高原的居民,对高原低氧环境逐渐失去习服而出现的临床综合征,主要表现为红细胞增多和严重的低氧血症。当病人移居到低海拔地区后,其临床症状逐渐消失,如果再返回高原则病情复发。2004 年第六届青海国际高原医学和低氧生理学术大会提出慢性高原病的国际诊断标准（青海标准）为：①症状：头痛、头晕、气喘和／或心悸、失眠、乏力、局部发绀、手脚心发热、静脉曲张、肌肉关节疼痛、厌食、注意力不集中、健忘。②体征：红细胞增多（女性 Hb≥19g/dl，男性 Hb≥21g/dl）；严重的低氧血症；肺动脉高压（非必需）；心脏功能减退（非必需）。③危险因素：有高原病既往史；低氧通气反应降低；睡眠呼吸暂停和呼吸不全；超重；绝经后妇女等。由此可以看出，作为获得性继发性红细胞增多症病因之一的 CMS，严重影响着高原地区居民的身体健康和生活质量。

通过流行病学调查研究发现，即便在相似的海拔、使用相同的诊断标准，CMS 的患病率在世界各地不同的高海拔人群中仍表现出相当大的差异性，这种变化可能主要归因于民族或种族的差异。其中中国青海的藏族人群患病率最低，约为 1.21%，而生活在同一城市的汉族移民的患病率为 5.6%。在安第斯山脉，有文献报道：秘鲁的普诺（海拔 3800m）的患病率为 6%，玻利维亚的拉巴斯（海拔 3600m）的患病率为 5.2%，塞罗 - 德帕斯科的安第斯人患病率最高，30 ～ 39 岁男性患病率为 15.4%，到 60 岁时达到 33%。这可能是因为在人类历史的发展进程中，不同的民族或种族曾在不同历史时期定居在高海拔地区，使得他们对高海拔地区的慢性缺氧形成了长短不一的适应时间。那些在高海拔地区居住时间越长的民族或种族，适应能力越强。居住在高原最古老的人口是藏族人和埃塞俄比亚人。藏族人已经在高原居住了超过 2.5 万年，而安第斯山脉的人口可能来自亚洲的移民。大多数研究表明，在秘鲁，人类首次出现在高原是在公元前 12000 年到 13000 年之间，远远晚于藏族人定居高原的时间。从这个意义上说，藏族原住居民和埃塞俄比亚人与安第斯人以及高原移民的汉族相比，是高原环境适应性最强的民族。这种适应最终主要反映在同样生活在高原地区，适应性强的民族则表现出比其他民族或种族更低的血红蛋白浓度，而 CMS 的患病率也比其他民族或种族低。另外，随着海拔高度的增加，相同民族的发病率也会升高。例如在青藏高原，海拔 2261 ～ 2980m 的患病率为 1.05%；海拔 3128 ～ 3980m 的患病率为 3.75%；而在 4000 ～ 5226m 处，患病率达到了 11.83%。另外，在印度喜马偕尔邦的一项研究中，海拔 2350m 和 3000m 均未发现 CMS 病例；而在 3000 ～ 4150m，患病率却为 13.3%。此外，还有研究表明，CMS 的发病率与年龄、性别、职业、移居高原居住的时间均有关系，年龄超过 40 岁、男性和高原长期移居者都是 CMS 的危险因素。

二、高原病患者红细胞增多的机制研究

红细胞增多是 CMS 主要诊断标准之一，慢性缺氧暴露被广泛认为是 CMS 红细胞增多的根本原因。但值得注意的是，西藏高原居民 CMS 的患病率很低，平均血红蛋白浓度比居住在类似海拔的中国汉族人和安第斯人低 1 ～ 3g/dl。因此，更好地了解 CMS 中红细胞增多的机制对于预防和治疗 CMS 具有很重要的作用。

（一）低氧诱导因子

对于人类，缺氧可通过多种细胞信号通路直接或间接地被机体感知，进而诱导各种转录、代谢和形态反应，以维持细胞内稳态。其中一个在进化上高度保守的氧调节转录因子家族——低氧诱导因子（hypoxia-inducible factors，HIF）通过调节基因转录，以平衡氧气的供应和需求，而 HIF 也是缺氧反应的主要转录调节因子。最近的研究表明，HIF 通路在 CMS 红细胞增多的发病机制中具有重要的意义，HIF 可通过促进肾和肝EPO 的合成，促进铁的吸收和利用，以及促进红系祖细胞的成熟和增殖等多个水平上促进红细胞生成。同时，西藏地区的高海拔居民血红蛋白水平低于海平面居民的原因就是因为 HIF 反应性较低。因此，大部分学者将 CMS 红细胞增多机制的研究聚焦在 HIF 及HIF 调节的信号通路上。

HIF 属于 bHLH(the basic helix-loop-helix)转录因子超家族中的 PAS(PER-ARNT-SIM)亚族，是 N 端具有 bHLH-PAS 结构的异二聚体转录因子，其中的 bHLH-PAS 结构可以介导 HIF 和 DNA 结合。HIF 由三个 α 亚基（HIF-1α、HIF-2α 和 HIF-3α）中的一个和一个组成性表达的 β 亚基，又称为芳基烃受体核转运体（arylhydrocarbon receptor nuclear translocator，ARNT）组成。α 亚基的存在很不稳定，它可在胞浆中不断合成，但可在氧气充足或复氧后极短的时间内急剧降解。α 亚基的快速降解是由泛素蛋白酶体系统介导的。在氧气充足时，由脯氨酸羟化酶（PHD1-3/EGLN1-3）将 α-亚基上的两个脯氨酸残基羟基化，从而促进与 von Hippel-Lindau（VHL）E3 泛素连接酶的相互作用，导致其被 26S 蛋白酶体快速降解。而当机体处于低氧或缺氧条件时，HIF-α 则稳定下来，并易位到细胞核，与受 HIF 调控的基因启动子区域的保守序列（RCGTG）结合，这些保守序列又称为缺氧反应原件（hypoxia response elements，HRE）。这些基因的转录激活依赖于 HIF-α 与 HIF-β 亚基的结合，以及其他共激活因子共同作用。

2006 年，Appenzeller 将 10 位来自塞罗德帕斯科（海拔 4338m）原著居民中 CMS患者的 HIF-1α 表达与美国居住的正常人群（海拔 1500m）进行比较，结果发现慢性高山病患者的 HIF-1α 表达明显高于正常人群；Huicho 的研究发现，高海拔地区患有CMS 患儿的 HIF 和受 HIF 调控的基因表达水平均增高；刘芳等人也在高原红细胞增多症（HAPC）模型大鼠骨髓 CD71$^+$ 细胞中检测到 HIF-2α 表达高于低海拔对照组。由此可见，在人类漫长的进化史上，为了适应高原环境，HIF 基因的表达在高原地区长期居住的非患病原著居民体内发生了改变，进而出现了一系列应对高原低氧的改变，如青海藏族原著居民的低血红蛋白浓度等。而 CMS 患者体内则出现了 HIF 基因高表达，进而过度激活 HIF 下游相关通路，使红细胞过度增生、血红蛋白浓度升高，导致 CMS 的发生。

（二）促红细胞生成素及其受体

红细胞生成是红细胞产生和维持的生理过程。这一过程受到多种激素、受体和因子的共同调节，EPO 是红细胞生成调节因子中最重要的一员。

促红细胞生成素（erythropoietin，EPO）是一种糖蛋白，主要产生部位是肾管周细胞，肾脏以外的组织器官中的表达量只约占整个机体总量的 15% ~ 20%。人类 EPO 基因位于 7 号染色体长臂 22 区 1 带（7q22.1），成熟的 EPO 包含 165 个氨基酸。EPO 是 HIF 下游的调节因子，在 HIF-α 基因家族成员中，参与 EPO 生成的是 EPAS1（HIF2A）。在低氧或缺氧条件下，HIF-2α 与 HIF-β 形成的活性转录复合物易位至细胞核，与 EPO 基因的 HRE 元件结合，上调 EPO 基因的表达，而生成的 EPO 与 EPOR 二聚体的结合激活下游信号通路，触发负责红系祖细胞增殖、存活和分化的基因表达，从而严格控制骨髓中的红细胞生成。

人类促红细胞生成素受体（erythropoietin receptor，EPOR）基因位于 19 号染色体段臂 13 区 2 带（19p13.2），成熟的 EPOR 产生 484 个氨基酸。成熟的 EPOR 由细胞外结构域、跨膜区和细胞质结构域组成。EPOR 以至少 4 种不同的亚型出现，并在不同的组织中特异性表达：经典亚型主要存在于造血系统中，EPO 与 EPOR 结合后导致同型二聚体的形成，使细胞内 JAK2 磷酸化，随后激活细胞内通路，使红细胞分化和成熟；第 2 种亚型主要参与神经组织保护，是 EPOR 单体与 β 共同受体 βcR（CD131）结合，胞内作用形式与经典亚型相同；第 3 种亚型为 EPOR 截短亚型，在大脑黑质多巴胺能神经元中存在该亚型的 EPOR，胞内作用机制尚不清楚；第 4 种亚型为细胞外可溶型 EPOR（eEPOR），这种亚型可以与 EPO 相互作用，但不激活任何下游物质。这导致 EPO 的生物利用度降低，从而限制了 EPO 与其他 EPOR 亚型的相互作用。这一亚型的表达在低氧或缺氧条件下表达出现下调。

Su Juan 等在对青海省海拔 3000 ～ 4500m 的地方居住了 5 ～ 20 年的 34 名 CMS 患者和 30 名正常对照受试者进行的检测中发现，CMS 患者骨髓细胞中 HIF-2α 和 EPO 蛋白表达明显高于对照组，且 CMS 患者 HIF-2α 表达变化与 EPO 和血红蛋白水平显著相关，提示 CMS 患者骨髓细胞 HIF-2α/EPO 通路活性增强，EPO 可通过骨髓微环境中的自分泌或旁分泌机制调节红细胞生成和血管生成。然而，并不是所有的 CMS 患者血浆 EPO 浓度都会升高。一部分患有 CMS 的高原居民表现出红细胞增多，但与来自相同海拔的健康同伴的 EPO 浓度没有显著差异，出现这种情况的原因是由于 EPO 对红细胞生成的调节不仅取决于 EPO 的浓度，而且与循环中 EPOR 的丰度和类型也有关系。有研究表明，红细胞生成增多与循环中可溶型 EPOR（eEPOR）浓度降低和 EPO/eEPOR 比值升高密切相关。eEPOR 浓度降低和 EPO/eEPOR 比值升高提示血浆 EPO 实际利用率升高，从而对红细胞生成产生更强、更有效的促进作用。在此过程中，类泛素化蛋白酶（sentrin-specific protease，SENP）对 EPOR 的调节发挥了重要的作用。一方面 SENP1 参与了对 EPOR 表达的调节，而这种调节方式是造血系统细胞中特有的，通过这种调节方式可以进一步调节红细胞的生成。另一方面，SENP 亚型可以介导去-SUMO 化进而调节不同亚型 EPOR 的丰度，进而降低循环中 eEPOR 的浓度，参与到 CMS 的发病过程中。

（三）性激素

在针对安第斯山脉 CMS 的流行病学观察中，一个重要的发现是男性和女性之间的 CMS 患病率有很大的不同，在女性中是罕见的。此外，绝经后的女性 CMS 发病率急剧增加，这表明性别和性激素可能在 CMS 红细胞增多的发生发展过程中发挥着一定的作用。

Gabriel 团队通过从来自秘鲁塞罗德帕斯科安第斯山脉，海拔约 4338m 的 CMS 患者和非 CMS 受试者体内提取多能干细胞系在体外转化为红样细胞进行相关研究发现，雌激素可以明显降低红样细胞的数量，其机制可以总结为以下 2 点：一方面通过直接降低 GATA1 及其靶基因（Alas2、BclxL 和 Epor）的表达，导致红样细胞凋亡显著增加，而雌激素对 GATA1 的直接作用是 CMS 患者雌激素信号转导中最关键的一步。另一方面，雌激素还可以通过雌激素 β 受体信号调节 CMS 患者的红细胞生成，而抑制这条信号通路的调节作用则使雌激素的保护降低或消失，并增加了 HIF1、VEGF 和 GATA1 mRNA 表达水平，这也为高原严重红细胞增多症的治疗提供了思路。此外，还有研究表明，雌激素可抑制 EPO 的产生，进而抑制红细胞的生成过程。

众所周知，雄激素可以刺激红细胞生成，具体机制为：①雄激素可以通过增加 EPO 的合成和分泌间接促进红细胞生成，这种作用在低氧情况下表现更为突出；②雄激素直接刺激骨髓细胞中的红细胞集落形成单位（CFU-E），改变其基因表达，使对 EPO 不敏感的骨髓细胞转变为对 EPO 敏感的细胞；③可以促进血红素生成过程中铁的摄取利用；④雄激素可以自由进出有核红细胞，并促进有核红细胞对葡萄糖的摄取和无氧氧化，产生的能量用于有核红细胞中的基因表达。

三、高原病患者红细胞内 2，3-BPG 代谢的调节

成熟红细胞既是氧气的载体、传递者，也是氧气的感受器。在携氧过程中，不仅有碳酸酐酶、带 3 蛋白、水通道蛋白（aquaporin-1，AQP1）等众多红细胞中的可溶性蛋白和膜蛋白的共同参与，而且 O_2 和 CO_2 的结合和释放还受波尔效应（Bohr effect）、何尔登效应（Haldane effect）、温度和 2,3-二磷酸甘油酸（2,3-bisphosphoglycerate，2,3-BPG）及其他代谢途径的共同调节。其中，红细胞代谢产生的中间产物 2，3-BPG 对低氧条件下红细胞血氧亲和力的影响尤为重要。有研究表明，人类在高海拔生活 1 ～ 2d 红细胞 2，3-BPG 水平升高，并可持续升高至低氧暴露的 16d，并与血氧亲和力的降低相平行。

（一）2，3-BPG 的合成与功能

2，3-BPG 是一种变构调节剂，它可与血红蛋白结合，引起血红蛋白构象变化，导致血红蛋白与氧气分离。2，3-BPG 是由糖酵解途径的 1，3-二磷酸甘油酸生成的，由于糖酵解途径是红细胞产生能量的唯一途径，因而，每产生一个 2，3-BPG 分子，红细胞就失去生成一分子 ATP 的机会，这使得 2，3-BPG 的产生对红细胞来说非常"消耗能量"。红细胞中有 20% ～ 25% 的葡萄糖用于红细胞中 2，3-BPG 的生成，在应对低氧时，为了保证红细胞携带的氧气更容易卸载并被组织器官利用，生成 2，3-BPG 的比例甚至更高。因此，了解红细胞对 2，3-BPG 代谢的调控对于理解机体在低氧条件下对红细胞血氧亲和力的调控具有重要的意义。而血浆中腺苷及腺苷介导的信号传导通路，鞘氨醇 1-磷酸（sphingosine 1-phosphate，S1P）参与调节的缺氧诱导的红细胞糖酵解过程在 2，3-BPG 代谢的调控过程中发挥重要作用。

（二）2，3-BPG 代谢的调控机制

1. 腺苷和腺苷受体的调控　腺苷（adenosine，ADO），即腺嘌呤核苷，是合成 ATP 和核酸的重要前体，可以在所有类型细胞的细胞质和细胞外空间中产生和代谢。腺苷被认为是组织和细胞中一种潜在的缺氧指标。它可以作为一种信号分子，当其细胞外浓度增加时，通过与腺苷受体相互作用发挥作用。腺苷的产生主要通过 3 种途径：在细胞内，腺苷来源于 S- 腺苷 -1- 同型半胱氨酸（S-adenosyl-l-homocysteine，SAH）的水解，水解产物为同型半胱氨酸和腺苷。在细胞外，腺苷可以通过两种酶的作用由 ATP 产生，首先 ATP 或 ADP 通过 CD39（也称为胞膜核苷三磷酸、二磷酸水解酶，ecto-nucleoside triphosphate diphosphohydrolase，E-NTPDase）转化为 AMP，然后被 CD73（也称为胞膜 5' 核苷酸酶，ecto-5'-nucleotidase）水解为腺苷。血浆中腺苷水平除了受到生成酶的调控，还受到降解酶和转运蛋白的精细调节。腺苷的降解通过关键酶腺苷脱氨酶（adenosine deaminase，ADA）脱氨成肌苷，而血浆中的腺苷也可以通过平衡核苷转运体（equilibrative nucleoside transporter，ENT）转运到细胞内。综上，这些酶和分子共同维持腺苷代谢的平衡状态及细胞外的腺苷水平。而机体在缺氧时的腺苷水平主要由 ADA 和 ENT-1 调控。红细胞膜上的 eENT1（erythrocyte eENT1，eENT1）可以将血浆中的腺苷转运至红细胞内，虽然对于 eENT1 在高原病的作用研究甚少，但有研究发现 eENT1 水平在高海拔低氧地区的居民体内降低，这一现象同样出现在高海拔生活的小鼠体内，eENT1 的缺失可使血浆腺苷快速积累，以抵消小鼠缺氧组织损伤。而 eENT1 水平则可以通过红细胞腺苷受体 A2B（ADORA2B）介导的 eENT1 蛋白酶体降解进行调控。这种反馈机制可以增强缺氧腺苷反应，以抵消缺氧诱导的适应不良。

腺苷受体（adenosine receptor，ADOR）属于 G 蛋白偶联受体（GPCR）家族。该家族主要包括 A1、A2A、A2B、A3 4 种受体，其中 A1R、A3R 属于 G 蛋白的 Gi 家族，A2AR、A2BR 属于 Gs 家族。其中，A2B 与腺苷的亲和力最低，通常在腺苷水平非常高的情况下才可被激活，而腺苷受体 A2B 介导的信号传导过程发挥了腺苷对缺氧适应的保护作用。一旦受体被激活，则可以诱导众多的细胞信号成分，包括一些关键激酶，如蛋白激酶 A（PKA）、蛋白激酶 C（PKC）、细胞外信号调节激酶（ERK）和丝裂原激活蛋白激酶、AMP 依赖的蛋白激酶（AMP-activated protein kinase，AMPK）等。Liu 等人在其研究中发现，在这条通路中，AMPK 是红细胞腺苷受体 A2B 的下游分子，并通过磷酸化和激活 BPG 变位酶来促进缺氧诱导的 2，3-BPG 的产生。而且他们还发现在高海拔的居民中，红细胞中 p-AMPK 的水平和 BPG 变位酶的活性均升高，且这一现象同样可以发生在体外培养的红细胞中。这一发现将腺苷信号转导与 AMPK 激活在调节红细胞代谢中联系起来，进一步揭示了高原低氧耐受的分子机制，也为高原低氧引起的高原病的治疗阐明了潜在的治疗新靶点。

2. 鞘氨醇 -1- 磷酸的调控　鞘氨醇 -1- 磷酸（sphingosine 1-phosphate，S1P）是一种在红细胞中高度富集的生物脂，不仅是一种多用途的生物活性物质，其本身也是膜鞘脂代谢的中间产物。S1P 由构成生物膜的成分鞘氨醇产生，其生成过程需要主要位于细

胞质的鞘氨醇激酶 1 (sphingosine kinase 1,SphK1) 或主要位于细胞核的鞘氨醇激酶 2 (sphingosine kinase 2,SphK2) 2 种酶催化。S1P 的降解由两种不同的途径介导:一种是特异的 S1P 磷酸酶可逆地将 S1P 去磷酸化;第二种是吡哆醛磷酸依赖性 S1P 裂合酶,将 S1P 不可逆降解为十六烯醛和磷酸乙醇胺,随后产物将重复用于磷脂酰乙醇胺的生物合成。成熟红细胞含有 SphK1,但由于没有细胞核和内质网等细胞器,成熟的红细胞中没有 S1P 降解所需的酶。由于这些独有的特征,小鼠成熟的红细胞产生并储存了大量的 S1P,几乎占小鼠胚胎 S1P 的全部,成年小鼠血浆 S1P 的 75%。Sun Kaiqi 等人对 21 名健康的低海拔生活的志愿者在 5260m 高海拔地区连续多日的监测发现红细胞 S1P 水平在第 1 天迅速上升,并持续上升到第 16 天,同时红细胞 SphK1 活性和血红蛋白氧释放能力也升高。此外,他们还发现,细胞内的 S1P 促进脱氧 Hb 锚定到膜上,增强膜结合的参与糖酵解的酶向细胞质的释放,诱导糖酵解,从而产生 2,3-BPG,促进氧合血红蛋白中氧气的释放。而对于 S1P 与高原病的关系,到目前为止,还未有直接的研究报道,只有一项研究报道了鞘脂类 (sphingolipid,SPL) 代谢与 HAPE 之间的相关性。Guo 和研究团队对 HAPE 受试者和健康对照组的血浆代谢物进行的代谢组学分析显示,HAPE 受试者的 C8 神经酰胺和鞘氨醇含量显著升高,而由于神经酰胺可能导致肺内皮屏障功能降低、肺部炎症和水肿,因此,这些鞘脂类代谢物的积累可能在 HAPE 发生的缺氧适应不良中发挥作用。因此,重建 SPL 稳态可能是改善高原病患者低氧适应的一个新的治疗靶点。

第三节 红细胞与遗传性球形红细胞增多症

一、遗传性球形红细胞增多症概述

遗传性球形红细胞增多症(hereditary spherocytosis,HS),是遗传性溶血性贫血的一种,是由于一种或多种红细胞膜骨架蛋白基因表达异常导致膜骨架蛋白的质量与数量发生异常,红细胞失去正常的双凹圆盘状变成球形,进而导致红细胞破裂增加和贫血。正常情况下,膜骨架蛋白参与维持细胞骨架的完整及其与脂膜之间的黏附。当膜蛋白异常表达时,由于细胞表面无法得到细胞骨架的充分支撑,使红细胞从正常双凹圆盘状变成异常球形,表面积与体积比减小,红细胞膜张力增高、脆性增加。这些改变一方面使红细胞无法缓冲诸如渗透压降低等一系列血管内环境失衡而导致溶血;另一方面,脆性增加的异常球形红细胞流经脾脏时破坏增加,这是遗传性球形红细胞增多症患者发生溶血的主要原因。

遗传性球形红细胞增多症作为最常见的非免疫性遗传性溶血性贫血,约 75% 的患者为常染色体显性遗传,约 25% 为常染色体隐性遗传或新突变。该病可在不同种族的人群中发生，但在北欧和北美的白种人中更常见，尤以北欧更为常见，发病率大约为 1 ：
(1000 ～ 2500)。其中，美国的发病率约为 1/2500，韩国约为 1/5000，中国成人约为
1/100 000。在发病年龄上，遗传性球形红细胞增多症可以出现在任何年龄组，但最常见
的是新生儿或儿童。中位发病年龄约 5.6 岁，且无性别差异。

临床上，确诊遗传性球形红细胞增多症需要多种诊断依据，这些诊断依据包括病史、
临床表现、实验室检查（血液涂片、网织红细胞计数、全血计数、胆红素水平、红细胞
渗透性脆性测试）和基因检测。根据 2011 年更新的《遗传性球形红细胞增多症的诊断
和管理指南》，有遗传性球形红细胞增多症家族史、典型临床特征和实验室检查（球形
细胞、平均红细胞血红蛋白浓度升高、网状红细胞增加）的新入院诊断患者不需要任何
额外的检查；如果不能确诊则应选择对遗传性球形红细胞增多症有高预测价值的筛查试
验。推荐的筛查试验是低温溶血试验和 EMA 结合试验（该试验具有较高的敏感性和特
异性）结合；红细胞膜凝胶电泳分析则是诊断不典型病例的首选方法；而基因检测对于
区分新生遗传性球形红细胞增多症（无家族史的常染色体显性遗传病例）和常染色体隐
性遗传病例（父母可能是未受影响的携带者）至关重要，这对于预测未来的疾病流行病
学具有重要意义。

在此过程中，还需排除其他红细胞膜异常导致的疾病，包括椭圆形红细胞增多症及
其变体的红细胞增多症如遗传性口形细胞增多症、传染性单核细胞增多症。此外，还应
考虑缺乏葡萄糖-6-磷酸脱氢酶（G6PD）或丙酮酸激酶等与红细胞代谢相关的酶缺乏引
起的红细胞代谢紊乱。另外常见于成年的自身免疫性溶血性贫血（autoimmune hemolytic
anemia，AIHA）也是一种常见的溶血原因。然而，与椭圆形细胞增多症不同，AIHA 患
者 Coombs 检测通常呈阳性，这种疾病通常与阳性家族史无关。

二、遗传性球形红细胞增多症的分子机制

遗传性球形红细胞增多症的发生涉及红细胞膜中相互密切接触的 5 种蛋白质的突变，
这 5 种蛋白质分别是 Ankyrin、α- 和 β-Spectrin、带 3 蛋白和蛋白质 4.2。这些蛋白均参
与红细胞膜和脂质双分子层之间的相互作用，其中 α- 和 β-Spectrin 为骨架蛋白；Ankyrin
和蛋白质 4.2 介导跨膜蛋白附着到以 Spectrin 为基础的细胞骨架上；带 3 蛋白为阴离子
转运蛋白。编码这 5 种蛋白质的基因分别是 SPTA1（编码 α-Spectrin 蛋白）、SPTB（编
码 β-Spectrin 蛋白）、ANK1（编码 Ankyrin 蛋白）、SLC4A1（编码带 3 蛋白）和 EPB42（编
码蛋白质 4.2）。红细胞表面积与体积比例失衡导致的红细胞变形能力降低是由于红细胞
膜蛋白特别是编码这 5 种蛋白质的基因发生原发性或继发性异常引起的。其中，ANK1、
SPTB 和 SLC4A1 基因突变通常以常染色体显性（autosomal dominant，AD）方式遗传，
约占病例的 70%；SPTA1 和 EPB42 基因突变多以常染色体隐性（autosomal recessive，
AR）方式遗传，约占病例的 10%；剩下 20% 的遗传性球形红细胞增多症患者是自发的
新突变，几乎只发生在 ANK1、SPTB 或 SLC4A1 基因。

1. ANK1　人 ANK1 基因位于 8p11.21，编码 281kD 的锚蛋白（Ankyrin），通过与

带 3 蛋白、Spectrin 和蛋白 4.2 相互作用将带 3 蛋白等跨膜蛋白锚定在细胞膜骨架上。目前在遗传性球形红细胞增多症患者中已发现 60 多个 ANK1 突变，其中包括 7 个错义突变。然而，并不是所有的突变都会改变 ANK1 的表达或表达水平。

Park 等证实，ANK1 杂合突变是遗传性球形红细胞增多症相关基因突变中最常见的突变，在韩国约占总数的 52%，占日本的 31%，而在我国不同城市的研究发现 ANK1 突变率并不相同，在 45%～57%。说明不同国家、不同地域遗传性球形红细胞增多症患者 ANK1 杂合突变的比例不同，但大约一半的遗传性球形红细胞增多症患者与 ANK1 突变相关。突变类型主要为移码突变、无义突变和剪接位点突变。

Ankyrin 蛋白通常由 3 个结构域组成：N 端包含多个 Ankyrin 重复序列，中心域包含一个 Spectrin 结合域特别是 ZU5 亚结构域，C 端包含死亡域等调节区域。ANK1 突变位点分散存在于整个 Ankyrin 蛋白编码基因中。有研究表明，Ankyrin 蛋白 Spectrin 结合域的 ANK1 突变患者贫血症状最严重。Wang Xiong 的研究发现，Ankyrin 蛋白死亡结构域的 ANK1 突变与低水平的平均红细胞体积（MCV）和平均血红蛋白量（MCH）相关。

2. SLC4A1　人 SLC4A1 基因位于 17q21.31，编码 2 种蛋白异构体，即红细胞中的 Cl^-/HCO_3^- 阴离子交换转运体 1（带 3 蛋白 /eAE1）和一种截短形式的阴离子交换转运体 1（kAE1），该蛋白在肾脏集合管 α-嵌入细胞中表达。因此，人 SLC4A1 基因的突变可以导致 2 种疾病，即遗传性球形红细胞增多症和远端肾小管酸中毒，分别由于红细胞膜变形性丧失或尿液酸化不足引起。带 3 蛋白基因缺陷通常以常染色体显性方式遗传，约 33% 的遗传性球形红细胞增多症患者发生此类基因缺陷。SLC4A1 突变的主要类型是错义和移码突变。SLC4A1 基因突变导致的遗传性球形红细胞增多症患者临床症状出现较晚（通常在成年后出现）且症状较轻，通常不需要行脾切除术。

SLC4A1 基因编码的带 3 蛋白约占红细胞膜蛋白的 25%，是红细胞膜上数量最多的蛋白质。人类带 3 蛋白由 911 个残基组成，分为 3 个主要结构域：其他膜蛋白锚定位点的亲水 N 端胞质结构域（cdAE1）、14 个具有阴离子交换功能的跨膜片段的疏水细胞骨架和 C 端膜结构域（mdAE1）。N 端胞质结构域通过与红细胞膜上的 Ankyrin-1、带 4.2 蛋白和带 4.1R 蛋白复合物相互作用，附着在由 spectrin 组成的细胞骨架蛋白网络上，从而维持红细胞膜的形状和完整性。SLC4A1 突变主要发生在外显了中，可导致带 3 蛋白的截断或不稳定，破坏其功能。此外，内含子也可发生突变，导致 mRNA 加工异常或过早出现终止密码子终止其翻译。一般情况下，大多数 SLC4A1 突变只导致远端肾小管酸中毒或红细胞膜结构异常，只有少数突变同时影响两个系统。

3. SPTA1　人 α-Spectrin 由 SPTA1 基因编码，该基因位于 1q23.1，主要作用为维持红细胞的形状和变形能力。正常情况下，两个正常的 SPTA1 等位基因可以表达过量的 α-Spectrin，因此，当两个 SPTA1 等位基因都发生严重影响其表达量的突变时，α-Spectrin 表达显著降低或缺失会导致遗传性球形红细胞增多症的发生，约占遗传性球形红细胞增多症患者的 5%。这也提示，正常红细胞骨架的维持需要足量的功能正常的

α-Spectrin 的参与。有研究表明，约 25% 正常 SPTA1 基因表达产生的 α-Spectrin 就足以完成正常红细胞细胞骨架的组装。具有 SPTA1 基因突变的遗传模式通常为常染色体隐性遗传，SPTA1 的突变主要是剪接位点突变。Soumitra Tole 等的研究发现，SPTA1 突变引起的遗传性球形红细胞增多症的患者表现出较早出现并且表现较重的临床症状，这也提示尽早发现这些基因的突变可以预测临床症状的严重程度。

4. SPTB　1968 年，Marchesi 和 Steers 首次从红细胞中分离出 Spectrin，它是一种长约 100nm、丝状、蠕虫状的柔性蛋白质，由 α-和 β-2 个亚基组成（表 14-4）。在发育中的红细胞中，α-Spectrin 的生成量大约是 β-Spectrin 的 3～4 倍，过量的 α-Spectrin 会在细胞内被降解。β-Spectrin 由 SPTB 基因编码，该基因位于 14q23.3，在遗传性球形红细胞增多症患者中，SPTB 基因突变的遗传模式为常染色体显性遗传模式。在约 20% 的遗传性球形红细胞增多症病例中，编码 β-Spectrin 的基因发生了突变，迄今为止还没有发现 SPTB 的纯合突变。SPTB 中常见的突变类型包括剪接、移码和无义突变，常导致 mRNA 加工出现异常或产生截断型 β-Spectrin。

表 14-4　红细胞膜骨架 5 种主要蛋白分子特性

蛋白质名称	氨基酸数目	分子量（kD）	基因及染色体位置	基因长度（kb）	外显子	mRNA 长度（kb）
α-Spectrin	2429	281	*SPTA1*；1q23.1	80	52	8.0
β-Spectrin	2137	246	*SPTB*；14q23.3	>100	36	7.0
Ankyrin	1880	206	*ANK1*；8p11.21	>120	42	6.8；7.2
带 3 蛋白	911	102	*SLC4A1*；17q21.31	17	20	4.7
蛋白 4.2	691	77	*EPB42*；15q15.2	20	13	2.4

5. EPB42　人蛋白质 4.2 由 EPB42 基因编码，该基因位于 15q15.2，是红细胞细胞骨架的重要组成部分。它通过与其他关键红细胞蛋白质的相互作用共同维护细胞的稳定性和灵活性。在红细胞膜结构中，蛋白 4.2 是锚定复合体的一部分，连接带 3 蛋白与 CD47 和 Rhesus 多肽。蛋白质 4.2 是红细胞细胞骨架和膜脂双分子层之间的物理联系。蛋白 4.2 也可与 Spectrin 相互作用。EPB42 突变以常染色体隐性遗传方式遗传。EPB42 突变的形式主要由错义、无义、移码、剪接突变和小缺失。

 ## 第四节　红细胞与疟疾

疟疾是一种由疟原虫引起的虫媒传染病，也是一种常见的可感染红细胞的疾病，严重危害人类健康。根据世界卫生组织统计，目前全球近一半人口生活在疟疾流行区，大多数疟疾病例和死亡发生在撒哈拉以南的非洲区域，其中 5 岁以下儿童是疟疾的高危人群。在疟原虫的生活史中，虫体蛋白与宿主红细胞之间发生了复杂的相互作用。从虫体入侵红细胞到进入红细胞内发育，其间约有 400 多种疟原虫编码的蛋白质输出到红细胞中。虫体在红细胞内的发育伴随着红细胞结构与功能的显著改变。红细胞的这些改变与疟疾致病机制和临床症状有关，其中红细胞黏附性和流变性的改变将直接增加红细胞的破坏及其在微血管系统中的流动，引起致命的临床综合征，如危重型贫血和脑型疟疾。在自然界长期进化过程中，人类基因组中某些红细胞基因的表达或缺失可导致人类某些遗传病的发生，如镰刀形红细胞病、地中海贫血、葡萄糖-6-磷酸脱氢酶（G6PD）缺乏症、血型多态性、卵形红细胞症等，但同时也可让人类抵抗疟疾。红细胞可为疟原虫提供营养和寄生的场所，而疟疾感染会导致红细胞结构和功能的改变。下面从疟疾发病原因、致病机制、临床表现及疟原虫感染过程中对红细胞的改变等方面进行阐述。

一、疟疾病因

（一）疟原虫生活史周期

疟原虫的生活史在雌性按蚊和人两个宿主体内完成，在人体内先后寄生于肝细胞和红细胞内，进行裂体增殖。在红细胞内除了进行裂体增殖外，部分裂殖子形成配子体，开始有性生殖的初期发育。在按蚊体内，完成配子生殖，继而进行孢子增殖（图 14-8）。

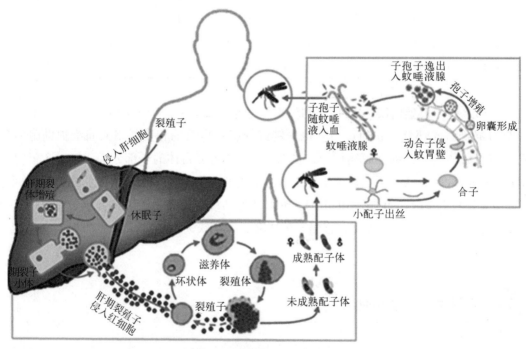

图 14-8 恶性疟原虫生活史

1. 在人体内的发育

(1) 红细胞外期：疟原虫先在雌性按蚊体内形成感染阶段——子孢子，当雌性按蚊刺吸人血时，子孢子随蚊唾液进入人体，经 30～40 分钟后随血流到肝脏并侵入肝细胞，进行裂体增殖，形成大量的裂殖子，并将肝细胞胀破，释出的裂殖子一部分被巨噬细胞吞噬，其余部分侵入红细胞，开始红细胞内期的发育。

(2) 红细胞内期：红细胞外期的裂殖子从肝细胞释放出来进入血流，侵入红细胞，开始红细胞内期发育。裂殖子侵入红细胞的过程包括以下步骤：①裂殖子在特异部位识别红细胞膜表面受体并与之结合；②红细胞发生变形，细胞膜在环绕裂殖子处凹陷形成纳虫空泡 (parasitophorous vacuole，PV)；③裂殖子入侵完成后 PV 密封。侵入的裂殖子先形成环状体，经大滋养体、未成熟裂殖体，最后形成含有一定数量裂殖子的成熟裂殖体。红细胞胀破后，裂殖子释出，一部分被巨噬细胞吞噬，其余再侵入其他正常红细胞，重复其红细胞内的裂体增殖过程。经过几代红内期裂体增殖后，部分裂殖子侵入红细胞后不再进行裂体增殖而是发育成雌、雄配子体。恶性疟原虫环状体在外周血液中经过一段时间发育后逐渐隐匿于微血管、血窦或其他血流缓慢处，并继续发育为晚期滋养体和裂殖体，因此在外周血液中一般见不到这两个时期的虫体。

2. 在蚊体内的发育　当雌性按蚊刺吸患者或带虫者血液时，红内期各期疟原虫随血液进入蚊胃，仅有雌、雄配子体能在蚊胃内继续发育，其余各期疟原虫均被消化。在蚊胃内，雌、雄配子体分别形成雌、雄配子，雄配子在蚊胃中游动，钻入雌配子体内，受精形成合子。合子发育成为动合子，动合子穿过上皮细胞或其间隙，在蚊胃基底膜下形成卵囊。卵囊进行孢子增殖形成大量的子孢子，随卵囊的破裂，子孢子释出，经血淋巴集中于蚊涎腺，发育为成熟子孢子。当受染的按蚊再次叮咬吸血时，虫体即可进入人体，又开始在人体内的发育。

(二) 疟原虫侵入肝细胞机制

疟原虫属于顶复门孢子虫纲，无运动细胞器，不能在液体基质中游动，但能在固体基质如宿主细胞表面滑动。

携带有子孢子的按蚊叮咬人时，子孢子钻入人皮肤，随后进入毛细血管，随血流到达肝脏，侵入肝细胞内进行发育。研究表明，子孢子进入人体后可在皮下滞留较长时间，随机滑动，到达血管，穿过血管壁直接进入毛细血管内。并不是所有注入人体的子孢子都能进入毛细血管和肝脏，一部分子孢子会停留在侵入部位，最终可能被吞噬细胞清除；还有一部分子孢子则可侵入毛细淋巴管，最终在淋巴结内被清除。Trap 样蛋白 (trap-like protein，TLP) 在子孢子离开皮下的过程中发挥重要作用，TLP 缺陷型子孢子能够正常滑动，但无法进入循环系统。

子孢子在皮下处于"迁移模式"，一旦与肝细胞发生相互作用就转变为"入侵模式"。环子孢子蛋白 (circumsporozoite protein，CSP) 是覆盖于疟原虫成熟子孢子表面的一层表被蛋白，由一个高度重复的区域和一个 I 型凝血酶反应蛋白重复序列 (TSR) 组成。入侵肝细胞时，子孢子通过 CSP 与肝细胞表面的硫酸乙酰肝素糖蛋白 (higher sulfated forms of heparin sulfate proteoglycan，HSPG）相互作用而侵入肝脏。近来研究发现介导子孢子入侵肝细胞的过程可能涉及多条途径，其中一条途径依赖于四次跨膜蛋白 CD81 和富胆固醇的微结构域。进入肝血窦的子孢子主动穿过库普弗细胞（kupffer cell）或血窦内皮细胞间隙，变为"入侵模式"，最后侵入肝细胞。其穿越细胞的过程涉及的蛋白质主要包括穿越必需子孢子微丝蛋白（sporozoite microneme protein essential for traversal，SPECT）、SPECT2（也称穿孔素样蛋白 1，PLP1）、动合子和子孢子细胞穿越蛋白（cell traversal protein for ookinetes and sporozoites，CelTOS）、磷脂酶（phospholipase，PL）、配子流出和子孢子穿越蛋白（gamete egress and sporozoite traversal protein，GEST）等。

虫体从"迁移模式"转变为"入侵模式"的分子机制尚不清楚。有研究发现 SPECT 突变型子孢子不能进行迁移但仍可感染细胞，而且比正常子孢子侵入速度更快，这说明迁移可能会延缓感染。子孢子在细胞穿越过程中遇到的胞内成分，包括钾和尿嘧啶衍生物，也可能有助于虫体的活化。子孢子的活化导致了顶端调控的胞外分泌作用和表面黏附蛋白的暴露。虫体的这些配体可与宿主细胞的受体相互作用形成紧密连接，使子孢子通过肝细胞质膜的内陷而被内化，形成 PV。研究显示，两种含有 6-半胱氨酸结构域的子孢子蛋白 P36 和 P52 在 PV 的形成中发挥作用。

（三）疟原虫入侵红细胞的机制

一旦将肝细胞胀破，释出的裂殖子就会以快速、动态、多步骤的过程侵入红细胞，包括侵入前期（裂殖子黏附红细胞）、裂殖子重新定向与红细胞形成紧密连接和侵入期 3 个过程，该过程在 2 分钟内完成（图 14-9）。入侵相关分子主要分布于裂殖子表膜、棒状体、微线体等细胞器，这些细胞器分泌物有助于疟原虫识别宿主细胞，实施有效入侵并在其内发育繁殖。

1. 裂殖子入侵红细胞前期 侵入前期裂殖子通过表面配体与红细胞发生接触，这种接触是由位于虫体表面的蛋白裂殖子表面蛋白 1 （merozoite surface protein 1，MSP1）和红细胞表面的受体介导，MSP1 是一种糖基化磷脂酰肌醇（glycosyl-phosphatidylinositol，GPI）锚定膜蛋白，除 MSP1 外，参与恶性疟原虫黏附红细胞的 GPI 锚定蛋白还包括 MSP2、MSP4、MSP5、MSP10、Pf12、Pf38、Pf92、Pf113 等。除含有一个 GPI 锚定区域外，许多裂殖子蛋白还包括富含半胱氨酸区域，这些区域在虫体黏附红细胞过程中发挥重要作用。

裂殖子与红细胞发生吸附并调整其吸附部位，使裂殖子顶端与红细胞表面结合，该结合过程需要裂殖子顶端的配体和红细胞表面的受体相互作用。虫体侵入相关蛋白通常包括 2 个 I 型膜蛋白家族，即恶性疟原虫红细胞结合样蛋白（erythrocyte binding antigen，EBA）和恶性疟原虫棒状体蛋白家族（*plasmodium. falciparum* reticulocyte-binding protein homolog，PfRh）。这些配体分子结合特定的宿主受体包括血型糖蛋白 A、B、C 和补体受体 1 （complement receptor 1，CR1）形成受体 - 配体对，参与黏附并入侵红细胞。EBL 和 PfRh 蛋白在虫体后续入侵过程的信号激活中也发挥重要作用。

（1）EBA 家族：恶性疟原虫 EBA 家族成员主要包括 EBA175、EBA140、EBA181、

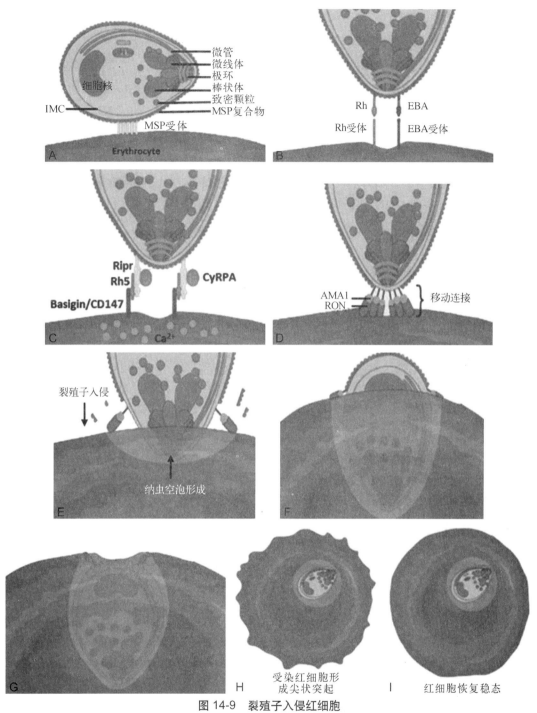

图 14-9　裂殖子入侵红细胞

注：A. 裂殖子和红细胞之间的接触是通过红细胞和裂殖子表面的蛋白相互作用介导的；B. 这些蛋白将红细胞膜包裹在裂殖子周围，裂殖子发生重新定向，使其顶端与红细胞膜直接接触，该接触过程涉及的配体-受体相互作用主要由 EBA 和 PfRh 蛋白家族成员介导；C. 随后由 PfRh5 复合物结合宿主细胞受体 basigin 启动虫体入侵红细胞；D. 在 Ca²⁺ 介导下，微线体和棒状体分泌蛋白质，RON 复合物沉积于红细胞膜，AMA1 与 RON2 结合形成移动连接（Moving junction）；E ～ G. 肌动蛋白-肌球蛋白提供动力将裂殖子推入红细胞膜，与此同时棒状体释放有助于纳虫空泡膜形成的内容物，纳虫空泡膜将裂殖子进行包裹；H. 纳虫空泡膜和红细胞膜密封后，红细胞萎缩并形成尖状突起；I. 红细胞逐渐恢复稳态。

EBA165、EBL1 和 MAEBL 等，除 MAEBL 外，所有的恶性疟原虫 EBL 家族成员均存在于裂殖子微线体中。当恶性疟原虫裂殖子暴露于低浓度钾离子的血浆中，激活磷脂酶 C 依赖性途径，胞质 Ca^{2+} 水平升高，导致 EBA175 释放，EBA175 与其受体血型糖蛋白 A 结合，触发棒状体蛋白质释放。EBA140 与 EBA175 具有 30% 的同源性，能与血型糖蛋白 C 结合，针对 EBA175 和 EBA140 的抗体可有效抑制裂殖子结合和入侵红细胞，进一步表明两种虫体配体分子在入侵红细胞过程中的重要作用。

（2）PfRh 家族：恶性疟原虫 PfRh 家族能与多种受体结合，具有抗原多样性的特点，主要包括 6 个成员，分别是 PfRh1、PfRh2a、PfRh2b、PfRh3、PfRh4 和 PfRh5。PfRh1 能与胰岛素敏感受体上的唾液酸残基结合，且针对 PfRh1 的抗体可抑制裂殖子入侵，PfRh1 也参与裂殖子内 Ca^{2+} 信号途径。PfRh4 位于微线体，研究发现 PfRh4 以唾液酸依赖性途径与红细胞表面蛋白结合。恶性疟原虫酪蛋白激酶 2（P. falciparum casein kinase 2，PfCK2）可磷酸化 PfRh4 细胞质尾部，使 PfRh4-CR1 产生相互作用，介导虫体入侵。另外，钙调神经磷酸酶可能通过稳定 EBL 和 PfRh 蛋白的二聚化，参与裂殖子的黏附。

PfRh5，它不属于 1 型膜蛋白，缺少跨膜区，研究表明 PfRh5 能与具有 10 个 EGF-like 功能区的蛋白 PfRipr（P. falciparum Rh5 interacting protein）及 CyRPA（富半胱氨酸抗原）形成复合物，参与裂殖子的入侵。basigin 是一种高度糖基化的跨膜糖蛋白，具有两个免疫球蛋白样结构域，属于免疫球蛋白超家族成员，广泛表达于各种细胞表面，是重要的细胞表面黏附分子。PfRh5 与红细胞受体 basigin 结合，为裂殖子入侵所必需。

2. 裂殖子入侵红细胞第二阶段 裂殖子顶端与红细胞接触后，裂殖子棒状体和微线体释放分泌物到红细胞表面，引起红细胞的局部变形，随后微线体和棒状体蛋白在红细胞膜表面，裂殖子重新定向，在膜表面形成凹痕，形成紧密连接。研究发现恶性疟原虫顶端膜抗原 1（apical membrane antigen 1，AMA1）和棒状体颈蛋白（rhoptry neck protein，RON）家族在此连接中起重要作用。AMA1 位于微线体，由 3 个功能区组成，在入侵红细胞前转运到裂殖子表面；RON 家族蛋白分布于裂殖子棒状体颈部，包括 RON2、RON4、RON5 等，入侵红细胞时释放至红细胞表面并形成复合物，其中 RON2 可与裂殖子表面的 AMA1 结合，研究发现 AMA1 的抗体及 RON2L 及其抗体可阻止裂殖子与红细胞紧密连接的形成。

3. 裂殖子入侵红细胞第三阶段 疟原虫一旦与红细胞表面受体结合，肌动蛋白-肌球蛋白提供动力将裂殖子推入红细胞，虫体后端与红细胞发生膜融合，富含脂质的棒状体形成 PV，随后受染的红细胞萎缩并形成尖状突起，这可能是由于在 PfRh5 复合物与 basigin 相互作用过程中 Ca^{2+} 内流进入红细胞所致。

侵入的裂殖子进行裂体增殖，形成一定数量的裂殖子，胀破红细胞，导致红细胞膜破坏，裂殖子爆发式释出，入侵新的红细胞。该过程涉及两个裂解阶段，第一阶段是 PV 膜被溶解，裂殖子进入到红细胞胞质中；第二阶段是红细胞发生溶解。裂殖子的释出是一个协调有序的过程，受到严格的控制，涉及多种蛋白激酶，包括 cGMP 依赖性蛋白激酶（PfPKG）和样钙依赖性蛋白激酶 PfCDPK5，这些疟原虫激酶形成了能够与下游信号系统相互作用的信号枢纽。PfPKG 是一种重要的激酶，可通过环核苷酸、钙及磷酸肌醇形成信号传递网络。采用基因敲除技术破坏 PfCDPK5，导致裂殖子被困于宿主细胞内，不能从胞内释放。此外，研究还表明，PfPKG 在 PfCDPK5 上游发挥作用，激活蛋白酶级联反应，介导裂殖子的释放。

恶性疟原虫蛋白酶丝氨酸重复抗原（serine repeat antigen，SERA）、酸碱重复抗原（acidic-basic repeat antigen，ABRA）和半胱氨酸蛋白酶 falcipain 参与上述裂殖子裂解过程。

（1）SERA：SERA 为疟原虫 PV 抗原，主要分布于滋养体和裂殖体的 PV 膜，相对分子质量约为 120 kDa，可被裂解为 N 末端 47 kDa 片段（P47）、中间 56 Da 片段（P56）和 C 末端 18 kDa 片段（P18），其中 P56 可进一步裂解成 50 kDa 片段（P50），P56 和 P18 两个片段可结合形成 73 kDa 片段（P73）。研究发现丝氨酸蛋白酶抑制剂 DFP 可抑制 SERA 裂解为 P47 和 P73；而半胱氨酸蛋白酶抑制剂 E-64、亮抑酶肽（leupeptin）和碘乙酰胺可抑制 P50 的形成。此外，向疟原虫裂殖体培养物中添加 DFP、E-64 或 Leupeptin 可抑制裂殖体的破裂及裂殖子从 PV 膜内的释放。

（2）ABRA：ABRA 位于裂殖子表面和感染红细胞的 PV 内，包含大量酸性、碱性氨基酸残基重复序列，大小约为 101 kDa，包括 4 个片段，分别为 N 末端（24～369 aa），具有 TNDEED 重复序列；中间部分（370～507 aa），无重复序列；N 末端和中间部分（24～507 aa）；以及 C 末端（508～743 aa），具有酸碱 KEKEEK 重复序列。该蛋白具有糜蛋白酶活性，在裂殖子入侵红细胞过程中发挥重要作用。研究发现添加丝氨酸蛋白酶抑制剂如 chymostatin 和 PMSF（phenyl methyl sulfonyl fluoride）可抑制 ABRA 的蛋白酶活性，而 Leupeptin 则不能抑制该酶活性。

（3）falcipain：恶性疟原虫半胱氨酸蛋白酶 falcipain 由红内期疟原虫表达，包括 falcipain-1，falcipain-2 和 falcipain-3，在红细胞破裂及疟原虫入侵红细胞等过程中起着重要作用，其中 falcipain-2 作用最为明显，falcipain-2 可通过水解血红蛋白及红细胞膜骨架蛋白如蛋白 4.1 使红细胞破裂。其他可以降解红细胞蛋白的蛋白酶有天冬氨酸蛋白酶 plasmepsin II，它可以裂解血影蛋白、肌动蛋白和蛋白 4.1，因此抑制 PV 和红细胞裂解对抗疟治疗具有潜在应用价值。

二、疟疾发病机制

（一）疟疾发作

侵入红细胞的疟原虫裂殖子不断进行裂体增殖，形成大量的裂殖子，将寄生的红细胞胀破，释出的裂殖子及虫体代谢产物是引起疟疾发作的原因。一般认为裂殖子胀破红细胞后，虫体、虫体代谢产物、残余和变性的血红蛋白及红细胞碎片等一并进入血流，一部分被多形核白细胞和单核吞噬细胞吞噬，刺激这些细胞产生内源性热原质，与虫体代谢产物共同作用于机体下丘脑体温调节中枢，引起发热。研究发现发热与巨噬细胞产生的 TNF-α、IL-10 和 IFN-γ 有关。随着血内刺激物被吞噬和降解，机体通过大量出汗，体温逐渐恢复正常，机体进入发作间歇阶段。疟疾发作具有周期性，与红细胞内期裂体增殖周期一致。

（二）贫血

疟疾是热带地区引起贫血的主要原因。在疟疾传播率较高的地区，几乎所有婴幼儿及年龄较大的儿童和成年人的血红蛋白浓度都较低，特别是在疟疾传播较为严重的雨季。疟性贫血主要是急性恶性疟原虫感染后引起的，其他疟疾也可引起贫血，但一般并不严重。疟疾引起贫血的致病机制是多因素的，疟原虫是一种红细胞内寄生原虫，在红细胞内进行裂体增殖时导致红细胞破坏，另一个重要原因是还会加速未受染红细胞的破坏，据估计，由单一疟原虫感染引起的急性贫血中，未受染红细胞的损失约占90%。一般认为贫血的原因除了疟原虫直接破坏红细胞外，还与下列因素有关。

1. 骨髓造血功能障碍　研究表明疟原虫感染导致红细胞生成障碍可能与髓内产生抑制红细胞生成的介质如促炎性细胞因子、一氧化氮（NO）、脂质过氧化物、生物活性醛有关，这些介质也可能是导致红细胞前体凋亡的原因。长期以来，人们发现红细胞生成障碍和贫血与疟色素在髓内的沉积有关。疟色素是疟原虫在红细胞内消化血红蛋白的代谢产物，是由血红素形成的一种复合物，红内期裂体增殖完成后，疟色素随着红细胞的破坏被排入血流。天然的疟色素是由血红素二聚体组成，且含有大量多不饱和脂肪酸（PUFA），PUFA被血红素铁分解为具有生物活性末端的羟基醛，如4-羟基-2-壬烯醛（HNE）。研究表明，疟色素既能诱导又能抑制促炎性细胞因子的产生。在不同的实验体系中发现，疟色素主要是抑制红细胞的生成而不是促进红细胞凋亡，HNE在该过程中发挥重要作用。

2. 红细胞变形性降低　在恶性疟原虫或诺氏疟原虫引起的凶险型疟疾中，整个红细胞群的变形性降低。对红细胞的变形性进行评估时发现变形性的降低与血红蛋白浓度的降低显著相关。有关未受染红细胞变形性能力降低的机制目前尚不清楚。有研究表明急性疟疾氧化损伤增加，导致红细胞膜损伤，红细胞变形能力下降。猿类疟疾中，有报道称未受染红细胞膜脂质双分子层发生了倒置，但这在人类疟疾中尚未发现。

3. 免疫病理的损害　疟原虫寄生于红细胞时，使红细胞隐蔽的抗原暴露，刺激机体产生自身抗体，导致红细胞被破坏。另外，产生的特异性抗体结合抗原，形成抗原抗体复合物，附着于红细胞上结合补体，导致红细胞发生溶解，或者被巨噬细胞吞噬。研究表明，患有严重疟疾贫血的肯尼亚儿童的红细胞更容易被吞噬，红细胞表面抗体和免疫复合物增加，但缺乏补体调节蛋白CR1和CD55。

4. 脾功能亢进　疟原虫感染中，脾脏对受染红细胞的清除起重要作用。感染疟原虫后，脾脏内巨噬细胞数量增多，吞噬能力增强，以非特异性地方式破坏红细胞，包括受染红细胞和正常红细胞。

（三）凶险型疟疾

凶险型疟疾来势凶猛，病死率较高，绝大多数由恶性疟原虫所致，主要发生于流行区儿童、无免疫力人群，包括脑型疟疾（CM）、急性肾衰竭、严重贫血、呼吸窘迫综合征等，其中以脑型疟为多见。

脑型疟疾患者临床上中枢神经系统症状明显，如剧烈头痛、昏迷、抽搐，并常常伴有高热，常因昏迷并发感染而死亡。尽管有关脑型疟的发病机制进行了多年的研究，但目前其发病的真正原因及为何某些人容易感染脑型疟仍不清楚。脑型疟的发生是一个多因素的过程，脑微血管虫体黏附滞留、炎性细胞因子反应、内皮功能障碍等是主要因素。

关于脑型疟的发病机制，有多种假说，如机械性阻塞假说、炎症假说、细胞因子假说等。目前普遍认为微血管阻塞是脑型疟发病的主要病理基础。疟原虫寄生的红细胞附着于脑部微血管的内皮细胞，导致微血管阻塞，触发炎性细胞因子反应，其他细胞包括单核细胞、淋巴细胞和血小板等也附着于血管内皮细胞，导致血管阻塞加重，造成脑局部缺氧，表现为乳酸和丙氨酸浓度升高。

疟原虫寄生的红细胞附着于血管内皮细胞，被认为主要是通过受染红细胞膜上的恶性疟原虫红细胞膜蛋白 1 （P. falciparum erythrocyte membrane protein 1，PfEMP1）与宿主内皮细胞上的受体如细胞间黏附分子 1 （intercellular adhesion molecule 1，ICAM-1）、内皮细胞蛋白受体 （endothelial protein C receptor，EPCR）等相互作用的结果。某些细胞因子 （如 TNF-α、IL-1-β 等）通过调节内皮细胞表面受体的表达而促进细胞吸附作用。受染的红细胞一旦与 EPCR 结合，就会阻止非活化蛋白 C 向活化蛋白 C 的转化，而活化蛋白 C 是凝血酶生成抑制剂，可能有助于局部内皮细胞的活化。研究发现与其他组织相比，脑内皮中这些受体的表达水平相对较低，使得脑部特别容易受到因凝血酶产生减少引起的炎症反应的影响，这说明局部凝血和炎症相关病理反应在脑型疟的发生过程中起重要作用。异常调节和增加凝血酶的产生，会影响多条信号通路，最终导致血管生成素 -2 （Ang-2）/ 血管生成素 -1 （Ang-1）的比率增加及肿瘤坏死因子 （TNF）和血管性血友病因子 （VWF）的产生，使得血管内皮屏障功能丧失。

Ang-1 具有稳定内皮的作用，而其拮抗剂 Ang-2 可使血管通透性增加，并参与调节各种内皮受体。Ang-1 和 Ang-2 受 NO 的调节，NO 由内皮细胞中精氨酸产生，引起血管舒张、黏附分子表达下调及血栓形成减少。疟疾感染导致精氨酸水平降低，出现低精氨酸血症，从而导致 NO 的生物利用度显著下降。活性 NO 水平的降低会导致内皮细胞过度表达一些受体包括 ICAM-1。NO 水平降低，ICAM-1 表达增加，进一步使得受染红细胞和未受染红细胞、白细胞、血小板的黏附滞留，最终导致脑型疟患者合并出现代谢性酸中毒和血小板减少症。

如上所述，感染疟疾通常会导致血浆中 VWF 表达上调，VWF 表达上调可能是由于虫体感染激活内皮细胞导致凝血酶产生增加引起的。VWF 的增加，将导致其在机体内循环中的释放水平高于平均水平。随着 VWF 蛋白释放的增加，使得血小板黏附滞留、受染红细胞募集及内皮细胞通透性发生改变，最终导致微血管血栓形成。近来有学者使用脑型疟疾小鼠模型的研究表明，感染伯氏疟原虫、VWF 无效突变的小鼠，可延缓慢性脑型疟的发展，同时其存活率提高。

受染红细胞和正常红细胞与内皮细胞的黏附最终导致微血管阻塞，血管的这种阻塞将导致红细胞向重要器官和组织输送氧气、葡萄糖等减少。脑微血管系统障碍是一种可能导致脑型疟患者昏迷的机制。总之，脑型疟的发病是一个十分复杂的过程，其确切机制有待深入研究。

三、临床表现

疟疾的症状一般在受染蚊子叮咬后 6 ～ 8 天出现，或者可能在离开流行区后数月发作。典型的疟疾发作表现为周期性寒战、高热和出汗退热 3 个连续的过程。除了典型的疟疾发作外，患者还可出现贫血、脾大、脾功能亢进等，有些病人甚至会发生凶险型疟疾，表现为剧烈头痛、高热、抽搐、昏迷等脑型疟疾，或者急性肾功能衰竭、呼吸窘迫综合征等，严重威胁着人类的健康与生命。

四、疟原虫感染对红细胞的改变

（一）疟原虫感染所致红细胞体积变化

大量的膜转运蛋白使红细胞能够严格调节其水化状态（即容积），将血红蛋白浓度始终维持在 29 ～ 37g/dl。已有文献报道红细胞水化状态对寄生虫入侵起重要作用。由于膜转运功能失调造成红细胞脱水，血红蛋白浓度高于 37g/dl，虫体入侵效率下降。当血红蛋白浓度达到 41g/dl 时，红细胞能完全抵抗疟原虫的入侵。

红细胞脱水是血红蛋白病的一个特征，比如血红蛋白 AS（Hb AS）病、血红蛋白 SS（Hb SS）病、血红蛋白 AC（Hb AC）病、血红蛋白 SC（Hb SC）病和血红蛋白 CC（Hb CC）病。还有遗传性干瘪红细胞增多症，这是一种罕见的红细胞膜疾病，其 5% ～ 30% 的红细胞血红蛋白浓度高于 37g/dl，而正常个体只有不到 1% 的红细胞血红蛋白浓度超过了 37g/dl。这类疾病脱水红细胞占较大比例，大大降低了疟原虫的入侵，从而遏制了严重疟疾的感染。

（二）入侵疟原虫所致红细胞胞质和膜骨架变化

疟原虫一旦侵入红细胞内，就寄居在由宿主红细胞膜和棒状体分泌物组成的空泡中。虫体开始长大，消化分解血红蛋白，产生疟色素。疟原虫多种蛋白酶包括天冬氨酸蛋白酶、半胱氨酸蛋白酶，与人血红蛋白降解及红细胞浸润与破裂过程息息相关。疟原虫裂殖子在红细胞内的发育常伴随红细胞结构与功能的明显改变，如红细胞形态异常，以及红细胞粘连、机械特性和红细胞膜骨架蛋白磷酸化状态等。红细胞由正常的双凹盘性形变为球形红细胞，其表面有多达 10 000 个不同的电子密度突起，称为"疣状突起（knob）"，疣状突起内部富含 PfEMP3、成熟疟原虫感染红细胞表面抗原（mature parasite-infected erythrocyte surface antigen，MESA）、富含组氨酸的突起结合蛋白（knob-associated histidine-rich protein，KAHRP）等，在疟原虫侵染红细胞的过程中，这些虫体蛋白被输送至红细胞膜，疣状突起与受染红细胞的细胞黏附特性改变有关。受染红细胞的胞质内虫体还形成了与高尔基体相似的膜结构，有关该膜结构的功能还存在争议，但很有可能为疟原虫营养的运输提供了新途径。

疟原虫的许多输出蛋白质缔合在红细胞膜骨架上，这些蛋白的分子量大（100～750 kDa 或以上）、电荷高，含有不太复杂的序列，其基因序列通常以串联重复寡核苷酸的形式存在。这些重复序列出现在不同的区域，每个区域都由特定的重复序列组成。KAHRP 具有 3 个重复区域，MESA 具有 6 个重复区域，而环状体感染的红细胞表面抗原（ring-infected erythrocyte surface antigen，RESA）只有 2 个重复区域，呈 α 螺旋、无规卷曲或卷曲螺旋。重复序列编码的氨基酸残基通常带有电荷，包括正电荷和负电荷。其常见的基序是谷氨酸 - 谷氨酸（Glu-Glu）二肽，针对含有 Glu-Glu 基序的肽的抗体常能与多种蛋白发生较强的交叉反应，包括 RESA、恶性疟原虫 Pf332 和 Pf11-1 抗原。

疟原虫基因组含有大量低复杂性或重复序列的两外显子基因，包括疟原虫输出蛋白编码基因，如 KAHRP、RESA、MESA、PfEMP3、恶性疟原虫散在重复抗原（falciparum-interspersed repeat antigen，FIRA）和恶性疟原虫血型糖蛋白结合蛋白（glycophorin binding protein，GBP）等。第一个外显子通常很短，只有 100～250bp，第二个外显子要大得多，含有串联重复区域，通常是 2～6kb。红内期疟原虫蛋白可能以多蛋白复合物的形式存在，已有研究表明，在疣状突起复合物中 PfEMP1 和 KAHRP 之间存在着相互作用。如果 PfEMP1 不能与 KAHRP 结合，那么在正常循环中，受染红细胞就不能与血管内皮结合。

大多数膜相关蛋白包括 PfEMP3、RESA、MESA、FIRA 和恶性疟原虫输出丝 - 苏氨酸激酶（falciparum-exported serine-threonine kinase，FEST）均匀地分布在膜骨架周围，而其他蛋白如 KAHRP 和 PfEMP1 则高密度地群集在膜隆突以下。早期成熟疟原虫感染的红细胞胞质中会出现一些扁平的分层致密结构，称为茂氏裂褶（Maurers' cleft）。茂氏裂褶是位于虫体细胞外的一种细胞器，在红细胞膜下与红细胞骨架相连，是由一些扁平、薄片状狭膜组成的半透明腔室。其形态多样，有环形、螺旋形、回形或囊泡状。以上膜蛋白包括其他虫体蛋白如 PfSBP1 和 MAHRP 均与茂氏裂褶发生结合。部分蛋白被招募到茂氏裂褶中，组装形成细胞黏附复合物或者参与受染红细胞骨架组装。

一些疟原虫输出蛋白对虫体的正常生长和致病性至关重要。例如，如果删除编码 KAHRP 的基因，则受染红细胞不能产生疣状突起，受染红细胞便无法黏附在微血管壁，此时疟原虫的致病力就比较弱。同样，PfEMP3 基因的缺失也会影响 PfEMP1 的运输。关于 MESA 的确切功能尚不明确，但 MESA 如不能与红细胞膜骨架蛋白 4.1 结合，则导致胞内疟原虫死亡。鉴定对虫体生长和毒力至关重要的疟原虫蛋白 - 红细胞骨架之间的结合域可能会成为一种新的抗疟治疗方法，可通过干扰两者之间的相互作用来达到治疗疟疾的效果，相关研究正在进行。已知 MESA 的 19 个残基以非共价键的方式与蛋白 4.1 结合，形成一个两亲螺旋；而 RESA 通过 48 个残基序列与 spectrin 发生结合；KAHRP 以 N 末端与 spectrin 结合，KAHRP 也能与 PfEMP1 的细胞质尾结合。虫体蛋白与红细胞蛋白的结合会破坏红细胞蛋白之间的相互作用。如 MESA 和蛋白 4.1 与 p55- 糖蛋白 C 复合物和蛋白 4.1 结合的结构域相同，从而会干扰 p55 与蛋白 4.1 的结合。疟原虫对红细胞形态和膜机械特性的影响可能就是通过干扰宿主蛋白的相互作用而实现的。

蛋白磷酸化在调节正常红细胞的机械稳定性和维持其变形性方面起着关键作用。红细胞膜骨架蛋白的磷酸化水平也受到疟原虫感染的影响。恶性疟原虫感染的红细胞中，蛋白4.1的磷酸化水平明显升高，蛋白4.1的磷酸化可抑制其介导的血影蛋白 - 肌动蛋白相互作用，从而降低膜的机械稳定性，对疟疾致病起重要作用，红细胞跨膜蛋白区带3的磷酸化水平也显著升高，疟疾感染所致蛋白磷酸化的酶尚未确定。恶性疟原虫输出蛋白FEST，属膜骨架缔合的Ser-Thr激酶，可能参与受染红细胞骨架蛋白的磷酸化。

有关间日疟原虫感染引起的红细胞变化知之甚少。恶性疟原虫晚期滋养体和裂殖体通常黏附在内脏毛细血管内皮上，并不出现在外周血中。与恶性疟原虫不同，间日疟原虫的无性期都存在于外周血中，因此间日疟原虫感染引起的红细胞变化可能小于恶性疟原虫，使其能够顺利通过脾脏而免遭清除。对感染间日疟原虫或恶性疟原虫的泰国人群红细胞变形性研究发现，间日疟原虫在红细胞内的寄生并未导致红细胞变形性发生明显降低。关于间日疟原虫感染引起红细胞结构和功能变化的分子机制目前还不十分清楚，部分间日疟原虫编码的蛋白可能与受染红细胞膜的变化有关。间日疟原虫感染的红细胞表面积与体积比显著增加，红细胞膜的弹性增加，变形性也没有降低。

（三）疟原虫感染红细胞中蛋白质的运输

疟原虫通过改造红细胞，使虫体蛋白可通过胞质运输，与红细胞膜发生相互作用。因此受染的红细胞布满了曲折的管状网络结构，称为管泡网（tubovesicular network），它从PV膜延伸出，并参与营养物质的吸收，如茂氏裂褶可能在虫体蛋白的输送过程中起到重要作用，虫体蛋白Pf332、KAHRP、PfEMP1、PfEMP3和RIFINS等在被输送至红细胞膜之前，均与茂氏裂褶发生过结合。KAHRP、PfEMP1和PfEMP3共定位于茂氏裂褶中，说明蛋白在到达红细胞膜骨架之前可能存在于茂氏裂褶中，在那里组装成细胞黏附复合物，随后再通过囊泡形式向细胞膜方向释放蛋白质。然而如果删除KAHRP或PfEMP3基因，疟原虫仍然能够将PfEMP1蛋白输出的红细胞表面，表明组装成蛋白复合物并非输出蛋白所必需。茂氏裂褶可能与骨架内的肌动蛋白或锚蛋白存在相互作用，可与红细胞膜骨架对接，为输送到红细胞表面的蛋白提供出口，最终将虫体蛋白输出到红细胞膜骨架，但目前该机制尚未被证明。

（四）疟原虫感染红细胞的黏附作用

恶性疟原虫感染的红细胞与血管内皮细胞、血小板、树突状细胞及其他感染或正常的红细胞黏附在一起。受染红细胞与内皮细胞、树突状细胞及血小板的黏附称为细胞黏附；与正常红细胞的黏附称为"玫瑰花结"（rosetting）；与其他受染红细胞的黏附称为自体凝集。疟原虫对红细胞的黏附特性是其生存和致病的关键。目前研究表明受染红细胞的这些黏附作用都是通过大分子PfEMP1介导的，PfEMP1是由多基因家族编码的虫体蛋白家族，担负着多功能配体，能与多种宿主受体相互作用。其他虫体蛋白如钳合蛋白（sequestrin）、重复散布家族蛋白（RIFINs）、Pf332和细胞粘连联合的无性基因（cytoadherence-linked asexual gene，CLAG）9在介导黏附中可能也发挥作用。CLAG具有多个家族成员，其中 CLAG9 可能与 CD36 存在黏附作用；另外两个家族成员 CLAG3 和 CLAG5 定位于裂殖子的顶端棒状体，考虑到同一家族的蛋白具有相似的结构域，CLAG9 定位于红细胞的可能性较小。RIFIN 是由重复散布基因家族（rif）编码的多基因家族蛋白成员，可定位于红细胞，但缺乏其在黏附中所起作用的证据。

体外研究表明，受染红细胞能够与血管内皮细胞和胎盘合胞体滋养层表面表达的多种受体发生黏附作用。能与受染红细胞结合的受体多种多样，包括免疫球蛋白超家族成员、整合素、葡糖氨基葡聚糖和蛋白多糖，常见的是 PfEMP1 和 CD36 之间的相互作用，多数受染红细胞黏附在 CD36 上。PfEMP1 与 CD36 的结合区域定位在富含半胱氨酸的内结构域（cysteine-rich interdomain region，CIDR），该区域的重组蛋白可阻断甚至逆转 PfEMP1 的黏附作用。脑型疟是一种死亡率极高的凶险型疟疾，脑内皮细胞缺乏 CD36，当 PfEMP1 与脑内皮细胞 ICAM-1 结合时，就可能造成脑型疟，脑部微血管被受染红细胞阻塞，导致脑缺氧、脑细胞坏死。

由于其在疟疾致病过程及病理学和细胞黏附异常等方面产生的影响，受染红细胞的黏附性受到研究者们的关注。PfEMP1 介导黏附的能力取决于其与其他位于受染红细胞内、靠近红细胞膜骨架的寄生虫输出蛋白之间的位置关系。例如如果受染红细胞表面的 PfEMP1 胞质结构域不能与 KAHRP 结合，受染红细胞就不能与血管内皮结合。这些虫体蛋白并存于红细胞膜骨架，大大降低了红细胞的变形能力及红细胞膜的机械稳定性，导致微循环障碍。

恶性疟原虫感染的红细胞与 2 个以上的正常红细胞的结合称为玫瑰花结（rosetting），间日疟原虫也可形成相似的玫瑰花结构，玫瑰花结的形成是虫体致病力的一项标志，易造成毛细血管堵塞。临床上高达 70% 的疟疾感染者能形成不同大小的玫瑰花结。单个玫瑰花结的大小差异较大，一个受染的红细胞周围可能有多达 10 ～ 20 个正常红细胞。有关玫瑰花结形成的确切生理功能目前尚不清楚，但它似乎不能通过使新的裂殖子进入周围结合的正常红细胞来提高疟原虫入侵的效率。血循环中是否存在玫瑰花结尚不清楚，但体外正常红细胞玫瑰花结的形成与疟疾临床表现的严重程度密切相关。体外运用疟疾患者体内分离到的疟原虫进行基于流动黏附模拟循环实验可形成玫瑰花结，且发现玫瑰花结可承受动脉中存在的典型血流压力而不被破坏，表明其可以在循环中保持完整。将玫瑰花结人工引入离体灌注的大鼠中盲肠脉管系统时，也会明显造成微血管阻塞。玫瑰花结中正常红细胞与受染细胞之间的相互作用力比受染红细胞与内皮细胞之间的作用力高数倍。

玫瑰花结的形成是虫体配体与多种红细胞受体之间相互作用的结果，参与其形成的配体和受体似乎存在异质性。PfEMP1 参与虫体的入侵和细胞黏附，玫瑰花结可被未知的抗体所逆转，这些抗体不能识别 PfEMP1，该过程可能涉及其他配体。已知 CR1（CD35）是正常红细胞表面的受体，可通过结合 PfEMP1 的 DBL-α 结构域而发生相互作用。由于并非所有疟原虫感染的红细胞都能形成玫瑰花结，因此只有特定的 PfEMP1 基因可能包含该结合结构域，另外某些 CR1 血型抗原多态性还会介导减少细胞之间的结合。这种抗原多态性在非洲和美拉尼西亚人群中出现的频率比高加索人高，且与玫瑰花结形成率较低有关。CR1 可能不是唯一具有玫瑰花结功能的分子，可能还包括 CD36 和一些糖类，其中一些是肝素成分，另一些是 ABO 血型抗原。此外玫瑰花结的形成还可能受可溶性血浆成分如非免疫性 IgM 和纤维蛋白原的影响。

（五）疟原虫感染红细胞膜蛋白修饰

疟原虫感染会导致正常红细胞膜蛋白抗原性改变和发生重排。电子显微镜下观察，整个红细胞膜骨架的总体结构没有改变，但有电子密集聚集现象出现。膜内颗粒（主要是血型糖蛋白和区带 3 四聚体）在疣状突起周围专门进行了重新分布。用刀豆蛋白 A （一种能够识别糖基化区带 3 蛋白的凝集素）特异性标记疣状突起，同时也说明区带 3 聚集于突起。区带 3 经过多次修饰，产生了更加能与抗区带 3 自身抗体反应的形式。只存在于受染红细胞中能够识别区带 3 的单克隆抗体（称为 Pfalhesin）能够阻断受染红细胞的黏附，基于改变后的区带 3 序列合成肽也能发挥相同的作用。Pfalhesin 是否作为受体发挥作用仍存在争议，但 CD36 和血小板反应蛋白都参与细胞黏附。区带 3 发生修饰的过程可能与疟疾继发性感染导致红细胞的结构变化有关，因为能与受染红细胞表面发生修饰的区带 3 反应的抗体也能与镰状红细胞表面结合，并降低其对内皮细胞的黏附。受染红细胞膜蛋白区带 3 结构的改变可能是导致红细胞过早被破坏的原因之一。

（六）疟疾感染所致红细胞遗传变异与易感性

1. 血红蛋白遗传病　血红蛋白是一种由血红素和珠蛋白组成的结合蛋白。珠蛋白有两种肽链，一种是 α 链，另一种是非 α 链（β、γ 及 δ）。血红蛋白病是最常见单基因异常病，分为珠蛋白肽链分子结构异常和珠蛋白肽链合成数量异常（地中海贫血）两大类，常见的包括 HbS、HbC、HbE、α-地中海贫血和 β-地中海贫血。从全球来看，疟疾和常见血红蛋白病的地理分布大致吻合，但某些情况单纯地用两者关系的假说无法解释清楚。

（1）血红蛋白结构变异体

1）HbS：因 β 珠蛋白链第 6 位谷氨酸被缬氨酸替代所致，又称血红蛋白 S （HbS）病，即镰状细胞贫血。HbS 在撒哈拉以南非洲、中东及印度次大陆部分地区频率较高，其携带者大概占人群的 5% 到 40% 甚至更多。Hb S 也是第一个被鉴定出来与疟疾治疗相关的 Hb 变异体。Allison 报道了关于 HbS 高频率变异体与恶性疟疾的早期研究，报道称对比具有镰状细胞的儿童和未患病对照患儿疟原虫的感染率和血液中虫体密度，以及凶险型疟疾患者中 HbS 的相对罕见性和镰状细胞突变的分布，发现一定程度上镰状细胞性状对凶险型疟疾感染具有保护作用。近来在西非进行的研究表明 HbS 对防止严重贫血或脑型疟的影响较大，而对感染者本身的影响较小。病例对照研究表明，HbS 杂合子对疟疾严重并发症具有 60% ～ 80% 的保护作用。

有关镰状细胞贫血患者对恶性疟的保护机制取得了一定的进展，但仍有众多问题未得到解决。Luzzatto 等发现疟原虫寄生的红细胞镰状细胞的发生率高于非寄生红细胞，这一发现也得到了 Roth 等人的证实。以上研究表明，疟原虫会导致"自杀式感染"，因为其会增加镰状红细胞（Hb AS）的发生率，这样使疟原虫感染的红细胞更容易在循环中被清除。与此同时，另外两组独立的研究人员也证明处在低氧压条件下的 Hb AS 不能像存在于类似氧压下的正常红细胞一样有利于疟原虫的生长。Friedman 等认为这种影响可能是由于 Hb AS 中钾或水的流失增加所导致的。早期的研究表明，可能还存在免疫保护相关的机制，这一观点最近也得到了强有力的支持。例如在肯尼亚海滨对临床温和型疟疾的研究认为，针对 Hb AS 的疗效随年龄增长而增加，这和 Hb AS 携带者可能会加速疟疾特异性免疫的结论相一致。有关 HbS 的保护作用存在多种可能机制，需进一步研究确定其发挥的作用以及彼此之间存在的相互作用。

2）HbC：血红蛋白 C（HbC）病亦是由于珠蛋白基因发生点突变，β-珠蛋白链第 6 位上的谷氨酸被赖氨酸取代的异常血红蛋白病。HbC 高发于西非的某些地区，偶尔发生于北非和其他地中海国家。对西非的人群研究发现，通过维持相对较高频率的 HbC 可以抵抗恶性疟原虫感染，且 HbC 杂合子和纯合子都具有抗疟疾保护作用，同时有人认为，与镰状细胞突变不同，HbC 可能存在短暂多态性，即只要时间足够长，在自然选择下，保护人类的突变将会在人群中趋于稳定。这一观点是基于 HbC 纯合子不会导致严重的临床症状及血液学变化而提出的，但这很难解释 HbC 突变频率在非洲人群中不高的原因。目前这种纯合子变异体是否符合遗传学规律，还需要进一步的验证。

早期的体外培养研究表明，疟原虫在含 HbC 的红细胞中生长和发育受阻，但体内研究未能证实这种潜在的保护机制。近来研究发现含 HbC 的红细胞中，细胞黏附蛋白 PfEMP1 的表达下降，特别是含 HbC 纯合子的红细胞较为明显。这些观察结果尽管指出了宿主存在潜在的免疫保护机制，但目前仍限于体外实验，有待进一步研究。

3）HbE：血红蛋白 E（HbE）病是由于 β-珠蛋白链第 26 位上的谷氨酸变为赖氨酸产生血红蛋白结构的变异引起的疾病，HbE 纯合子具有 β-地中海贫血的特征，是 β-地中海贫血中的一种特殊类型。HbE 广泛流行于印度次大陆东部、缅甸和整个东南亚地区，特别是泰国北部和柬埔寨比较常见，高达 70% 的人群携带 HbE 基因。HbE 的发病也主要集中在上述国家，这与疟疾在地理分布上有相关性，表明该基因也是人类自然选择保护人类免患疟疾的结果。研究发现，HbE 治疗可减轻患有急性恶性疟疾的成年人的病情。此外，Chotivanich 等在体外含有正常和异常红细胞的培养基中培养恶性疟原虫，发现仅有 25% 的 Hb AE 杂合子红细胞显示被疟原虫感染，说明此类异常红细胞具有抗疟原虫特性。有关 HbE 对疟疾的治疗作用目前仍缺乏有力的证据，但疟疾至少是维持这种高频率变异的主要因素之一。

（2）地中海贫血：地中海贫血是指由于珠蛋白基因缺失或突变导致珠蛋白肽链合成速率降低，造成 α-链或非 α-链生物合成速率降低而导致的血红蛋白异常，临床上表现为溶血性贫血，常见的有 α-地中海贫血和 β-地中海贫血两类。

1）α-地中海贫血：α-珠蛋白基因位于 16 号染色体短臂，每个细胞内有 4 个 α-基因，每条染色体上各有一对控制合成 α-链的 α-基因，可发生不同程度的基因异常。α-地中海贫血主要有两种类型：α0 地中海贫血，即一对染色体上 4 个 α-珠蛋白基因（HBA）全部缺失，α-链的合成完全受抑制；α+ 地中海贫血，即一条染色体上的一个 α 基因缺失或缺陷，α-链的合成部分受抑制。两种地中海贫血的纯合子状态分别用 −/− 和 -α/-α 表示。

α+ 地中海贫血是全世界最常见的单基因遗传病，纯合子状态下可导致轻度贫血，杂合子状态下一般无血液学异常。主要分布在撒哈拉以南非洲、地中海、中东，印度次大陆和东南亚地区，在这些地区的人群中出现频率为 5%～40%，其中印度北部及巴布亚新几内亚北海岸高达 80% 的人群是携带者。

西太平洋地区 α+ 地中海贫血基因的出现频率从西北到东南呈倾斜分布，其中新几内亚北部出现频率最高，新喀里多尼亚最低，这一异常基因与疟疾的流行具有较强的相关性。多项种群研究发现 α-地中海贫血对凶险型疟疾具有保护作用，无论是杂合子还是纯合子状态。

近年来，在种群及细胞水平方面有关 α-地中海贫血对疟疾保护作用的机制研究都取得了一定进展。瓦努阿图位于南太平洋，是亚太地区疟疾的流行区，对该地区的一项研究表明，患有 α-地中海贫血儿童的无并发症疟疾（主要由间日疟原虫感染引起）和脾大发生率明显高于正常儿童。有研究者认为，患病儿童对间日疟原虫易感可能反映了这种异常红细胞受到疟原虫感染时发生了较快的转化，而对恶性疟疾的保护则可能是通过发挥天然疫苗作用而实现的。有关 α-地中海贫血在细胞水平上如何介导抗疟保护作用也不是十分清楚，在 -α/αα、-α/-α、-/αα 的红细胞中恶性疟原虫的侵袭和生长速度是否会降低，目前仍缺乏相关证据。然而有研究发现，与正常红细胞相比，这些异常红细胞能持续结合较多疟疾免疫球蛋白。体外，感染疟原虫的 α-地中海贫血红细胞更易被吞噬细胞吞噬，且相比正常红细胞，较不易形成玫瑰花结。相关的证据还有 α-地中海贫血红细胞的 CR1 表达下降，因此 α-地中海贫血可能通过降低 CR1 的表达，减少玫瑰花结形成，降低受染红细胞对血管内皮细胞的黏附，而达到抗疟保护作用。玫瑰花结的形成和细胞黏附与疟原虫的致病密切相关，以上观察结果表明，α-地中海贫血红细胞膜的异常可能参与了抗疟保护作用，且有人认为 α-地中海贫血引起的红细胞膜蛋白区带 3 的改变可能是引起抗体对疟原虫结合增强的重要因子。

2）β-地中海贫血：β-地中海贫血的发生是由于位于 11 号染色体短臂的 β-珠蛋白基因突变和（或）缺失，β-珠蛋白肽链的生物合成减少（β+- 地中海贫血）或完全被抑制（β0-地中海贫血），使 α-链和 β-链间的平衡被破坏，导致血红蛋白合成异常，进而导致贫血。β-地中海贫血在世界范围内的分布与 α-地中海贫血非常相似，高发地区人群的出现频率为 5%～20%。在 20 世纪 60 年代进行的经典研究中，Siniscalco 等人发现撒丁岛地中海贫血基因携带者的出现频率与海拔高度相关，尽管当时的撒丁岛疟疾不再流行，但从历史上看，疟疾传播的减少与海拔高度密切相关，Hill 等后来在美拉尼西亚也发现了类似的相关性。此外，在利比里亚北部进行的一项小规模病例对照研究表明，β-地中海贫血对凶险型疟疾具有一定的保护作用，且有人发现 β-地中海贫血高发的国家，存在各种不同的基因突变类型。体外研究表明，疟原虫侵入 β-地中海贫血红细胞的速度与正常红细胞相同，生长速度也无明显差异，因此有关 β-地中海贫血介导抗疟保护作用的机制尚不清楚。

2. 红细胞膜蛋白所属基因变异

(1) 血型抗原：血型被认为与保护人类免患疟疾有关，常见的有 Duffy 血型和 ABO 血型。目前国际上确定的 Duffy 抗原有 Fya、Fyb、Fy3、Fy4、Fy5 及 Fy6 6 个，常见的主要为 Fya、Fyb 和 Fy3，在多种细胞上均有表达。Duffy 血型是位于细胞膜表面的糖蛋白，分为 4 种常见表现型：Fy (a+b-)、Fy (a+b+)、Fy (a-b+) 和 Fy (a-b-)。在非洲和巴布亚新几内亚进行的流行病学调查研究表明，Duffy 阴性血型在疟疾人群中出现频率较高，且发现缺乏 Duffy 血型抗原的红细胞对诺氏疟原虫的感染具有抵抗性，但对恶性疟原虫的入侵无抵抗性，表明 Duffy 血型抗原可能作为一种受体在诺氏疟原虫入侵红细胞的过程中发挥作用。Duffy 抗原趋化因子受体 (Duffy antigen receptor for chemokine，DARC) 存在于红细胞膜上，能与 CXC 和 CC 家族趋化因子相结合，是间日疟原虫侵入红细胞的必要受体。研究发现当 DARC 基因启动子 GATA-1 发生突变时，导致红细胞上无 DARC 表达，间日疟原虫的入侵受阻。

越来越多的研究表明，O 型血对恶性疟疾也有防护作用。感染急性疟疾的 O 型血患者红细胞不易形成玫瑰花结，但其作用机制还不清楚。有人认为 A 型血疟疾患者血红蛋白水平较低，与其他血型病人相比更易发生凶险型疟疾，这一观察结果与疟疾流行的许多地区该血型出现频率较低相一致，不同血型的患者对疟疾的不同表现可能是通过调节玫瑰花结的形成而介导。

红细胞表面某种蛋白的缺失将影响疟原虫入侵红细胞。血型糖蛋白 C 是恶性疟原虫红细胞结合抗原 EBA140 的受体，两者的相互作用是疟原虫侵入红细胞的重要环节。血型糖蛋白 C 基因 (GYPC) 外显子Ⅲ的缺失导致血型抗原 Gerbich (Ge) 阴性，在疟疾流行的巴布亚新几内亚沿海地区，约有 45% 的人群为 Ge 基因阴性，表明通过疟疾的自然选择，Ge 阴性基因已在人群中扩大。

(2) 卵形红细胞症：卵形红细胞症是由第 17 号染色体的红细胞膜区带 3 基因缺失 27 对碱基引起的，在东南亚和美拉尼西亚低海拔热带疟疾流行区流行，是一种常染色体显性遗传病，可强有力地抵抗恶性疟疾特别对脑型疟疾有很高的特异性。

3. 红细胞受体变异　受染红细胞的黏附作用是引起凶险型疟疾并发症的主要机制，虫体变异抗原 PfEMP1 可通过与多种受体包括 ICAM-1、CD36、CD31 等结合，介导受染红细胞与各种宿主细胞之间的黏附。ICAM-1 Kilifi 是 ICAM1 的一个突变株，由 ICAM1 基因第 29 位上的 A 突变为 T，导致赖氨酸变为甲硫氨酸，该突变株在不同人群中出现频率不同。研究发现，在肯尼亚 ICAM-1 Kilifi 纯合子对脑型疟疾的易感性增加；而在加蓬 Lambarene 地区 ICAM-1 Kilifi 突变株对凶险型疟疾具有一定的保护作用。有关上述 ICAM-1 Kilifi 突变株对疟疾的易感性或保护性机制还需进一步的研究。

研究发现非洲人群中 CD36 的突变频率较高，且突变导致的 CD36 缺失与凶险型疟疾易感性存在显著关联。而另一项研究发现 CD36 基因突变，即第 188 位上的 T 突变为 G，形成终止密码子 TAG，发生无义突变，与预防呼吸窘迫、重症贫血及低血糖的发生有关，但对脑型疟的发生无保护作用。

CD31 又名 PECAM1（血小板 - 内皮细胞黏附分子），表达于血管内皮细胞等多种细胞表面。在泰国人群中研究发现，CD31 基因多态性与凶险型疟疾的易感性相关。

如前所述，受染红细胞结合正常红细胞形成玫瑰花结，CR1 被认为是介导玫瑰花结形成的主要受体，与其他疟疾保护基因相同，CR1 基因多态性的发生频率在疟疾流行区很高，近来对美拉尼西亚人的研究表明，红细胞 CR1 表达缺陷在这些人群中具有抵抗疟疾的作用。

4. 红细胞代谢酶缺陷

（1）葡萄糖 -6- 磷酸脱氢酶缺乏症（gluocose-6-phosphate dehydrogenase deficiency，G6PD 缺乏症）：G6PD 是磷酸戊糖途径的第一个限速酶，其催化产生的还原型 NADPH 参与机体内多种生物合成途径。G6PD 缺乏症是最常见的一种遗传性酶缺乏病，俗称蚕豆病，本病是由于 G6PD 基因突变所致，呈 X 连锁不完全显性遗传，目前世界范围内已报道约 220 种 G6PD 基因突变类型，多数为单个碱基置换导致的错义突变。全世界约有 4 亿存在 G6PD 缺陷，常在疟疾、地中海贫血和异常血红蛋白病等流行区出现，在非洲、中东、东南亚、地中海沿岸等地区发病率较高，突变基因出现频率为 5% ～ 25%。

G6PD 缺乏症的地理分布及其在疟疾流行区人群中的高发病率提示 G6PD 缺乏症可能对恶性疟原虫具有保护作用，但这种保护作用机制目前仍不明确。有研究发现环形时期疟原虫感染 G6PD 缺乏症的红细胞通过其表面沉积的 IgG 和补体的作用，与正常红细胞相比，其吞噬作用明显增强。还有研究表明，这种保护机制可能与 G6PD 缺陷红细胞内抗氧化剂不足，加速红细胞膜发生氧化性损伤有关。Zhang 等在中国人群中，通过筛查 40 000 多例 G6PD 缺陷患者，发现 G6PD Kaiping 突变型具有明显的抗疟疾作用，进一步运用脱氢表雄酮（DHEA）抑制 G6PD 缺陷患者红细胞酶活性发现，疟原虫的红细胞感染率明显下降。

（2）丙酮酸激酶缺乏症（pyruvate kinase deficiency，PKD）：丙酮酸激酶（PK）是糖酵解的主要限速酶之一，催化磷酸烯醇式丙酮酸和 ADP 产生 ATP 和丙酮酸。PKD 是一种常染色体隐性遗传病，其发生频率仅次于 G6PD，也是最为常见的红细胞酶病。现已证实 PKD 的发生与 Pklr（pyruvate kinase，liver and RBC）基因突变相关，目前已报道约 180 种 Pklr 基因突变类型。在北美、欧洲和亚洲部分地区进行的流行病学调查研究发现，这些地区 Pklr 杂合子等位基因的出现频率是 1.0% ～ 3.6%。

研究发现小鼠 PKD 对夏氏鼠疟原虫（P. chabaudi）引起的疟疾具有防护作用。有关 PKD 对人类疟疾的防护作用研究者也进行了相关研究，结果表明 PKD 纯合子患者的红细胞对恶性疟原虫具有明显的保护作用，其具体作用机制尚不清楚，可能是由于 ATP 生成障碍，导致膜蛋白发生交联，从而影响疟原虫的入侵、生长及从红细胞内释出。红细胞内 ATP 含量下降，导致红细胞中糖酵解代谢的重要中间产物 2，3-二磷酸甘油酸（2，3-DPG）增加，从而产生如下影响：①破坏血影收缩蛋白 spectrin、肌动蛋白和蛋白 4.1 的相互作用，导致红细胞膜不稳定，影响疟原虫在胞内的寄生；②抑制 G6PD 的产生，导致红细胞氧化应激反应增加。体内疟原虫的生存可能还受其他因素的影响，如脾脏清除、早期吞噬细胞的吞噬作用及受染红细胞黏附作用下降等。

小结

当前疟疾仍然是一种危害严重的疾病，因虫体抗药性的产生和扩散，药物防治疟疾的措施面临较大的困难和挑战，因此迫切需要探索新的疟疾防控措施。而在探索新的疟疾防治措施过程中，明确疟疾致病机制及虫体与宿主之间的相互作用显得尤为重要。疟原虫的生活史较复杂，在人体内包括红外期和红内期两个阶段，但只有红内期疟原虫能引起人体致病乃至致命，因此研究入侵红细胞的相关分子机制至关重要。疟原虫入侵红细胞是个十分复杂的过程，由受体和配体介导，涉及多种虫体蛋白。本章节介绍了涉及疟原虫入侵宿主细胞、侵入红细胞后对红细胞结构和功能改变的相关分子机制及红细胞缺陷与疟疾保护作用，但目前对多数疟原虫蛋白的功能仍然存在许多不确定性。因此需要运用新的技术来不断阐明虫体与宿主之间相互作用的分子机制，从而为疟疾防治新策略扩展思路。

🎯 第五节　红细胞与糖尿病

糖尿病是一种以高血糖和胰岛素分泌和/或胰岛素作用缺陷为特征的代谢紊乱。遗传、肥胖、缺乏体育活动、不良饮食、压力、城市化、糖耐量下降和高血压等都可能增加患糖尿病的风险。糖尿病患者长期高血糖伴随着不同器官的损害和功能障碍，特别是眼睛、肾脏、神经、心脏、血管等，最终导致各种糖尿病并发症。这些并发症不仅增加了患者的致残率和死亡率，而且降低了患者的生活质量。根据《IDF全球糖尿病地图（第9版）》的数据，糖尿病在世界范围内普遍流行，全球18岁以上成人糖尿病患病率已从1980年的4.7%上升至2019年的9.3%（4.63亿人），预计到2030年将上升至10.2%（5.78亿人），到2045年将上升至10.9%（7亿人）。尽管医学技术不断进步，对糖尿病的研究也很广泛，但它仍然是一种终身存在且难以治愈的代谢性疾病。因此，减少并发症的发生，控制并发症的发展，提高生活质量成为糖尿病诊治的重点。

一、红细胞在糖尿病微血管病变发生发展中的作用

红细胞随血液通过微循环，在血液和组织液之间进行物质交换，维持机体组织的生命活动。微循环微小血管直径为 $6 \sim 9 \mu m$，最细小处只有 $3 \sim 4 \mu m$，而红细胞直径则约 $7 \mu m$，因此当红细胞随血液循环流经微小血管时，需要多次变形才能通过小于自身直径的微血管，从而保证微循环的正常灌流。糖尿病患者血糖增高时，葡萄糖可以通过红细胞表面的葡萄糖转运体（GLUT1）大量涌入红细胞，使红细胞成为消耗葡萄糖最多的细胞。在长期高血糖的情况下，红细胞的形态、代谢和功能不可避免地发生一系列变化，导致

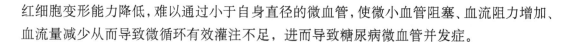

红细胞变形能力降低，难以通过小于自身直径的微血管，使微小血管阻塞、血流阻力增加、血流量减少从而导致微循环有效灌注不足，进而导致糖尿病微血管并发症。

二、糖尿病病人红细胞的改变

（一）红细胞形态改变

红细胞的正常形态对其生存和携氧能力至关重要。Turchetti在光镜下比较了正常人和糖尿病病人红细胞的形态。在健康受试者中，碗状红细胞，即最易变形的红细胞，数量最多，占55%；其次是盘状细胞，被认为是较硬的细胞，占44%。畸形细胞，主要是棘细胞和节状细胞，不超过1%。与健康对照相比，无血管并发症的糖尿病患者畸形红细胞数量无显著差异。然而，在血管病变患者中，与对照组相比，盘状细胞显著增加（60%），碗状细胞显著减少。研究表明，1型糖尿病（T1DM）患者外周血涂片中存在球形细胞，而2型糖尿病（T2DM）患者存在球形细胞和棘细胞。在这两种类型的糖尿病中观察到的球形红细胞增多，似乎与过度肥胖导致的血脂异常和脂质过氧化物浓度升高有关。Babu的研究显示，随着葡萄糖浓度的增加，红细胞周长增加、表面积减少、膜不规则程度增加。此外，在另一项研究中，与对照组相比，糖尿病患者有更多的棘细胞和扭曲的"杯状"细胞。经有效治疗后，红细胞形态恢复正常。综上所述，当机体内环境发生变化时，正常、双凹盘状红细胞的数量随着变形红细胞数量的逐渐增加而减少，进一步增加了糖尿病并发症的风险。通过观察糖尿病红细胞形态和结构的变化，可以更好地了解糖尿病的进展。

（二）平均红细胞体积和红细胞体积分布宽度

平均红细胞体积（mean corpuscular volume，MCV）是指人体单个红细胞的平均体积，以飞升（fl）为单位，通常是间接计算得到。红细胞分布宽度（red blood cell distribution width，RDW）为MCV的变异系数，是一项由血液分析仪测量获得的反映周围血红细胞体积大小异质性的参数。RDW值越高，MCV的异质性越强，这通常是由于红细胞成熟或降解受到干扰造成的。MCV和RDW的升高表明红细胞大小不一致。在临床实践中，这些测量方法通常用于贫血的鉴别诊断。Blaslov等的研究表明，MCV和RDW均与HbA1c、糖尿病视网膜病变的发生呈正相关。MCV也被报道为外周动脉疾病的潜在危险因素，并与疾病的严重程度相关。因此，MCV可以作为糖尿病大血管并发症的预测因子。较高的RDW值与成年糖尿病患者心血管疾病和肾脏疾病的风险增加相关。Wang在实验中指出，RDW与急性肾损伤相关，可作为急性肾损伤的独立指标。血糖异常和肾脏疾病的患者也可能存在RDW异常，且肾脏疾病的严重程度与RDW呈正相关。有研究者发现，糖尿病肾病患者RDW值越高，肾小球损伤越严重。RDW与尿蛋白及肾小球滤过值有关，RDW升高增加了糖尿病肾病患者终末期肾病的风险，RDW可作为DN患者终末期肾病的预测指标。RDW升高的红细胞，其变形性和抗氧化能力降低，从而影响微循环血流，增加炎症反应。通常，当红细胞生成无效（由于缺铁、慢性贫血和维生素B_{12}或叶酸缺乏）时RDW增加；而当红细胞破坏（如溶血）增多时就会减少。MCV与RDW联合应用对评估糖尿病肾病患者风险更有效，可以作为糖尿病肾病患者风

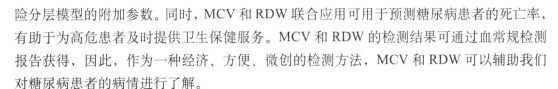

险分层模型的附加参数。同时，MCV 和 RDW 联合应用可用于预测糖尿病患者的死亡率，有助于为高危患者及时提供卫生保健服务。MCV 和 RDW 的检测结果可通过血常规检测报告获得，因此，作为一种经济、方便、微创的检测方法，MCV 和 RDW 可以辅助我们对糖尿病患者的病情进行了解。

（三）血液流变学

血液流变学主要关注血液和血管的宏观和微观流变学特性，血液的黏度、血流、凝集、变形等流变学特性的改变与糖尿病和糖尿病并发症具有一定的相关性。

1. 红细胞变形性　变形性是红细胞的固有特性，影响表观血液黏度。红细胞的变形性使其能够顺利穿过管径较小的微循环，将氧气输送到各组织和器官，以保证有效灌注。糖尿病患者高血糖导致的脂质过氧化和蛋白质糖基化可引起红细胞力学和流变特性的改变。Lee 发现，高浓度葡萄糖导致红细胞膜糖基化，糖基化后的细胞膜变硬，红细胞变形能力降低。Loyola 等通过原子力显微镜观察到糖尿病患者红细胞变形能力降低、刚性增加，导致其难以通过微血管，微循环发生障碍。Babu 等报道，伴有脂代谢紊乱的糖尿病患者红细胞变形能力降低，更容易发生微血管并发症。Shin 等的研究表明，红细胞变形能力的降低也降低了其寿命，红细胞破裂后聚集在微血管中，阻碍了血液流动，最终导致机体组织缺氧，这些因素共同增加了糖尿病并发症的发生率。因此，改善红细胞的变形性可能有助于预防糖尿病并发症。

2. 红细胞聚集性　健康人血液中的红细胞是单个分开呈游离状存在的，这有利于红细胞携带氧气。红细胞聚集是指血红细胞聚集在一起，使血液黏度增加，容易造成小血管堵塞。糖尿病患者红细胞膜的总蛋白含量（特别是糖蛋白）减少，而唾液酸酶活性增加，从而减少了红细胞表面的唾液酸。因此，细胞表面负电荷减少，红细胞聚集增加。当血液以高剪切速度流动时，聚集和黏附的增强也使聚集的红细胞难以分散成单个细胞，导致小血管阻塞、组织灌注不足、局部组织缺血缺氧。临界剪切应力（critical shear stress，CSS）是反映红细胞聚集能力的关键参数。Chung 发现，糖尿病肾病患者 CSS 和红细胞聚集能力均增加，血流速度降低，CSS 较高的患者发展为糖尿病肾病的风险更高。因此，CSS 也可以作为解释糖尿病微血管疾病患者血液流变学变化的新指标。Sheremet 的研究显示，糖尿病足患者自体血浆和血清红细胞聚集率明显高于正常人。此外，糖尿病足患者红细胞聚集率的显微镜图像显示，其血浆和血清中形成球状（病理）聚集物。因此，红细胞在血浆和血清中的聚集状态可能是糖尿病足的危险因素之一。

3. 红细胞膜流动性　红细胞膜流动性是指细胞膜结构中蛋白质和脂类的相对横向流动性。生物膜的许多重要功能都与膜流动性密切相关，包括细胞代谢和信号转导，这是细胞维持其正常活动所必需的。膜流动性是对膜内脂质堆积顺序的定量测量。不受控制的血糖波动和氧化应激（OS）在 T1DM 患者中很常见，可损害红细胞，特别是影响红细胞的膜流动性，并引起糖尿病并发症。Sailaja 等报道，糖尿病患者红细胞膜脂双层分子结构发生改变。Cordelli 的研究发现，红细胞流动性可作为分析糖尿病进展的辅助指标。Bianchetti 等人报道，非酶糖基化、活性氧和脂质过氧化增加导致的红细胞膜流动性降低，

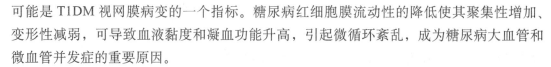

可能是 T1DM 视网膜病变的一个指标。糖尿病红细胞膜流动性的降低使其聚集性增加、变形性减弱，可导致血液黏度和凝血功能升高，引起微循环紊乱，成为糖尿病大血管和微血管并发症的重要原因。

（四）血红蛋白

1. 糖化血红蛋白（glycosylated hemoglobin，GHb or HbA1c）　糖化血红蛋白是血红蛋白的一种非酶糖化产物，可反映近 2～3 个月的平均血糖浓度。临床上，HbA1c 常被用作糖尿病的重要诊断指标。当血液中的葡萄糖浓度增加时，它会与红细胞中的 Hb 结合，一旦 HbA1c 形成，就不容易分解。由于 HbA1c 与氧气的亲和力增强，因此释放氧困难，导致红细胞的氧运输功能降低。Blaslov 报道，HbA1c 与糖尿病肾病呈正相关，其原因与红细胞对氧的亲和力降低有关。局部缺氧也可导致肾小球基底膜增厚，从而诱发糖尿病肾病。Philip 发现，与非糖尿病患者相比，糖尿病患者患牙周炎的风险增加了 2～3 倍，而控制血糖浓度是确定这种风险的关键。在 2 型糖尿病患者中，牙周炎与更高的 HbA1c 浓度和更严重的糖尿病并发症相关。许多研究表明，HbA1c 浓度与大血管和微血管并发症均相关。因此，HbA1c 是预防和监测糖尿病并发症的有效指标，与膜流动性等其他红细胞指标联合使用，可以更好地监测糖尿病肾病。

2. 胎儿血红蛋白（hemoglobin F，HbF）　HbF 是胎儿体内主要的血红蛋白成分，在出生后迅速下降，在正常儿童和成人红细胞中只占总血红蛋白的 0.5%。与 HbA 相比，HbF 对 2，3- 二磷酸甘油酸的亲和力较弱，这使得母体在产前将氧转移给胎儿成为可能。然而，HbF 与氧的结合更强，使得氧很难从氧合 HbF 中解离，进而减少全身血管系统和组织之间的氧气交换。一般来说，HbF 在某些血红蛋白病、发育不良性贫血、恶性贫血和白血病中升高。然而，有报道显示，糖尿病病人红细胞内 HbF 也会增加，并以更大的亲和力与氧气结合，同时在更低的氧分压下释放氧气，以增强红细胞的携氧能力。因此，糖尿病患者 HbA1c 携氧能力下降时，增高的 HbF 可代偿性改善机体缺氧状态。

（五）红细胞计数

红细胞计数通常是指每微升血液中红细胞的数量，可用于监测血液系统疾病的治疗或影响红细胞的药物治疗。红细胞计数低表明血液中红细胞减少，也就是贫血；而在一些红细胞计数高的病例中，这可能表明机体正在代偿某些缺氧的情况；此外，还可能与改变红细胞生成的疾病或药物有关，如机体促红细胞生成素（EPO）合成增加或给予外源 EPO，可以增加红细胞计数以代偿组织缺氧，特别是肾脏组织。Qadri 的研究表明，尽管糖尿病患者红细胞生成量增加，但红细胞的平均寿命缩短了 13%。糖尿病患者的高血糖、渗透压升高和 OS 升高会改变红细胞内外铁和蛋白质的浓度，进而激活红细胞衰亡通路。糖尿病患者红细胞衰亡的主要途径有钙离子途径、血小板活化因子途径、半胱氨酸蛋白酶途径，这些通路之间存在相互作用。研究表明，2 型糖尿病患者红细胞计数下降与微血管并发症相关。Kim 等报道，在糖尿病肾病早期，EPO 缺乏症引起的贫血通常是肾功能衰竭前的早期临床表现，红细胞计数可作为肾功能显著下降前糖尿病肾病相关肾小管间质细胞损伤的指标。

（六）红细胞沉降率

红细胞沉降率（erythrocyte sedimentation rate，ESR）简称血沉，反映红细胞在血液中的沉降速度。在健康人群中，它在一个狭窄的范围内波动，在许多病理情况下会增加。Lee 发现，使用（纤维蛋白原·ESR）/ACR 能更好地反映疾病状态。ESR 和 C - 反应蛋白（C-reactive protein，CRP）也被报道在糖尿病足骨髓炎（diabetic foot osteomyelitis，DFO）的治疗监测中起作用。Lavery 显示，ESR 和 CRP 水平都是评估足部感染的炎症生物标志物。对于糖尿病患者，如果 ESR <30mm/h，发生骨髓炎的可能性较低；然而，如果 ESR >60mm/h，CRP >7.9mg/dL，则骨髓炎的可能性很高，应强烈考虑对此进行治疗。Xu 等报道，ESR 可结合探针 - 骨试验快速早期诊断糖尿病足骨髓炎。Mottaghi 等报道，在糖尿病多神经病变患者中，较高的体重指数与炎症标志物水平（包括 CRP 和 ESR）升高相关，在这些患者中，治疗的目标应该是肥胖患者的减重。Guo 等报道，在 T2DM 患者中 ESR 与糖尿病肾病的发生率和严重程度独立相关。因此，ESR 也可以作为评估糖尿病患者病情进展的重要指标。

（七）能量代谢

糖尿病病人体内细胞的能量代谢会发生改变，然而代谢改变与糖尿病并发症的发生之间的关系尚不清楚。红细胞是血糖消耗的重要细胞，红细胞膜表面的葡萄糖转运蛋白 1（GLUT1）根据红细胞内外葡萄糖的浓度梯度介导胰岛素依赖性葡萄糖跨膜转运。随着血糖浓度的升高，更多的葡萄糖进入红细胞，从而加速了葡萄糖代谢途径。由于红细胞缺乏线粒体，因此糖酵解成为红细胞能量的主要来源。ATP 是糖酵解的产物，是维持红细胞功能所必需的能源物质，如跨膜功能离子转运、膜内外脂质交换及红细胞变形等。糖尿病患者红细胞的葡萄糖摄取率、酶活性、中间代谢物和 ATP 的产生和利用都发生了改变。糖尿病患者红细胞葡萄糖代谢的增强有助于过量血糖的消耗，减少细胞内糖基化终产物的形成；另一方面，葡萄糖也可以通过戊糖磷酸途径增加 NADPH 的产生，从而降低红细胞的氧化应激。然而，红细胞中过量的葡萄糖也会进入多元醇途径，而基于醛糖还原酶（AR-）的多元醇途径激活与糖尿病并发症的发生密切相关。在多元醇途径中，葡萄糖被 AR 还原为山梨醇，再被山梨醇脱氢酶氧化为果糖，导致山梨醇和果糖的积累。Gupta 研究表明，高 AR 活性和山梨醇浓度在 T2DM 患者自主神经病变的发病机制中发挥重要作用。红细胞产生的一氧化氮（NO）参与微循环中的红细胞变形，而红细胞内 NO 生物利用度降低导致其变形能力降低，黏附增加，微循环紊乱。

（八）氧化应激

OS 是指机体的氧化和抗氧化功能失衡，容易被氧化的一种状态。在高血糖状态下，葡萄糖发生自氧化，这被认为是红细胞自由基形成的主要机制。晚期糖基化终末产物（AGE）是通过过量的还原糖（如葡萄糖和果糖）对蛋白质和脂类进行非酶糖基化而形成的。AGE 被认为是一种预氧化剂，它可以通过与受体结合激活多条信号通路产生 ROS。同时 DM 常伴有血脂异常；血脂异常患者谷胱甘肽（GSH）水平下降比正常人低 30%，平均脂质过氧化水平是正常人的 2 倍。高血糖还通过降低组织中的抗氧化剂水平来降低抗氧化能力，如维生素 E、GSH、过氧化氢酶和 SOD。糖尿病患者 OS 严重，红细胞抗氧化能力降低。红细胞易受 OS 影响，结构蛋白（如细胞骨架蛋白、膜蛋白）和功能蛋白（如酶）的氧化可进一步影响红细胞功能。OS 损伤的红细胞变形能力大大降低，使红细胞难以通过微血管，与糖尿病微血管并发症密切相关。因此，提高抗氧化能力，改善红细胞结构和功能可能是预防和治疗糖尿病并发症的有效途径。

小结

红细胞是相当独特的细胞，因为它们成熟时失去了所有的细胞器。它们只保留了一些获取能量的代谢途径，并减少了它们需要完成的关键功能的能量消耗。这使得红细胞对任何疾病都高度敏感。葡萄糖糖尿病患者代谢紊乱会严重影响红细胞的形态结构和生理功能，导致微循环灌注不足、缺氧和氧化应激，促进糖尿病并发症的发生，降低糖尿病患者的生活质量。由于红细胞在糖尿病并发症的病理发展中具有重要作用，相应的红细胞检测指标也与这些并发症的发生和进展相关。在糖尿病研究领域已经有了许多突破；然而，其并发症的预防和治疗仍然是一个重要的健康问题。红细胞相关指标作为能早期持续感知血糖变化的细胞之一，可以提供更多的临床信息，可用于监测糖尿病的进展及其并发症。

第六节　红细胞与肾脏疾病

肾脏疾病临床上可表现为急性肾损伤(acute kidney injury, AKI)、肾病综合征(nephrotic syndrome)、肾炎综合症 (nephritis syndrom)、慢性肾衰竭等。根据病因，肾脏疾病又分为原发性肾病、继发性肾病和遗传性肾病。当各种原因所致的慢性肾脏病持续进展，最终可能进展至终末期肾病。其中，糖尿病肾病是慢性肾脏病与慢性肾衰竭的主要病因。由于肾脏具有强大的代偿能力，因此，有些肾脏疾病病情非常隐匿，当出现临床症状时，往往就会非常严重，甚至危及生命。肾脏受损后会引起体液成分的改变，而循环红细胞游走于全身，能够最先感受到内环境的改变。大量研究表明，肾脏疾病会影响红细胞的形态、结构及功能。同时，红细胞形态、结构和功能的改变也会影响肾功能。通过检测红细胞来早期发现肾病或了解病情进展程度，或通过药物改善红细胞的状态从而治疗肾病成为一个独特的研究方向。此外，肾脏是尿液生成的器官，尿液是反映肾脏疾病的一面镜子，而血尿是泌尿系常见的临床征象。尿液中红细胞的形态对于早期鉴别肾性和非肾性疾病也具有重要的临床意义。

一、血液中红细胞数量、形态和功能在肾病发生发展中的变化

（一）红细胞数量

1. 红细胞数量增加与肾病　红细胞数量增加会使血液黏稠，血流变得缓慢。此时，当

血液流经肾脏血管时，红细胞会阻塞血管甚至形成血栓，导致肾脏无法进行物质交换，进而出现肾功能障碍。在成人，往往由于红细胞增多造成肾病综合征，病人尿蛋白含量多随红细胞增多症的好转而减轻。在儿童，多因肾病综合征造成红细胞增多，使得血液高凝，肾灌注不良，促红细胞生成素（erythropoietin，EPO）代偿性生成增多，红细胞生成增多。

2. 红细胞数量减少与肾病　Sarkar 等发现，慢性肾病患者由于肾功能受损导致的 EPO 合成减少，进而导致红细胞生成减少，出现贫血。然而，Lang 等发现，在终末期肾病患者中出现的贫血，除了与 EPO 生成减少有关外，可能还与红细胞衰亡（eryptosis）有关。红细胞衰亡是指红细胞在受到损伤时发生的程序性死亡，其特征是细胞皱缩、细胞膜出现空泡、磷脂酰丝氨酸暴露、细胞内钙离子浓度和神经酰胺增高、P38 激酶和蛋白激酶 C 等活性增加。此外，Li 等还发现，在慢性肾病早期阶段，相比于 EPO 缺乏，红细胞破坏增加是导致贫血的主要原因。

（二）红细胞分布宽度

红细胞分布宽度（red blood cell distribution width，RDW）是反映红细胞体积异质性的参数，可以由血细胞分析仪测量而获得。Wang 等发现，RDW 与急性肾损伤有关，可以作为一个独立的指标去预测急性肾损伤。血糖异常并伴有肾病者，也会出现 RDW 异常，并与肾病的严重程度呈负相关。Zhang 等发现，在糖尿病肾病患者中，RDW 越高的病人，其肾小球损伤越严重，且 RDW 与尿蛋白的出现及肾小球的滤过率估计值有关。此外，RDW 还和糖尿病肾病患者发生终末期肾病的风险有相关性，且 RDW 可以作为糖尿病肾病患者出现终末期肾病时的一个预测指标。

（三）红细胞变形能力

红细胞变形能力是红细胞的固有属性，是影响血液表观黏度和体内微循环有效灌注的重要因素之一，同时也是红细胞寿命的重要决定因素。红细胞借助变形能力通过微循环将氧气运送到组织器官。Lee 等发现，高糖会使红细胞膜发生糖基化而变硬，进而导致红细胞变形能力降低。然而，红细胞变形能力下降会增加血液黏稠度，反过来影响肾功能。肾病综合征患者血中红细胞变形能力和聚集能力均下降，因为肾病综合征出现的脂代谢紊乱可以使体内自由基增多，红细胞膜中蛋白质和磷脂破坏增多，膜结构变的松散，从而使膜流动性改变，红细胞脆性升高。另外，EPO 和左旋肉毒碱分泌减少可以使红细胞寿命降低，红细胞对不同类型应激的抵抗力下降、膜脆性升高。

（四）红细胞膜流动性

红细胞膜的流动性与红细胞的许多重要功能密切相关，是细胞进行正常生命活动的必要条件。研究表明，慢性肾病患者肾小球滤过率的估计值（estimated glomerular filtration rate，eGFR）下降并伴有红细胞膜流动性降低，但具体机制尚未明确，推测可能与氧化应激以及 NO 代谢有关。

（五）红细胞聚集能力

临界切应力（critical shear stress，CSS）是反映红细胞聚集能力的指标之一。Chung 等发现，糖尿病肾病患者红细胞的临界切应力及聚集能力增高，血流速度减慢，肾功能

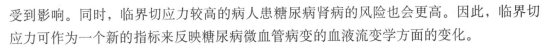

受到影响。同时，临界切应力较高的病人患糖尿病肾病的风险也会更高。因此，临界切应力可作为一个新的指标来反映糖尿病微血管病变的血液流变学方面的变化。

（六）红细胞沉降率

红细胞沉降率（erythrocyte sedimentation rate，ESR）是指红细胞在血液中沉降的速度，健康人的血沉波动在一个较窄的范围，许多病理情况可以使血沉明显增快。周晓等的研究发现，急性肾损伤患者的 ESR 明显低于非 AKI 患者。因此，在糖尿病肾病早期，可以通过检测 ESR 来鉴别病情。此外，尿白蛋白与肌酐的比值（urinary albumin to creatinine ratio，ACR）与 ESR 的诊断价值相似。Sang 等还在实验中发现，利用（纤维蛋白原·ESR）/ACR 可以更好地反映病情。

（七）红细胞免疫功能

正常情况下，红细胞表面有成簇分布的补体受体，体内的免疫复合物激活补体，形成抗原 - 抗体 - 补体复合物，这一复合物与补体受体 1（complement receptor 1，CR1）结合，然后被巨噬细胞等吞噬清除，从而发挥红细胞免疫的功能。朱智全等发现，糖尿病肾病患者红细胞免疫力下降，机体抗氧化能力下降，可能出现血液循环和新陈代谢障碍。吕达嵘等发现，肾病患者体内如果丙二醛（MDA）等自由基生成增多，将会与红细胞膜上的蛋白质和磷脂发生交联，使蛋白质和巯基氧化，进一步影响到补体受体，导致红细胞清除免疫复合物的功能降低。

（八）红细胞内血红蛋白的改变

血红蛋白是红细胞内含量最多的蛋白，其主要功能是携带氧气。血红蛋白的改变主要出现在糖尿病肾病患者。HbA1c 是血红蛋白糖基化后最丰富的产物，可以有效反映糖尿病患者血糖控制情况，也是糖尿病和糖尿病筛查的诊断标准。Blaslov 等发现在糖尿病肾病中 RDW，MCV 与 HbA1c 呈正相关。糖化血红蛋白可降低红细胞对氧的亲和力，使组织细胞缺氧，引起肾小球基底膜增厚，诱发糖尿病肾病。此外，我们的课题组利用血红蛋白再释放实验观察到尿毒症患者的红细胞血红蛋白再释放明显增加，推测可能是由于尿毒症患者血液中代谢废物的不及时排出影响了红细胞膜与 Hb 的相互作用，使膜结合血红蛋白增多，导致血红蛋白再释放增加。

（九）红细胞内酶蛋白活性的变化

1. 红细胞膜 ATP 酶活性的变化　在红细胞膜上分布着两种酶，即 $Na^+-K^+-ATPase$ 以及 $Ca^{2+}-Mg^{2+}-ATPase$，它们在维持细胞形态方面起着重要作用。$Na^+-K^+-ATPase$ 活性降低会使细胞内钠离子增多，引起钠水潴留，红细胞肿胀。研究表明，高糖会导致红细胞膜上的 $Na^+-K^+-ATPase$ 活性降低，红细胞变形能力下降，进而出现微血管疾病。因此，$Na^+-K^+-ATPase$ 与糖尿病肾病密切相关。$Ca^{2+}-Mg^{2+}-ATPase$ 活性降低会使胞内钙离子浓度增高，引起胞内钾离子和水大量流出，影响红细胞变形能力。胞内钙离子浓度升高还可以引起黏附在红细胞膜上的血红蛋白增多，导致红细胞膜硬度增大、变形能力降低。此外，还有研究发现胞内钙离子增多会引起红细胞衰亡，进而引起肾性贫血。

2. 红细胞内代谢酶活性的变化　研究表明，与健康对照组相比，尿毒症终末期患者红细胞内一氧化氮合酶含量减少，但活性增强，使得红系胞内 NO 和 cGMP 数量增多，这是一氧化氮合酶表达减少的代偿结果。此外，尿毒症患者红细胞膜上多药耐药相关蛋白 4（multidrug resistance associated protein 4，MRP4）含量减少。MRP4 是 cGMP 的转运子，负责将胞内 cGMP 转运至胞外。NO 及 cGMP 增多会提高终末期肾病患者红细胞对刺激的敏感性，防止微血管进一步受累。这一发现明确了终末期肾病患者红细胞内一氧化氮合酶对红细胞功能的影响，并且为找到延长尿毒症患者红细胞寿命的方法提供了思路。此外，严重肾病患者的红细胞内乳酸脱氢酶（lactate dehydrogenase，LDH）的平均值更高。

二、尿液中红细胞的数量和形态在肾病发生发展中的变化

（一）尿液中红细胞的数量

红细胞在尿液中的异常排泄称之为血尿，这些红细胞可能来自泌尿系统从肾脏到尿道的任何一个部位，因而是一种复杂的临床状态。正常人的尿液中可能也会排出一些红细胞，其数量通常 < 50 万个 / 天，剧烈运动后可能表现出尿红细胞排泄增加，但这通常也是暂时的，48 小时后复查尿液时应该已经被清除。通常每升尿液中有 1ml 的血液便可出现尿液颜色的变化，称为肉眼血尿，此时显微镜下可呈现为满视野的红细胞，若尿沉渣显微镜检查红细胞持续 ≥ 3 个 / 高倍镜视野则被称为镜下血尿。

如果尿液中发现红细胞则为真性血尿，通常我们按红细胞来源和病因将真性血尿分为两大类，即肾小球源性血尿和其他疾病引起的非肾小球源性血尿。总的来说，镜下血尿更常见于肾脏（肾小球）来源，而肉眼血尿则更常见于泌尿道（非肾小球）来源。肾小球源性血尿与非肾小球源性血尿的鉴别非常关键，是判断是否需要进行肾活检病理检查的依据之一。

（二）尿液中红细胞的形态

尿液中红细胞的形态对诊断肾小球源性血尿具有重要的初筛价值。正常人离心尿沉渣中的红细胞皱缩体积偏小，非肾小球源性血尿尿沉渣中的红细胞在相差显微镜下与外周血红细胞相似，形态正常、大小均一，呈均匀圆形扁盘状；而肾小球源性血尿尿沉渣中的红细胞形态呈多样性，可表现为气泡、出芽和细胞膜的节段性消失，且细胞大小不等，这可能与红细胞通过肾小球基底膜上的裂隙膜时受到挤压导致其膜骨架机械性损伤有关，也可能与红细胞流过肾小管时的渗透性损伤有关，最终这些红细胞形态上与非肾小球源性血尿的红细胞具有明显的差异。

尿棘红细胞是尿液中畸形红细胞中的一种，目前认为这类畸形的尿红细胞对区分肾小球源性和非肾小球源性血尿具有十分重要的诊断意义。在相差显微镜下，尿棘红细胞为环形红细胞，外有囊泡状突起。Bernd 等的研究发现，在 143 例尿红细胞患者中，尿棘红细胞 ≥5% 的患者中证实有 75 例为肾小球肾炎，敏感性为 52%；而在另外 187 例患者中仅 4 例为非肾小球肾炎，特异性为 98%。因此，不管尿棘红细胞的数量或百分比如何，尿液中只要存在该类细胞就需进行肾脏疾病的检查与评估。

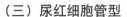

（三）尿红细胞管型

管型在肾脏远端肾小管和集合管形成，呈圆柱形，由 Tamm-Horsfall 蛋白和细胞等成分组成，根据所含成分不同将管型分成透明管型、颗粒管型、红细胞管型、白细胞管型等。尿红细胞管型的存在高度提示肾小球源性血尿，可能有潜在的增殖性肾小球肾炎或血管炎，但其敏感性有限，因此没有尿红细胞管型，并不能排除肾小球源性血尿。

（四）尿平均红细胞体积

肾小球源性血尿的红细胞与非肾小球源性血尿的红细胞相比体积偏小。Goldwasser 等的研究发现，肾小球源性血尿的红细胞体积通常小于 60fl。因此，部分研究认为可以使用自动化分析仪器检测尿平均红细胞体积来鉴别血尿来源。若将尿红细胞体积的截点设为 50fl 时，这种方法在预测血尿来源时敏感性较高，可达到与尿沉渣镜检一样的精确度，但方法上比尿沉渣镜检更加简便、快速且便宜。但是通过尿平均红细胞体积判断血尿性质时也存在较大的局限性。首先有研究认为若尿中红细胞数量小于 20 000/ml，则该指标的精确度并不高。另外，尿 MCV 的差异除了受血尿来源的影响外，多种因素如尿 pH 值、尿渗透压、尿路感染、血 MCV 参数，甚至从获取标本到检测标本的用时长短均可能导致尿 MCV 的变化。

（五）尿红细胞分布宽度

尿 RDW 是反映尿红细胞大小变化程度的指标，是可以反映尿红细胞异质性的参数。前面提到，肾小球源性血尿中的红细胞通常大小不均一，形态多样，在此基础上，Shichiri 等首次用 Beckman Coulter 血液分析仪检测尿红细胞大小的分布曲线，以此来诊断血尿的来源。结果显示，肾小球源性血尿中的红细胞容积小，高峰位于低容积区，呈非正态分布；而非肾小球源性血尿与血液中红细胞分布相似，其高峰大约在 100fl 的高容积区，呈正态分布。尿 RDW 分析简单、结果可靠，可以作为血尿定位的参考指标。

（六）尿血红蛋白与肾病

正常情况下，由于血红蛋白的体积较大且与触珠蛋白结合，因此其在肾脏的过滤效果相对较差，仅过滤未结合的二聚体。若红细胞在血管内破坏出现溶血，释放出较多血红蛋白，而触珠蛋白与其的结合已达完全饱和，此时血清中出现游离血红蛋白，并降解成 αβ 二聚体，容易自肾小球滤出，后被肾小管上皮细胞重吸收，并降解成含铁血黄素。脱落的肾小管上皮细胞可以从尿中排出，形成含铁血黄素尿。当游离血红蛋白的过滤负荷超过近端肾小管的重吸收能力时，才会发生血红蛋白尿，尿液呈红色至棕色；此时总血红蛋白浓度（蛋白结合＋四聚体＋二聚体）一般超过 100 ～ 150mg/dl，导致血浆亦呈红色至棕色。血红蛋白尿可引起急性肾损伤，其损伤机制可能通过以下 3 种方式：①肾小管阻塞：血红蛋白在肾小管内形成管型阻塞以及可能与高尿酸血症有关；②直接损伤近端肾小管上皮细胞；③血红蛋白可消耗一氧化碳，而后者是内皮源性肾血管的扩张剂，因此可致肾血管收缩，使髓质血流量减少。不过，血红蛋白尿是否发生急性肾损伤与红细胞溶解速度、肾脏基础疾病、容量状态等有关，很少在没有诱发因素的情况下发生。

三、展望

综上所述，红细胞改变与肾病有着密切联系：红细胞形态、结构和功能的变化容易引发肾病的发生；而肾病又会加重红细胞在形态、结构和功能等方面的变化。红细胞形态数量功能等许多相关临床检测已经用于肾病的诊断、治疗和预后评断，但还有很多红细胞改变的内在机制还未阐明，如肾病患者红细胞内 Hb 的存在状态、膜蛋白的修饰、代谢酶的活性及蛋白间相互作用等，这些机制的进一步阐明将会为肾病的诊断、治疗提供新的思路和方法。

（席海燕　杨　静　赵利美　苏　燕　王亚奇　周琼秀）

参 考 文 献

[1]　THEIN SL. Molecular basis of β-thalassemia[J]. Cold Spring Harb Perspect Med, 2013, 3(5): a011700.

[2]　HIGGS DR. The molecular basis of α-thalassemia[J]. Cold Spring Harb Perspect Med, 2013, 3:a011718.

[3]　SCHECHTER AN. Hemoglobin function[J]. Cold Spring Harb Perspect Med, 2013, 3:a011650.

[4]　SARAF S, FAROOQUI M, INFUSINO G, et al. Standard clinicalpractice underestimates the role and significance of erythropoietin deficiency in sickle cell disease[J]. Br J Haematol, 2011, 153(3):386-92.

[5]　MONTALEMBERT M, DUMONT MD, HEILBRONNER C, et al. Delayed hemolytic transfusion reaction in children with sickle cell disease[J]. Haematologica, 2011, 96(6):801-807.

[6]　MILOT E, STROUBOULIS J, TRIMBORN T, et al. Heterochromatin effects on the frequency and duration of LCR-mediated gene transcription[J]. Cell, 1996, 87(1):105-114.

[7]　WANG JH, HAN GZ. Asister lineage of sampled retroviruses corroborates the complex evolution of retroviruses[J]. Molecular Biology and Evolution, Mol Biol Evol, 2021, 38(3):1031-1039.

[8]　GUDA S, BRENDEL C, RENELLA R, et al. miRNA-embeded shRNAs for Lineage-specific BCL11A Knockdown and Hemoglobin F Induction[J]. Mol Ther, 2015, 23(9):1465-1474.

[9]　IKAWA Y, MICCIO A, MAGRIN E, et al. Gene therapy of hemoglobinopathies: progress and future challenges[J]. Hum Mol Genet, 2019, 28(R1):R24-R30.

[10]　BAUER DE, KAMRAN SC, LESSARD S, et al. An erythroid enhancer of BCL11A subject to genetic variation determines fetal hemoglobin level[J]. Science, 2013, 342(6155):253-257.

[11]　LIU N, HERGREAVES VV, ZHU Q, et al. Direct promoter repression by BCL11A controls the fetal to adult hemoglobin switch[J]. Cell, 2018, 173(2):430-442.

[12]　CHANG KH, SMITH SE, SULLIVAN T, et al. Long-term engraftment and fetal globin induction upon BCL11A gene editing in bone-marrow-derived CD34+ hematopoietic stem and progenitor cells[J]. Mol Ther Methods Clin Dev, 2017, 4:137

[13]　SUN N, ZHAO H. Seamless correction of the sickle cell disease mutation of the HBB gene in human induced pluripotent stem cells using TALENs[J]. Biotechnol Bioeng, 2014, 111(5):1048-1053.

[14]　PAIKARI A, SHEEHAN VA. Fetal haemoglobin induction in sickle cell disease[J]. Br J Haematol, 2018, 180(2):189-200.

[15]　CATER, J, WIEDENHEFT. B. Snapshot：CRISPR-RNA-guided adaptive immune system[J]. Cell, 2015, 163(1):260.

[16] LEDFORD, H. CRISPR, the disruptor[J]. Nature, 2015, 522(7554):20-24.

[17] SHARIATI L, ROHANI F, HEIDARI HN, et al. Disruption of SOX6 gene using CRISPR/Cas9 technology for gamma-globin reactivation: An approach towards gene therapy of β-thalassemia[J]. J Cell Biochem, 2018, 119(11):9357-9363.

[18] XU S, LUK K, YAO Q, et al. Editing aberrant splice sites efficiently restores β-globin expression in β-thalassemia[J]. Blood, 2019, 133(21):2255-2262.

[19] TRAXLER EA, YAO Y, WANG YD, et al. A genome-editing strategy to treat β-hemoglobinopathies that recapitulates a mutation associated with a benign genetic condition[J]. Nat Med, 2016, 22(9):987-990.

[20] XU L, WANG J, LIU Y, et al. CRISPR-Edited Stem Cells in a Patient with HIV and Acute Lymphocytic Leukemia[J]. N Engl J Med, 2019, 381(13):1240-1247

[21] 国际高原医学会慢性高原病专家小组. 第六届国际高原医学和低氧生理学术大会颁布慢性高原病青海诊断标准 [J]. 青海医学院学报, 2005, (01):3-5.

[22] THOMAS LW, ASHCROFT M. Exploring the molecular interface between hypoxia-inducible factor signalling and mitochondria[J]. Cell Mol Life Sci, 2019, 76(9):1759-1777.

[23] 刘芳, 魏巍, 丁谨, 等. HIF-2α对高原红细胞增多症模型大鼠骨髓 CD71⁺ 细胞 GATA-1 表达的影响 [J]. 中华血液学杂志, 2016, 37(08):696-701.

[24] VOČANEC D, PRIJATELJ T, DEBELJAK N, et al. Genetic variants of erythropoietin (EPO) and EPO receptor genes in familial erythrocytosis[J]. Int J Lab Hematol, 2019, 41(2):162-167.

[25] REY F, BALSARI A, GIALLONGO T, et al. Erythropoietin as a Neuroprotective Molecule: An Overview of Its Therapeutic Potential in Neurodegenerative Diseases[J]. ASN Neuro, 2019, 11:1759091419871420.

[26] VILLAFUERTE FC, MACARLUPÚ JL, ANZA-RAMÍREZ C, et al. Decreased plasma soluble erythropoietin receptor in high-altitude excessive erythrocytosis and Chronic Mountain Sickness[J]. J Appl Physiol (1985), 2014, 117(11):1356-1362.

[27] AZAD P, VILLAFUERTE FC, BERMUDEZ D, et al. Protective role of estrogen against excessive erythrocytosis in Monge's disease[J]. Exp Mol Med, 2021, 53(1):125-135.

[28] SHAHANI S, BRAGA-BASARIA M, MAGGIO M, et al. Androgens and erythropoiesis: past and present[J]. J Endocrinol Invest, 2009, 32(8):704-716.

[29] SUN K, LIU H, SONG A, et al. Erythrocyte purinergic signaling components underlie hypoxia adaptation[J]. J Appl Physiol (1985), 2017, 123(4):951-956.

[30] SUN K, ZHANG Y, D'ALESSANDRO A, et al. Sphingosine-1-phosphate promotes erythrocyte glycolysis and oxygen release for adaptation to high-altitude hypoxia[J]. Nat Commun, 2016, 7:12086.

[31] ZAMORA EA, SCHAEFER CA. Hereditary Spherocytosis. In: StatPearls[M]. Treasure Island (FL): StatPearls Publishing, 2023.

[32] PERROTTA S, GALLAGHER PG, MOHANDAS N. Hereditary spherocytosis[J]. Lancet, 2008, 372(9647):1411-1426.

[33] TOLE S, DHIR P, PUGI J, et al. Genotype-phenotype correlation in children with hereditary spherocytosis[J]. Br J Haematol, 2020, 191(3):486-496.

[34] ANDOLFO I, RUSSO R, GAMBALE A, et al. Hereditary stomatocytosis: An underdiagnosed condition[J]. Am J Hematol, 2018, 93(1):107-121.

[35] COLIN Y, LE VAN KIM C, EL NEMER W. Red cell adhesion in human diseases[J]. Curr Opin Hematol, 2014, 21(3):186-192.

[36] PARK J, JEONG DC, YOO J, et al. Mutational characteristics of ANK1 and SPTB genes in hereditary spherocytosis[J]. Clin Genet, 2019, 95(2):341.

[37] XIE F, LEI L, CAI B, et al. Clinical manifestation and phenotypic analysis of novel gene mutation in 28 Chinese children with hereditary spherocytosis[J]. Mol Genet Genomic Med, 2021, 9(4):e1577.

[38] CHONAT S, RISINGER M, SAKTHIVEL H, et al. The Spectrum of SPTA1-Associated Hereditary Spherocytosis[J]. Front Physiol, 2019, 10:1331.

[39] SARKAR S, BOSE D, GIRI RP, et al. Status of Membrane Asymmetry in Erythrocytes: Role of Spectrin[J]. Adv Exp Med Biol, 2018, 1112:3-11.

[40] KALFA TA, CONNOR JA, BEGTRUP AH. EPB42-Related Hereditary Spherocytosis[M]. Seattle (WA): University of Washington, Seattle, 2014:1993-2020.

[41] 诸欣平, 苏川. 人体寄生虫学 [M]. 北京: 人民卫生出版社, 2019:57-68.

[42] COWMAN AF, HEALER J, MARAPANA D, et al. Malaria: Biology and Disease[J]. Cell, 2016, 167(3):610-624.

[43] 任孝倩, 潘卫庆. 疟原虫入侵红细胞的相关分子及其机制 [J]. 国际医学寄生虫病杂志, 2008, 35(4):201-207.

[44] SRINIVASAN P, BEATTY WL, DIOUF A, et al. Binding of *Plasmodium* merozoite proteins RON2 and AMA1 triggers commitment to invasion[J]. Proc Natl Acad Sci U S A, 2011, 108(32):13275-13280.

[45] LI J, MATSUOKA H, MITAMURA T, et al. Characterization of proteases involved in the processing of *Plasmodium falciparum* serine repeat antigen (SERA)[J]. Mol Biochem Parasitol, 2002, 120(2):177-186.

[46] KUSHWAHA A, RAO PP, DUTTU VS, et al. Expression and characterisation of *Plasmodium falciparum* acidic basic repeat antigen expressed in *Escherichia coli*[J]. Mol Biochem Parasitol, 2000, 106(2):213-224.

[47] COOKE BM, MOHANDAS N, COPPEL RL. Malaria and the red blood cell membrane[J]. Semin Hematol, 2004, 41(2):173-188.

[48] MILNER DJ. Malaria Pathogenesis[J]. Cold Spring Harb Perspect Med, 2018, 8(1):a025569.

[49] WHITE NJ. Anaemia and malaria[J]. Malar J, 2018, 17(1):371.

[50] LUZOLO AL, NGOYI DM. Cerebral malaria[J]. Brain Res Bull, 2019, 145:53-58.

[51] O'REGAN N, GEGENBAUER K, O'SULLIVAN JM, et al. A novel role for von Willebrand factor in the pathogenesis of experimental cerebral malaria[J]. Blood, 2016, 127(9):1192-1201.

[52] MOHANDAS N, AN X. Malaria and human red blood cells[J]. Med Microbiol Immunol, 2012, 201(4):593-598.

[53] WEATHERALL DJ. Genetic variation and susceptibility to infection: the red cell and malaria[J]. Br J Haematol, 2008, 141(3):276-286.

[54] 农乐根, 韦传东. 红细胞缺陷与疟疾关系研究近况 [J]. 右江民族医学院学报, 2008, (4):637-639.

[55] 王永化, 蒋玮莹. 葡萄糖 -6- 磷酸脱氢酶缺陷症的分子机制及相关疾病的研究进展 [J]. 国际遗传学杂志, 2018, 41(4):294-299.

[56] ZHANG Z, CHEN X, JIANG C, et al. The effect and mechanism of inhibiting glucose-6-phosphate dehydrogenase activity on the proliferation of *Plasmodium falciparum*[J]. Biochim Biophys Acta Mol Cell Res, 2017, 1864(5):771-781.

[57] DURAND PM, COETZER TL. Pyruvate kinase deficiency protects against malaria in humans[J]. Haematologica, 2008, 93(6):939-940.

[58] MIN-OO G, FORTIN A, TAM MF, et al. Pyruvate kinase deficiency in mice protects against malaria[J].

Nat Genet, 2003, 35(4):357-362.

[59] TURCHETTI V, DE MATTEIS C, LEONCINI F, et al. Variations of erythrocyte morphology in different pathologies[J]. Clin Hemorheol Microcirc, 1997, 17(3):209-215.

[60] WANG Y, YANG P, YAN Z, et al. The Relationship between Erythrocytes and Diabetes Mellitus[J]. J Diabetes Res, 2021, 2021:6656062.

[61] BLASLOV K, KRULJAC I, MIROŠEVIĆ G, et al. The prognostic value of red blood cell characteristics on diabetic retinopathy development and progression in type 2 diabetes mellitus[J]. Clin Hemorheol Microcirc, 2019, 71(4):475-481.

[62] WANG B, LU H, GONG Y, et al. The Association between Red Blood Cell Distribution Width and Mortality in Critically Ill Patients with Acute Kidney Injury[J]. Biomed Res Int, 2018, 2018:9658216.

[63] ZHANG J, ZHANG R, WANG Y, et al. The association between the red cell distribution width and diabetic nephropathy in patients with type-2 diabetes mellitus[J]. Ren Fail, 2018, 40(1):590-596.

[64] LEE S, LEE MY, NAM JS, et al. Hemorheological Approach for Early Detection of Chronic Kidney Disease and Diabetic Nephropathy in Type 2 Diabetes[J]. Diabetes Technol Ther, 2015, 17(11):808-815.

[65] LOYOLA-LEYVA A, LOYOLA-RODRÍGUEZ JP, ATZORI M, et al. Morphological changes in erythrocytes of people with type 2 diabetes mellitus evaluated with atomic force microscopy: A brief review[J]. Micron, 2018, 105:11-17.

[66] CHUNG SM, OH JH, MOON JS, et al. Critical Shear Stress is Associated with Diabetic Kidney Disease in Patients with Type 2 Diabetes[J]. Sci Rep, 2018, 8(1):908.

[67] SHEREMET'EV YA, POPOVICHEVA AN, ROGOZIN MM, et al. Red blood cell aggregation, disaggregation and aggregate morphology in autologous plasma and serum in diabetic foot disease[J]. Clin Hemorheol Microcirc, 2019, 72(3):221-227.

[68] SAILAJA YR, BASKAR R, SRINIVAS RAO CS, et al. Membrane lipids and protein-bound carbohydrates status during the maturation of reticulocytes to erythrocytes in type 2 diabetics[J]. Clin Chim Acta, 2004, 341(1-2):185-192.

[69] CORDELLI E, MAULUCCI G, DE SPIRITO M, et al. A decision support system for type 1 diabetes mellitus diagnostics based on dual channel analysis of red blood cell membrane fluidity[J]. Comput Methods Programs Biomed, 2018,162:263-271.

[70] BIANCHETTI G, VITI L, SCUPOLA A, et al. Erythrocyte membrane fluidity as a marker of diabetic retinopathy in type 1 diabetes mellitus[J]. Eur J Clin Invest, 2021, 51(5):e13455.

[71] BLASLOV K, KRULJAC I, MIROŠEVI G, et al. The prognostic value of red blood cell characteristics on diabetic retinopathy development and progression in type 2 diabetes mellitus[J]. Clin Hemorheol Microcirc, 2019, 71(4):475-481.

[72] ŠKRHA J, ŠOUPAL J, ŠKRHA J JR, et al. Glucose variability, HbA1c and microvascular complications[J]. Rev Endocr Metab Disord, 2016,17(1):103-110.

[73] QADRI SM, BISSINGER R, SOLH Z, et al. Eryptosis in health and disease: A paradigm shift towards understanding the (patho)physiological implications of programmed cell death of erythrocytes[J]. Blood Rev, 2017, 31(6):349-361.

[74] WANG ZS, SONG ZC, BAI JH, et al. Red blood cell count as an indicator of microvascular complications in Chinese patients with type 2 diabetes mellitus[J]. Vasc Health Risk Manag, 2013, 9:237-243.

[75] LEE SB, KIM YS, KIM JH, et al. Use of RBC deformability index as an early marker of diabetic

nephropathy[J]. Clin Hemorheol Microcirc, 2019, 72(1):75-84.

[76] LAVERY LA, AHN J, RYAN EC, et al. What are the Optimal Cutoff Values for ESR and CRP to Diagnose Osteomyelitis in Patients with Diabetes-related Foot Infections[J]? Clin Orthop Relat Res, 2019, 477(7):1594-1602.

[77] XU J, CHENG F, LI Y, et al. Erythrocyte Sedimentation Rate Combined With the Probe-to-Bone Test for Fast and Early Diagnosis of Diabetic Foot Osteomyelitis[J]. Int J Low Extrem Wounds, 2021, 20(3):227-231.

[78] MOTTAGHI T, KHORVASH F, KHORVASH F, et al. Association Between BMI and Inflammation Among Diabetic Polyneuropathy Patients[J]. Int J Prev Med, 2019, 10:212.

[79] GUO S, WANG M, YU Y, et al. The association of erythrocyte sedimentation rate, high-sensitivity C-reactive protein and diabetic kidney disease in patients with type 2 diabetes[J]. BMC Endocr Disord, 2020, 20(1):103.

[80] GUPTA P, VERMA N, BHATTACHARYA S, et al. Association of diabetic autonomic neuropathy with red blood cell aldose reductase activity[J]. Can J Diabetes, 2014, 38(1):22-25.

[81] CONTRERAS-ZENTELLA ML, SÁNCHEZ-SEVILLA L, SUÁREZ-CUENCA JA, et al. The role of oxidant stress and gender in the erythrocyte arginine metabolism and ammonia management in patients with type 2 diabetes[J]. PLoS One, 2019, 14(7):e0219481.

[82] 李向庚, 孙明玥, 李旭妍, 等. 肾病对红细胞影响的研究进展 [J]. 包头医学院学报 , 2019, 35(10):107-109.

[83] SARKAR J, POTDAR AA, SAIDEL GM. Whole body iron transport and metabolism: mechanistic, multiscale model to improve treatment of anemia in chronic kidney disease[J]. PLoSComput Biol, 2018, 14(4):e1006060.

[84] LANG F, LANG E, FÖLLER M. Physiology and pathophysiology of eryptosis[J]. Transfus Med Hemother, 2012, 39(5):308-314.

[85] LANG F, BISSINGER R, ABED M, et al. Eryptosis the neglected cause of anemia in end stage renal disease[J]. Kidney Blood Press Res, 2017, 42(4):749-760.

[86] LI JH, LUO JF, JIANG Y, et al. Red blood cell lifespan shortening in patients with early-stage chronic kidney disease[J].Kidney Blood Press Res, 2019, 44(5):1158-1165.

[87] WANG B, LU H, GONG Y, et al. The Association between red blood cell distribution width and mortality in critically ill patients with acute kidney injury[J]. Biomed Res Int, 2018, 2018:9658216.

[88] ZHANG J, ZHANG R, WANG Y, et al. The association between the red cell distribution width and diabetic nephropathy in patients with type-2 diabetes mellitus[J].Ren Fail, 2018, 40(1):590-596.

[89] LEE S, LEE MY, NAM JS, et al. Hemorheological approach for early detection of chronic kidney disease and diabetic nephropathy in type 2 diabetes[J]. Diabetes Technol Ther, 2015, 17(11):808-815.

[90] LEE SB, KIM YS, KIM JH, et al. Use of RBC deformability index as an early marker of diabetic nephropathy[J]. Clin Hemorheol Microcirc, 2019, 72(1):75-84.

[91] BLASLOV K, KRULJAC I, MIROŠEVIĆ G, et al. The prognostic value of red blood cell characteristics on diabetic retinopathy development and progression in type 2 diabetes mellitus[J]. Clin Hemorheol Microcirc, 2019, 71(4):475-481.

[92] 高雅琼, 王彩丽, 高丽君, 等. 尿毒症患者低渗血红蛋白释放试验的初步结果 [J]. 临床和实验医学杂志 , 2010, 9(1):12-13.

[93] DI PIETRO N, GIARDINELLI A, SIROLLI V, et al. Nitric oxide synthetic pathway and cGMP levels are altered in red blood cells from end-stage renal disease patients[J]. Mol Cell Biochem, 2016, 417(1-2):155-167.

[94] KOHLER H, WANDEL E, BRUNCK B. Acanthocyturia-a characteristic marker for glomerular bleeding[J]. Kidney Int, 1991, 40(1):115-120.

[95] SCHRAMEK P, MORITSCH A, HASCHKOWITZ H, et al. In vitro generation of dysmorphic erythrocytes[J]. Kidney Int, 1989, 36(1):72-77.

第 15 章

红细胞与输血

一、输血的起源

1492 年，Innocent Ⅷ接受其医生建议采用输血作为治疗措施，从此开启了输血的历史。1615 年，Libavius 描述了他的输血技术，但不幸的是没有让更多的人了解。第一次输血的记录始于 1665 年，牛津医生 Lower 首先进行狗与狗输血的动物实验，狗接受其他狗的血液后一直存活；接着，2 年后开始进行狗与人之间输血的实验。1667 年，法国医生 Denis 报道了从绵羊向人类输血的成功案例。1678 年，通过不同的方法尝试从动物向人类输血，但都被认为是不成功的，因为这种输血导致许多死亡，并随后被巴黎医师协会取缔。1818 年，英国产科医生 Blundell 第一次成功地将病人丈夫的血利用注射器输注给产后出血的妻子。1825—1830 年，他记录了十次输血，其中五次证明是对患者有益的，并公布了这些结果；此外，他还设计了各种器械进行输血。1840 年，英国伦敦医生 Lane 在 Blundell 的帮助下，首次成功进行了全血输血以治疗血友病。1901 年，输血领域最重要的人，奥地利医生 Landsteiner，首先发现了人的 A、B、O 血型。1902 年 Decastrello 和 Sturli 发现 AB 血型。1907 年，Ottenberg 首次进行血液分型和交叉配血输血，并认识到 O 型血为万能捐助者。自此，现代输血开始作为一项重要的治疗措施登上临床的舞台。二战后，血液作为战略储备，促进了血液保存液和储存容器的研究，并使红细胞的存储期延长到现在的 35 天或 42 天。异体存储血液目前仍旧是输血的主要来源。血液成分的存储使受血者和献血者在时间和空间上分离，这种分离将输血从简单的临床行为转变为有计划且有序的医疗活动，同时也增加了血液制品的可用性和安全性。

二、红细胞输注

（一）红细胞输注的临床应用

红细胞输注是临床治疗中改善患者机体组织供氧和凝血功能、挽救生命的重要治疗方法。目前红细胞输注主要为异体输血，广泛应用于各种临床手术过程与非手术患者贫血的治疗。非手术患者主要指因红细胞生成不足或破坏过多而需要输注外源红细胞来纠正贫血，以挽救患者的生命并提高患者的生活质量，例如急性大失血、烧伤、贫血、恶性肿瘤、严重创伤患者及早产儿。据研究报道，约 50% 以上早产儿接受过红细胞输注治疗，其中极低出生体重儿红细胞输注率达到 85%。早产儿红细胞输注主要目的是改善局部组织氧供应状态。高玲等的研究表明，红细胞输注能够有效提高早产儿脑的氧代谢水平，改善患儿生命体征。输血在治疗严重烧伤中也起着无可替代的作用，研究显示，对于 40% 烧伤患者的平均输血需求量至少达到 11 个单位的红细胞，而创伤中的急性失血需要迅速识别并尽快恢复循环容量。大量输血方案（massive transfusion protocol，MTP）已成为创伤科输血的治疗标准，以便迅速向患者提供血液制品，且血液输注越快，患者预后越好。

（二）常用红细胞制品

异体输血主要来源于无偿献血者，献血者的全血经血站分离为多种血液制品，如红细胞制品、血浆、血小板。目前，成分输血已经代替全血成为临床主要的输血方式，其中红细胞制品在临床治疗中应用最广泛。常用的红细胞制品包括以下几种。

1. 浓缩红细胞（CRBC）　用于纠正因红细胞减少引起的缺氧，适用于慢性贫血，可用于充血性心力衰竭患者。

2. 悬浮红细胞（SRBC）　是目前国内外临床应用最广泛的一种红细胞制品，适用于大多数需要补充红细胞的患者，以提高血液携氧能力。

3. 洗涤红细胞（WRBC）　临床用于因多次输血而产生白细胞抗体的贫血病人及器官移植后的病人，以减少排斥反应。

4. 冰冻红细胞（FRBC）　主要用于保存稀有血型红细胞。

5. 辐照红细胞（IRBC）　利用 γ 射线对血液中的免疫活性淋巴细胞进行灭活，使其不能复制和分化，防止其在受血者体内植活和增殖。

6. 年轻红细胞（YE）　指处于网织红细胞与成熟红细胞之间阶段的红细胞，主要用于重型地中海贫血患者的治疗，以延缓铁沉积。

三、红细胞体外存储与存储损伤

（一）红细胞存储损伤的概念

在 4 ～ 6℃冰箱中静置保存的红细胞，虽然保存液中的葡萄糖、枸橼酸和其他添加剂为红细胞提供了生存所必需的物质，但生成的代谢产物无法像体内一样由肾脏或肝脏将代谢产物解毒或排出，也没有网状内皮系统来清除衰老或损伤的红细胞。因而，存储血液对于红细胞来说不是一种自然的生存状态。此外，其他因素如包装袋中的增塑剂，也会引起关于对红细胞毒性的担忧。因此，在低温存储过程中，红细胞在生化和能量代谢、氧化还原代谢、细胞形态等诸多方面经历了相当大的变化，且随着存储时间的延长变化更加显著，这种变化称为存储损伤。

（二）红细胞存储损伤的机制

红细胞存储过程中生化和能量代谢损伤主要表现为一氧化氮（NO）代谢损伤、2，3-二磷酸甘油酸（2，3-DPG）和 ATP 的消耗及膜上钠 - 钾泵的功能障碍。NO 是血管舒张的信号，随着红细胞存储时间的延长，红细胞中 NO 大量流失，导致血管扩张出现障碍，大量堆积在血管内的红细胞可能会诱发血管收缩和内皮屏障功能障碍，最终影响机体血液循环，致使机体严重缺氧。红细胞在低温存储过程中，能量代谢减慢，Na^+-K^+ 泵活性下降，K^+ 从细胞内逸出，同时 Na^+ 进入细胞内，到存储末期，保护液中 K^+ 浓度增加 3 倍。损伤的红细胞膜脂质会以囊泡的形式脱落，严重时发生溶血。红细胞溶血后，其内游离血红蛋白和铁离子的释放会导致红细胞氧化应激明显增强，使膜脂质、蛋白质过氧化，破坏红细胞膜完整性并降低细胞内 Hb 及酶蛋白活性，使红细胞的携氧功能及代谢水平降低。2，3-DPG 的生成减少增加了 Hb 的氧亲和力，氧释放减少。此外，糖酵解是红细胞能量的唯一来源，存储红细胞通过不断从保护液中摄取葡萄糖来获取能量。葡萄糖分解产生的丙酮酸在乳酸脱氢酶催化下生成乳酸，使乳酸在红细胞悬液中不断堆积，最终导致保护液 pH 值持续降低。这一过程使得糖酵解关键酶果糖磷酸激酶的活性受到抑制，糖酵解速率减慢，ATP 生成进一步减少。而 ATP 减少使膜上钠 - 钾泵功能障碍，导致细胞内钾离子外流。在形态方面，所有变化累积的结果使得红细胞失去了经典的双凹圆盘状，变为棘状红细胞和球状红细胞，并丧失其正常变形能力。

（三）红细胞保护液对存储损伤的保护作用

1. 红细胞保护液的种类和成分　血液低温存储的研究始于 20 世纪初 Landsteiner 发现 ABO 血型系统之后。1914 年，抗凝剂枸橼酸的发现延长了血液的保存时间；与此同时，Weil 证明了使用冰箱来保存抗凝血的可能性。1916 年，葡萄糖 - 枸橼酸溶液的引入直接让英国在第一次世界大战期间建立起第一个血液"仓库"，Robertson 也被誉为"血库的创造者"。直至 20 世纪 60 年代，经典的枸橼酸 - 磷酸 - 葡萄糖和枸橼酸 - 磷酸 - 葡萄糖 - 腺嘌呤保养液的建立，使全血低温保存时间延长到 35d。20 世纪 70 年代，成分输血取代全血输注，输注红细胞时黏滞度过高、活力降低等问题随之而来。新的红细胞保养液盐 - 腺嘌呤 - 葡萄糖 - 甘露醇保养液（SAGM）、Adsol（AS-1）、Nutricel（AS-3）、Optisol（AS-5）、AS-7 及红细胞保护液（MAP）（不同保护液的成分见表 15-1）等陆续

表 15-1　不同保护液的成分

不同保护液名称	不同保护液的成分（g/L）									
	枸橼酸三钠	枸橼酸	枸橼酸钠	葡萄糖	磷酸二氢钠	磷酸氢二钠	腺嘌呤	氯化钠	甘露醇	碳酸氢钠
MAP	1.5	0.2		7.93	0.94		0.14	4.97	14.57	
SAGM				9			0.169	8.77	5.25	
AS-1				22			0.27	9	7.5	
AS-3		0.42	5.88	11	2.76		0.3	0.41		
AS-5				8.1			0.297	8.77	8.29	
AS-7				14.4		1.70	0.27		10.02	2.18

面市并得到 FDA 批准，同时血液存储容器也从带橡胶塞的玻璃瓶发展到聚乙烯（PVC）树脂制备的密闭输血器材，它们将红细胞的体外低温保存时间最长延长到 42 天。

2. 红细胞保护液中主要成分的作用　保存液中的葡萄糖可以为细胞代谢提供必须的养分；腺嘌呤可以增加腺苷酸的储备，促进 ATP 的生成；聚氯乙烯（PVC）血袋及添加膜稳定剂甘露醇和枸橼酸可减少溶血；加入无机磷酸盐一方面可以缓冲持续下降的 pH，另一方面可以作为 2，3-DPG 合成的原料；碳酸氢钠缓冲液则可以通过促进 CO_2 弥散来维持酸性 pH 及 ATP 水平。AS-5 和 SAGM 相比具有相同的氯化钠和葡萄糖浓度，但腺嘌呤和甘露醇浓度更高，这导致其 pH 降低（5.5 vs 5.7）。AS-1 与 SAGM 相比具有较高的氯化钠、葡萄糖、腺嘌呤和甘露醇浓度。As-7 是美国食品药品管理局批准的一种无氯碱性保存液。D'Alessandro 等采用色谱 - 质谱代谢组学分析法，比较了 As-3 和 As-7 中存储红细胞的 229 种代谢物水平，结果发现，AS-7 配方可以在红细胞存储早期改善能量和氧化还原代谢，减轻存储损伤。虽然随着时间的推移，两组差异有所减少，但在 42 天这种差异仍然存在。MAP 则是在 SAGM 配方中加入了磷酸盐。储存红细胞通常在低温无氧状态下保存，保存质量应符合美国血库协会制定的标准：即输注 24 小时后，至少 75% 的红细胞体内存活，溶血发生率在 1% 以下，1 ～ 6℃储存 42 天。

3. 红细胞保护液的补充剂对红细胞存储质量的影响　20 世纪以来，人们对库存血红细胞老化的分子机制进行了广泛而深入的研究，并指出代谢减慢和氧化损伤是红细胞老化及存储损伤的主要原因。为了增加红细胞的存活率并延长红细胞存储时间，一些添加剂被加入到血液中。然而，即使将血液存储于添加剂中，脂质过氧化仍在增加，并且抗氧化能力在下降。目前红细胞保护液中缺乏抗氧化物，因此，添加抗氧化剂或者金属螯合剂对存储红细胞的影响被越来越多地研究，以期进一步减少红细胞的存储损伤。已有许多研究通过减少氧化应激或增加红细胞的抗氧化能力来增加红细胞存储时间。Dumaswala 等人的研究表明，在存储血液中增加 GSH 可以防止红细胞免受自由基的伤害。还有一些研究表明，在存储血液中加入金属螯合剂可以降低脂质过氧化。Liu 等人报道，在存储血液中添加一种金属螯合剂二亚乙基三胺五乙酸仅仅在短时间有效，在超过 28 天后不能阻止存储血液脂质过氧化。Pallotta 等观察了添加维生素 C、维生素 E 和半胱氨酸等常用抗氧化剂以及两者联用对红细胞的保护作用，结果表明维生素 C、维生素 E 及半胱氨酸可以分别通过清除羟自由基、稳定细胞膜和清除 H_2O_2 达到一定的抗氧化作用。此外，为了延长红细胞存储时间，Racek 等在采集血液之前给予志愿者抗氧化剂，发现以这种方式存储的血液更容易对抗自由基的损伤。我们的前期研究结果表明，褪黑激素（melatonin，MT）可以对抗 H_2O_2 对红细胞的氧化损伤，减少 Hb 再释放。在红细胞保护液中加入 150pg/ml MT 可以有效减少存储后期红细胞变形个数、降低红细胞溶血率和聚集性、减少 MDA 和 MetHb 的生成，减缓 pH 的下降、同时还能提高 Prx2 的表达量，有效提高了红细胞存储质量。

4. 红细胞保存方法对红细胞存储质量的影响　保存温度是影响红细胞保存质量的重要因素。温度高、细胞代谢快则脂质过氧化反应速度也快，红细胞的保存寿命就会迅速缩短。红细胞的保存常采取低温（2～6℃）保存。Henkelman 等将冷冻红细胞冻融后保存在盐水腺嘌呤葡萄糖甘露醇培养基中，通过与常规液体存储的红细胞和新鲜红细胞进行比较发现，超低温保存的红细胞解冻后较常规液体储存的红细胞和新鲜的红细胞更脆弱。然而，经过超低温保存的解冻红细胞的聚集性和变形性或 ATP 水平并没有受到冻融洗涤过程的影响。根据红细胞的流变特性，推测冷冻保存的红细胞是液体存储红细胞的一种有价值的替代品。厌氧或低氧存储红细胞可以减少氧化损伤，维持三磷酸腺苷（ATP）和 2,3- 二磷酸甘油酸（DPG）的水平。与标准存储相比，在 6 周内具有更强的 24h 恢复能力。D'Alessandro 等对无氧环境下保存在 SAGM 保护液中的红细胞代谢进行了分析，结果显示，红细胞在无氧存储条件下，葡萄糖消耗快速增加、糖酵解中间产物（葡糖糖、6- 磷酸果糖、果糖 1,6- 二磷酸、磷酸二羟丙酮、3- 磷酸甘油醛、磷酸甘油酸盐、磷酸烯醇式丙酮酸和乳酸）不断累积。在无氧存储末期，乳酸增加 24.55 ± 3.17 倍，这与之前 Yoshida 的报道相一致。此外，Yoshida 的研究还指出，无氧存储条件下，2,3-DPG 水平的维持明显长于传统条件，且 ATP 的峰值较高并持续较长时间（5～7 周）。Angelo 等还观察到谷氨酰胺和 GSSG 水平不断增加，而游离半胱氨酸和 GSH 水平逐渐下降，同时氧化应激相关标志物 PGD2/E2 和血栓素 A2 累积，而 PGF2a 显著下降。因此，缺氧保存似乎并没有完全消除氧化应激，但能够促进糖酵解，延长高能磷酸盐和嘌呤的存储。

四、存储红细胞输注与临床预后的关系

虽然输血作为一项重要的治疗措施已经走过了百年多的历史，但输注存储红细胞与临床预后的关系一直处于争论中，不少学者通过动物实验和临床观察性研究证明，输注不同存储时间的红细胞会影响患者预后，并把红细胞存储时间列为引起输血不良后果的独立危险因素。然而，也有其他研究不支持这样的观点，甚至还有一些研究揭示了输注新鲜血的不利影响。同时，还有一些随机试验没有发现输注不同存储时间的红细胞的病人的临床结果有差别。因此，关于红细胞存储损伤与临床预后关系的研究任重而道远。

1. 输注红细胞导致临床不良预后　输血的不良后果主要包括感染、创伤后多器官功能衰竭、深静脉血栓和院内病死率增高。

（1）感染：感染是红细胞输注最常见的不良反应。有研究表明，通过对各个国家血液检测系统提供的输血相关并发症的分析发现，每 10 万 U 红细胞输注的患者中有 26 例患者会发生输血相关感染。Savino 等研究指出，输注存储时间大于 14 天的红细胞的患者术后感染发生率高于输注储存时间少于 14 天的红细胞的患者。Hod 等发现，延长红细胞存储时间与血浆非结合铁增加有关，可导致急性组织铁沉积和炎症，这些非结合铁增加了血管内细菌生长。

（2）死亡率增加：死亡率增加也是输血不良后果的一个重要方面。在 1 个超过 13 000 例患者的回顾性分析显示，危重患者输注存储 35 天甚至更长时间的红细胞与输注存储少于 21 天的红细胞的患者相比，死亡率和发病率均增加。某英国医学杂志提供

了几千例心脏外科手术的回顾性分析，结果表明输注衰老红细胞伴随死亡率增加。新近的研究也表明，在大量输血的创伤患者中，输注存储 22 天或更长时间的红细胞与患者死亡率增加有关。Harvey 等证明，给狗的肺炎模型输注最陈旧的红细胞会增加死亡率，因此，建议感染患者应谨慎静脉输注铁和陈旧红细胞。

（3）输血疗效差：红细胞存储损伤严重影响红细胞的功能，因此长时间存储的红细胞其输血疗效常常引起担忧。临床回顾性研究表明，输注接近存储末期的红细胞，患者不良反应的发生率增高，而输注长期保存的红细胞要比输注相对新鲜的红细胞疗效差。Taylor 等的研究表明，给脊柱手术患者输注存储时间大于 28 天的红细胞，患者围手术期并发症的发生率较高。国内学者周欢欢等的研究也表明，输注较长时间存储的红细胞会影响再生障碍性贫血患者的疗效。

（4）其他输血并发症：免疫抑制、多器官功能衰竭症、肺损伤和肾损伤等输血不良反应也与红细胞存储损伤有关。一项回顾性研究表明，输注储存时间大于 14 天的红细胞，患者肝移植术后急性肾损伤的发生率显著增加。在动物实验中，研究者发现输注陈旧红细胞 24 小时后会造成豚鼠大动脉非正常坏死，而 48 小时后大量胶原沉积，并伴随着肾病和肾小管变性等。

综上所述，无论是临床回顾性研究还是动物模型实验，都进一步证实了红细胞存储损伤可能与临床不良预后息息相关。红细胞在存储期间所经历的一系列生化和形态的改变都表明，红细胞存储时间越长，临床输注效果越差，不良反应发生率和死亡率增加。

2. 输注红细胞与临床不良预后无关　关于输注红细胞与临床不良预后之间的关系也有许多不同的观点。

（1）输血疗效：Elliott 等研究表明，存储 42 天、28 天、7 天红细胞具有相似的氧传递能力。国际输血专家进行了超过 13 个随机对照实验，结果表明输注新鲜红细胞并不优于衰老红细胞。一个关于危重病人的报道指出，输注存储超过 15 天的血液后病人出现内脏缺氧的指标，即胃黏膜 pH 下降，但是之后的研究没能证实这一结果；而在治疗急性贫血的神经认知障碍时，存储 3 周的红细胞和新鲜红细胞（3～5 小时）同样有效。红细胞持续存储的研究（RECESS）比较了复杂心脏手术患者随机接受输注存储少于 10 天或者超过 21 天红细胞后的临床结果，其他临床随机试验研究了存储红细胞对新生儿和危重患者的影响，但是，这三项试验并没有证明其差异。此外，一个大型的临床随机研究比较了患有严重贫血的孩子输注存储 1～10 天和 25～35 天红细胞后的乳酸清除率及临床后果，并没有发现两者之间存在差异。

（2）不良预后：Stowell 等选用心脏手术患者作为研究对象，通过手掌鱼际隆起和大脑血氧饱和度及舌下微循环血流量的测定，观察随机输注存储 ≤ 10 天或者 ≥ 21 天血液的患者，红细胞进入微循环和运输氧到组织的能力，结果并没有检测到差别，说明红细胞存储并不损害心脏手术患者的组织氧合或微循环。同样，在 4 个已经完成的随机试验中，没有观察到存储时间和不良后果间的关系。Halmin 等以 2003～2012 年瑞典和丹麦 854862 名受血者为研究主体，采用两国队列研究（binational cohort study），通过 3 种相关性分析方法评估输注长时间存储红细胞30天或者在1年后引起死亡的相对和绝对风险，结果表明，不论采用什么分析方法，输注长时间存储的红细胞和死亡率之间并没有关系。此外，在关于院内7天和30天死亡率的观察中，Brunskill 指出输注新鲜和衰老红细胞所引起的院内7天儿童死亡数量并不存在差别，同样，Schulman 和 Walsh 报道的成人30天死亡率也得出同样的结果。因此，目前除了给新生儿输注大量血液或者是换血治疗时，存储红细胞中超量的钾离子是有害的外，很少有证据证明新鲜血液（储存少于7天）优于存储血液。虽然推测红细胞存储损伤可以导致临床不良预后，但鲜有回顾性研究及动物实验能证明，红细胞存储损伤与临床不良预后有直接关系。Neil 认为存储时间十分短的红细胞可能比存储7～21天的红细胞更危险，且与存储28～42天的红细胞一样危险。Akshay 等认为现在没有证据表明红细胞存储时间的长短影响患者的病死率，但在新生儿和儿童中却鲜有证据。

综上所述，红细胞存储损伤是否与病人输注不良结果有直接的关系并没有定论。因此，尚需要有更多的动物实验或临床实验来进一步明确这一观点。因而，如何避免或减轻红细胞"存储损伤"，改善血液存储质量，延长存储时间，减少输血并发症已成为目前输血行业的研究焦点。

 小结

输血作为临床上重要的治疗措施，在挽救病人方面起着不可替代的作用。目前随着手术患者逐年增多，新手术方式的开展及多学科协作诊疗在围手术期的广泛应用，使得异体输血的需求量日益增加，而红细胞存储损伤是否会影响病人输注结果仍然存在诸多争议。控制性临床试验并没有证实存储损伤所带来的临床不良后果。伦理和操作方面的问题也阻碍我们对输注衰老红细胞的进一步研究。此外受血者的年龄及临床病情对观察结果的影响也是不确定的。目前大部分研究是群量分析而不是限定范围的随机试验，受到观察性研究易发生信息偏倚及样本数量不足的影响，可能限制了研究的普遍性。因此，血液保护减少红细胞存储损伤，提高红细胞存储质量，进而改善患者的预后具有越来越重要的临床意义。近年来，随着代谢组学、蛋白质组学、单细胞组学、纳米生物技术、人工智能等新兴前沿技术的不断涌现，为输血医学的发展提供了强大的动力。在国内外输血医学持续发展的大背景下，期待通过组合多种前沿技术，开展高质量、大样本、多中心的临床随机对照试验，为临床输注红细胞提供强有力的数据支持；研发新型血液保存剂及血液低温保存技术；阐明输血与患者不良预后的关系；开展临床输血救治新理论、新技术与新方案研究。

（李　姝）

参 考 文 献

[1] PALMIERI TL. Burn injury and blood transfusion[J]. Trauma and transfusion, 2019, 32(2):247-251.

[2] D'ALESSANDRO A, NEMKOV T, HANSEN KC, et al. Red blood cell storage in additive solution-7 preserves energy and redox metabolism: A metabolomics approach[J]. Transfusion, 2015, 55(12):2955-2966.

[3] DUMASWALA UJ, WILSON MJ, WU YL, et al. Glutathione loading prevents free radical injury in red blood cells after storage[J]. Free Radic Res, 2000, 33(5):517-529.

[4] LIU TZ, CHIU DT, STERN A. Diethylenetriaminopentaacetic acid is unsuitable for long-term preservation of RBCs[J]. Transfusion, 2001, 41(4):556-559.

[5] PALLOTTA V, GEVI F, D'ALESSANDRO A, et al. Storing red blood cells with vitamin C and N-acetylcysteine prevents oxidative stress-related lesions:a metabolomics overview[J]. Blood Transfus, 2014, 12(3):376-387.

[6] RACEK J, HERYNKOVÁ R, HOLECEK V, et al. Influence of antioxidants on the quality of stored blood[J]. Vox Sang, 1997, 72(1):16-19.

[7] 李姝 . 生理浓度褪黑素对体外存储红细胞质量的影响 [D]. 内蒙古科技大学包头医学院 , 2018.

[8] HENKELMAN S, LAGERBERG JW, GRAAFF R, et al. The effects of cryopreservation on red blood cell rheologic properties[J]. Transfusion, 2010, 50(11):2393-2401.

[9] D'ALESSANDRO A, GEVI F, ZOLLA L. Red blood cell metabolism under prolonged anaerobic storage[J]. Mol Biosyst, 2013, 9(6):1196-1209.

[10] YOSHIDA T, SHEVKOPLYAS SS. Anaerobic storage of red blood cells[J]. Blood Transfus, 2010, 8(4):220-236.

[11] HOD EA, BRITTENHAM GM, BILLOTE GB, et al. Transfusion of human volunteers with older, stored red blood cells produces extravascular hemolysis and circulating non-transferrin-bound iron[J]. Blood, 2011, 118(25):6675-6682.

[12] GOEL R, JOHNSON DJ, SCOTT AV, et al. Red blood cells stored 35 days or more are associated with adverse outcomes in high-risk patients[J]. Transfusion, 2016, 56(7):1690-1698.

[13] GEHRIE EA, SZKLARSKI PC, NOONER K. Storage Age of RBCs Transfused by a Prehospital Patient Transport Program vs the Hospital Emergency Department[J]. Am J Clin Pathol, 2019, 152(4):537-541.

[14] KLEIN HG. The red cell storage lesion(s): of dogs and men.Blood[J]. Transfus, 2017, 15(2):107-111.

[15] LEE JS, KIM-SHAPIRO DB. Stored blood: how old is too old[J]? J Clin Invest, 2017, 127(1):100-102.

[16] PURVIS TE, GOODWIN CR, MOLINA CA. Transfusion of Red Blood Cells Stored More Than 28 Days is Associated With Increased Morbidity Following Spine Surgery[J]. Spine (Phila Pa 1976), 2018, 43(13): 947-953.

[17] 周欢欢 , 周贤平 . 悬浮红细胞储存时间影响再生障碍性贫血患者悬浮红细胞输注疗效 [J]. 中国输血杂志 , 2021, 34(02):146-149.

[18] WANG Y, LI Q, MA T, et al. Transfusion of older red blood cells increases the risk of acute kidney injury after orthotopic liver transplantation: a propensity score analysis[J]. Anesth Analg, 2018, 127(1):202-209.

[19] BENNETT-GUERRERO E, RIZWAN S, Russell ROZENSKY R, et al. Randomized controlled trial of 7, 28, vs 42 day stored red blood cell transfusion on oxygen delivery (VO 2 max) and exercise duration[J]. Transfusion, 2021, 61(3):699-707.

[20] HEDDLE NM, COOK RJ, ARNOLD DM, et al. Effect of short-term vs. long-term blood storage on

mortality after transfusion[J]. N Engl J Med, 2016, 375(20):1937-1945.

[21] DHABANGI A, AINOMUGISHA B, CSERTI-GZDEWICH C, et al. Effect of transfusion of red blood cells with longer vs shorter storage duration on elevated blood lactate levels in children with severe anemia: the total randomized clinical trial[J]. J Am Med Assoc, 2015, 314(23):2514-2523.

[22] STOWELL CP, WHITMAN G, GRANGER S, et al. The impact of red blood cell storage duration on tissue oxygenation in cardiac surgery[J]. J Thorac Cardiovasc Surg, 2017, 153(3):610-619.

[23] HALMIN M, ROSTGAARD K, LEE BK, et al. Length of Storage of Red Blood Cells and Patient Survival After Blood Transfusion: A Binational Cohort Study[J]. Ann intern Med, 2017, 166(4):248-256.

[24] BRUNSKILL SJ, WILKINSON KL, DOREE C, et al. Transfusion of fresher versus older red blood cells for all conditions[J]. Cochrane Database Syst Rev, 2015, 12(5).

[25] BLUMBERG N. Transfusing fresh red blood cells might be dangerous[J]. BMJ, 2019, 5:366.

[26] SHAH A, BRUNSKILL SJ, DESBOROUGH MJ, et al. Transfusion of red blood cells stored for shorter versus longer duration for all conditions[J]. Cochrane Database Syst Rev, 2018, 12(12).

第 16 章

红细胞药物载体的研究进展

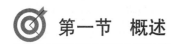

第一节　概述

目前，新型化学实体药物的研发难度越来越大，研发周期和成本逐年上升。许多新发现的小分子化学实体药物，其溶解性或膜穿透性差、生物利用度低，很大程度上影响其成药性；而生物活性药物（如蛋白、多肽和核酸等）则存在体内稳定性差、应用困难等问题。新型药物递释系统的研发有助于克服药物自身的问题，提高溶解度、稳定性和靶向性。目前药物递送系统包括聚合物化学材料、凝胶颗粒、纳米材料、脂质体、细胞递送载体等。其中，可以用于药物递送的细胞包括红细胞、淋巴细胞、血小板、单核巨噬细胞、干细胞、成纤维细胞甚至癌细胞本身。

红细胞的特点使其非常适合作为药物递送载体。红细胞呈双凹圆盘状，无细胞核和细胞器，直径约 7μm。红细胞具有非常大的比表面积，高度的可变形性使其可以穿过毛细血管。正常情况下，红细胞很少穿过血管壁进入组织。红细胞在血液中可以存活 110 ～ 120 天，只有当衰老时才会被清理，由肝和脾中的巨噬细胞负责。红细胞膜表面带有较弱的负电，包含超过 300 种蛋白质，为细胞膜表面修饰提供可能。最早利用红细胞作为递送载体的研究可以追溯到 19 世纪 60 年代。1953 年，Gardos 利用红细胞血影负载 ATP；1959 年，Marsden 和 Ostling 利用红细胞血影负载右旋糖酐。1973 年，Ihler 利用低渗溶胀红细胞，成功包覆了 β-葡萄糖苷酶和 β-半乳糖苷酶。之后，红细胞作为药物递送载体的研究开始被广泛开展，比如红细胞膜内包覆，红细胞膜表面负载，以及红细胞与纳米材料的联合递送方式（图 16-1）。

一、红细胞递送系统的特点

相比于其他的细胞递送系统，红细胞药物递送系统具有以下特点。

1. 更广泛的用途　红细胞可以递送小分子药物、生物活性分子（核苷酸类似物、糖皮质激素类似物、酶、多肽、毒素等）和一些简单的递送载体（脂质体、纳米材料等）。

2. 减少免疫原性，延长体内循环时间　治疗药物被红细胞包覆以后，一定程度上降

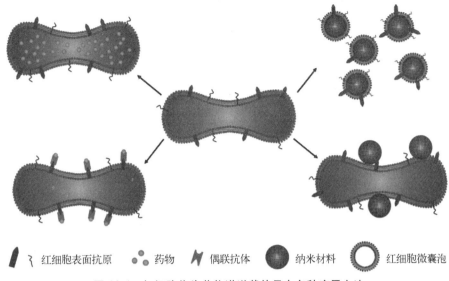

红细胞表面抗原　　药物　　偶联抗体　　纳米材料　　红细胞微囊泡

图 16-1　红细胞作为药物递送载体具有多种应用方法

低了原有的免疫反应，减少了抗原特异性体液反应，避免了血浆中的酶解过程，明显延长了药物在血液中的停留时间、循环时间或滞留时间。

3.更好的生物兼容性，减少副作用　一般情况下，红细胞代谢后很少产生有毒物质，如果采用自体来源的红细胞，毒副作用会更小。

4.靶向递送　红细胞一般靶向到网状内皮系统（reticuloendothelial system，RES）中，进而被肝脏和脾脏的巨噬细胞清除。

5.药物缓释　由于细胞膜的限制作用，药物会以较慢的速度，更稳定地释放到血浆中。对于基因治疗而言，循环时间延长可以让基因表达更多的蛋白；对于一般药物而言，可以延长给药间隔时间。

总之，红细胞的大小与形态一致，便于应用。而且可以制作红细胞纳米囊泡，进一步拓展了其应用方法。

二、红细胞递送载体负载药物的方法

一般红细胞递送载体负载药物的方法分为红细胞内负载、红细胞表面负载及红细胞仿生纳米材料等见图 16-1。

（一）红细胞膜内包覆的方法

药物进入红细胞内部，一般需要经过一个可逆的开孔过程，这样才能使不同分子量的底物进入细胞。不同药物进入红细胞的方法不同，可以利用脂质体融合、膜转位作用（membrane translocating）、电穿孔、超声等方法使细胞膜穿孔，从而使药物进入红细胞。另外，药物也可以通过特定化合物的刺激，比如伯氨喹（primaquine）、长春碱（vinblastine）、氯丙嗪（chlorpromazine）、氢化可的松（hydrocortisone）、丁卡因（tetracaine）等，或者在细胞穿透肽的作用下，诱发红细胞发生胞吞作用，从而让药物进入红细胞。然而，最常用的是低渗溶胀的方法。首先，利用渗透压使红细胞膨胀、穿孔，药物通过开孔进入细胞内；之后，将红细胞置于高渗溶液中，细胞皱缩，膜孔关闭，细胞回复到原有大小，这样药物便进入了细胞（图16-2）。也有研究使用高渗透压使红细胞负载药物的方法。

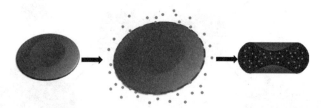

图 16-2　红细胞的低渗可逆溶胀负载方法

不同的方法主要考虑药物的特性和对药物释放的要求。对于一些小分子的易于扩散的药物，一般会包覆其不能自由扩散的前体药物。在红细胞内由于酶的存在使药物前体被分解，分解后的药物缓慢释放到血浆中。另外，也可以通过共包覆的方法改善药物的负载和释放特性，这样一些可以自由穿过细胞膜的酶也可以包覆到红细胞内，实现药物缓释。

红细胞载体不仅可以包覆生物活性药物，还可以用于包覆纳米材料。利用血影可以制备小于 200nm 的纳米红细胞（nanoerythrosome，NER），也被称为红细胞仿生囊泡（biomimetic vesicle）。Gupta 在溶胀红细胞后，去除红细胞胞质，利用脂质体"迷你挤出器"（mini-extruder）制备红细胞膜囊泡，从而进行纳米材料的包覆。一般这种制备方法会配合红细胞膜的修饰以增加递送效率。

（二）红细胞膜表面负载方法

由于一些酶或药物不能穿过红细胞膜，所以需要负载到红细胞膜表面进行递送。这种负载方法一般是通过红细胞膜表面特异性配体，例如亲和素 - 生物素桥（avidin-biotin bridge），抗原抗体结合，羧基端过碘酸盐氧化，或者其他化学交联剂进行。

1. 亲和素 - 生物素桥　亲和素 - 生物素桥是较为常用的方法，尤其是对于一些生物活性药物。对于哺乳动物的红细胞而言，生物素化一般可以利用 N- 氢化丁二酰亚胺酯（N-hydrosuccinimide ester biotin，NHS-biotin）结合到细胞膜表面的氨基上，或者利用生物素酰肼结合（hydrazide）到细胞膜表面的醛基上。小鼠的每个鼠红细胞可以与 1000 个生物素结合，而且该结合不会影响红细胞 24 小时内的存活率。利用这种方法可以结合尿酸酶（uricase）、HIV-1 tat 蛋白、牛血清白蛋白及其他的生物活性药物等。当红细胞膜表面进行靶向性多肽修饰后，会提高药物递送的靶向性，例如 c（RGDyK）的修饰实现了肿瘤的靶向治疗。

然而生物素化的红细胞会因为补体旁路引起红细胞溶解，这不仅与亲和素的效价和生物素修饰的程度有关，而且与补体调节器 CD59 有关。想要达到更长的循环时间，必须使用单效价的亲和素和合适浓度的生物素修饰；相反，也可以通过激活补体反应，来实现靶向功能。生物素的抗体结合到生物素化的红细胞表面后，形成了靶向敏感的免疫红细胞，使红细胞载体药物在靶向部位溶解，实现靶向给药。

2. 位点特异性修饰　可以先将高亲和力配体、多肽或抗体结合到红细胞膜表面的蛋白上，再将药物结合到这些配体上。这种方法避免了直接对红细胞修饰引起的红细胞存活率下降。有研究者将配体结合到灵长类红细胞的补体受体 1（complement receptor 1，CR1）或者小鼠的糖蛋白 A（glycophorin A，GPA）上，之后再进行药物负载，这样的修饰方法并未影响红细胞的循环时间。但是，这些配体的结合量会影响药物的负载能力。每个红细胞膜表面有约 10^6 个 GPA 和约 10^3 个 CR1，利用针对 GPA 的配体负载的药物量要远高于针对 CR1 的负载量。

3. 物理吸附　红细胞膜表面还可以利用物理吸附来负载纳米材料。聚苯乙烯是直径从 100nm 到 1.1μm 的颗粒，可以依靠范德华力和疏水作用等吸附到红细胞膜表面。这种"搭便车"（hitchhiking）的方法增加了人工纳米材料在血液中的循环时间。

不同的药物负载方法使红细胞药物递送系统具有了更加广阔的应用价值。红细胞可以包覆药物前体构建药物缓释系统，当包覆重组酶时可以催化有毒的代谢产物转化成为无毒产物，当红细胞膜表面结合特定药物后可以特异性地定位到网状内皮系统 RES 发挥药效，当包覆造影剂时可以用于疾病诊断。

 # 第二节　红细胞膜内包覆

红细胞膜内包覆对于被包覆的药物而言，可以使其避开血液中免疫系统和蛋白酶的影响。目前，利用膜内包覆的方法可以负载酶、抗生素、抗炎药物、抗病毒药物，并可以包覆用于疾病诊断的造影剂等。

一、红细胞生物反应器

红细胞可以包覆特定生化反应的酶，如果血液中的底物可以穿过红细胞膜，胞内的酶便可以与这些底物反应，此时的红细胞可以看作是一种生物反应器。这样的红细胞生物反应器（erythrocyte-bioreactor，EBR）可以用于治疗一些先天性的酶缺陷型疾病，也称为酶替换治疗（enzyme replacement therapy），也可用于清除体内的过多的代谢物和恶性肿瘤产生的毒性化合物（表 16-1）。

（一）治疗酶缺陷性疾病

目前，很多疾病都和某些酶的缺失或者功能下降有关。理论上对于这种疾病的治疗方法主要是将缺失的酶回补到机体内。然而，如果只是直接把酶静注到血液中，酶蛋白会被免疫系统快速清除。如果将这些酶利用红细胞包覆后再静注回血液，则可以避免免疫系统的清除，也可以防止血浆中蛋白酶的降解。

1. 溶酶体贮积病　溶酶体贮积病（lysosomal storage diseases）主要包括戈谢病（Gaucher disease）、黏多糖贮积症（Sly syndrome）、法布里病（Fabry disease）、庞贝病

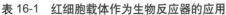

表 16-1 红细胞载体作为生物反应器的应用

应用	药物
戈谢病	β-葡萄糖脑苷脂酶（β-葡萄糖苷酶）
黏多糖贮积症	β-葡萄糖醛酸苷酶
苯丙酮尿症	L-苯丙氨酸解氨酶、苯丙氨酸羟化酶
尿酸的清除	尿酸酶（尿毒酶）
尿素利用	脲酶，脲酶＋丙氨酸脱氢酶
脱氨酶缺乏引起的严重联合免疫缺陷	腺苷脱氨酶
线粒体神经胃肠道脑肌病	胸苷磷酸化酶
高氨血症	谷氨酸脱氢酶、谷氨酰胺合成酶、精氨酸酶
酒精和甲醇中毒	乙醇脱氢酶、乙醇氧化酶、乙醛脱氢酶、乙醇脱氢酶＋乙醛脱氢酶、甲酸脱氢酶
氰化物中毒	氰化物拮抗药或硫转移酶
抗氧化剂	过氧化氢酶
抗肿瘤治疗	L-天冬酰胺酶、L-甲硫氨酸酶、精氨酸脱氨酶
降低血糖	己糖激酶、葡萄糖氧化酶、胰岛素
镰刀型贫血症	肌醇六磷酸（IHP）

（Pompe disease）等，这些疾病都是由于溶酶体中缺乏相应的酶，如 β-葡萄糖脑苷脂酶（β-glucocerebrosidase，β-glucosidase）、β-葡萄糖醛酸苷酶（β-glucuronidase）、α-半乳糖苷酶（α-galactosidase）、α-葡萄糖苷酶（α-glucosidase）导致的。酶的缺乏导致酶所催化的底物不断累积，最终引起溶酶体崩解、功能丧失、细胞死亡。β-葡萄糖脑苷脂酶利用红细胞膜包覆后最先被用于酶替换治疗。红细胞膜包被后，酶在血液中的循环时间增加了 4～5 倍。尽管红细胞载体为血浆中药物的快速清除提供了一种潜在的解决方案，并有望降低治疗成本和减少给药治疗的次数，但这种方法在临床上尚未取得进展。目前，已经有很多其他经批准的酶替代疗法可以很方便患者在家中使用，这无疑导致红细胞载体在戈谢病的治疗方面缺乏动力。

2. 其他疾病 除了溶酶体贮积病，苯丙氨酸羟化酶（phenylalanine hydroxylase）用于治疗苯丙酮尿症；腺苷脱氨酶（adenosine deaminase）用于治疗严重免疫缺陷时出现的体液和细胞免疫反应症状；胸苷磷酸化酶（thymidine phosphorylase）用于治疗线粒体神经消化道脑肌病（mitochondrial neurogastrointestinal encephalomyopathy，MNGIE）。目前这些药物研究开始进行临床试验，患者症状得到明显的缓解。

（二）清除过多的低分子代谢产物

红细胞生物反应器可以用于清除血液中的乙醇、甲醇、氰化物、葡萄糖和氨等。

1. 清除乙醇或乙醛 乙醇和乙醛的代谢依赖于乙醇脱氢酶（alcohol dehydrogenase）、乙醇氧化酶（alcohol oxidase）、乙醛脱氢酶（acetaldehyde dehydrogenase）、乙醇乙醛脱

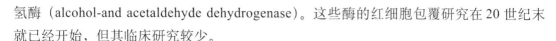

氢酶（alcohol-and acetaldehyde dehydrogenase）。这些酶的红细胞包覆研究在 20 世纪末就已经开始，但其临床研究较少。

2. 清除血糖　己糖激酶和葡萄糖氧化酶是葡萄糖代谢的酶。在小鼠中共同使用这两种酶，葡萄糖的消耗增加 5.5 倍，使血液葡萄糖水平维持几周稳定。

3. 清除氰化物　硫氰酸酶（Rhodonase）是一种在硫供体存在的条件下，负责把氰化物转化成为硫氰酸盐的线粒体酶，参与氰化物的解毒。小鼠的体内研究表明，利用这种方法可以在 15 分钟时氰化物浓度降低 40%。

4. 清除血氨　血液中氨的清除具有非常重要的生理意义。血液中的氨过量（高氨血症），会导致脑病，最终可能致死。长期高氨血症可能导致神经退行性疾病，如阿尔茨海默病（AD）、帕金森病（PD）等。高氨血症一般是由于催化尿素循环的酶遗传性缺失（如精氨酸酶），或慢性和急性肝损伤。目前没有很好的降低血液中氨浓度的方法，很难在有好的效果的同时，又能有较小的副作用。因此，很多研究开始利用红细胞生物反应器清除血液中多余的氨，这种红细胞也被称为氨细胞（ammocytes）。

研究人员尝试利用红细胞包覆谷氨酸脱氢酶（glutamate dehydrogenase）以降低血氨。谷氨酸脱氢酶可以在 NADPH 存在时催化 α-酮戊二酸与氨反应生成 L-谷氨酸，并进一步在谷氨酰胺合成酶（glutamine synthetase）催化下与氨反应生成谷氨酰胺。这两种酶可以利用可逆的低渗溶胀的方法进入红细胞。然而小鼠体内实验表明，这样的生物反应器仅在开始的 0.5～1 小时可以清除氨，之后便与对照没有明显区别。数学建模发现，红细胞内的谷氨酸和 α-酮戊二酸很快耗尽，而细胞外的这些底物却很难进入细胞。因此构建了新的方法，让红细胞随机包裹谷氨酸脱氢酶或丙氨酸转氨酶（alanine aminotransferase）这两种酶中的一种，以催化红细胞产生谷氨酸和 α-酮戊二酸，这样问题就被解决了，小鼠中氨的清除速度达到 2mmol/h，更重要的是有效时间可以持续 2h。经过计算，如果输入 200ml 这样的红细胞反应器到病人体内，血浆中的氨可以每天降低 6mM，比目前的药物（600μM）高 10 倍。

（三）抗肿瘤治疗

氨基酸的一些代谢酶，如 L-天冬酰胺酶（L-asparaginase）、甲硫氨酸酶（methioninase）、精氨酸脱亚氨基酶（arginine deiminase）等会减少血液中相应的氨基酸，而这些氨基酸是细胞增殖和分裂所必需的。肿瘤细胞比普通细胞的分裂速度快很多。这种红细胞包覆药物对于不能自行合成天冬酰胺或者精氨酸的肿瘤细胞的生长具有很好的抑制效果，而且要比 PEG（polyethylene glycol）的递送方法具有更长的药效和更低的免疫原性，可以作为 PEG 递送系统的候补方案。

1. 天冬酰胺酶　法国的 ERYTECH 制药公司进行了红细胞包覆天冬酰胺酶治疗急性淋巴细胞白血病和急性髓系白血病的临床实验，并且申请了该项专利。同时也已经开始了红细胞包覆天冬酰胺酶（eryaspase）对转移性胰腺癌、三阴乳腺癌的临床研究，二期临床实验表明，该药物和化疗联合使用能够降低 40% 的死亡率，对胰腺癌具有很好的疗效。这是第 1 次报道天冬酰胺酶在临床中对实体瘤有作用。

2. 甲硫氨酸酶 研究人员利用红细胞包覆甲硫氨酸酶 (erymethioninase)，用于治疗胶质母细胞瘤和乳腺癌模型小鼠。结果延长了甲硫氨酸酶的循环时间，肿瘤的生长都得到了明显的抑制。将红细胞包覆甲硫氨酸酶和免疫治疗药物 PD-1 联合使用后，肿瘤抑制情况和生存期都比单独使用一种治疗方法效果更好。

3. 精氨酸脱亚氨基酶 2015 年，ERYTECH 制药公司申请了红细胞包覆精氨酸脱亚氨基酶 (ERY-ADI)，治疗肝癌和恶性黑色素瘤的专利。小鼠血液中精氨酸耗竭的时间约为 5 天，如果直接利用该酶的话时间仅为 24 小时，该药物明显延长了精氨酸的耗竭时间。

（四）治疗镰刀型贫血症

镰刀型细胞贫血症 (Sickle cell disease，SCD)，是一种遗传性疾病。贫血的原因主要是因为红细胞中的血红蛋白基因突变，生成血红蛋白 S (HbS)，导致血红蛋白结构改变，脱氧情况下，在毛细血管中容易集聚。集聚后的血红蛋白会沉淀在细胞中，形成线条状，导致细胞变成镰刀型甚至破裂。肌醇 6 磷酸 (inositol hexaphosphate，IHP) 作为 2，3- 二磷酸甘油酯 (2，3-disphosphoglycerate) 与血红蛋白结合的别构抑制剂，具有更强的结合能力。结合 IHP 的血红蛋白与氧的结合能力下降，这样的红细胞氧解离曲线右移。输入这样的红细胞，患者的 HbS 更不容易发生氧解离，从而降低红细胞的镰刀型改变。

Bourgeaux 的体外实验证明，给患者输入红细胞负载肌醇 6 磷酸 (IHP-RBC) 药物后，在脱氧和再氧合过程中，镰刀型红细胞的形成减少了 7 倍。模拟 SCD 的模型小鼠体内实验表明，4 次注射 IHP-RBC 后，改善了小鼠总体生存率，阻止了贫血，降低了血管闭塞的风险，收到了良好的治疗结果。

二、红细胞载体作为药物缓释系统递送药物

红细胞除了可以包覆生化反应的酶之外，还可以包覆药物制剂，构建血液中红细胞药物递送系统。这种红细胞药物递送系统可以维持药物在血液中的浓度相对稳定，延长药物释放时间，降低药物峰值浓度，是一种药物缓释系统。比如大量细胞毒性类药物利用红细胞包覆后应用于肿瘤治疗的研究中。该系统一般针对小分子量的药物（表 16-2）。

表 16-2 红细胞载体作为药物缓释系统的应用

药物类型	药物名称
细胞毒性药物、抗生素	甲氨蝶呤、多柔比星、柔红霉素、阿米卡星、庆大霉素、四环素、青霉素、放线菌素 D、胞嘧啶 β-阿拉伯糖苷、卡铂、氟尿嘧啶、博来霉素、长春新碱、长春碱、紫杉醇、磷酸氟达拉滨
糖皮质激素	地塞米松-21-磷酸、磷酸倍他米松、泼尼松龙-21-磷酸、双氯芬酸非甾体抗炎药
逆转录病毒感染的治疗	核苷逆转录酶抑制剂（2，3-二脱氧胞苷-5-三磷酸（ddCTP）、齐多夫定（AZT）、双脱氧胞苷（DDI））、氟达拉滨、核苷蛋白酶抑制药（PNAPR2）、干扰素 + 利巴韦林

（一）细胞毒性类药物

1. 蒽环类抗生素 蒽环类抗生素 （anthracycline antibiotics） 主要包括柔红霉素 （daunomycin）和多柔比星（doxorubicin）。由于这类抗生素：一方面会嵌入 DNA 碱基之间，抑制 DNA 复制与 RNA 合成；同时也是 DNA 拓扑异构酶 II 的抑制剂，导致 DNA 的破坏；而且，还可以螯合铁离子，产生自由基从而破坏 DNA 等大分子的结构，对肿瘤和正常组织具有毒性。早在 50 年前，蒽环类抗生素就开始用于抗实体肿瘤和急性淋巴细胞白血病和髓系白血病的治疗。目前，蒽环类抗生素主要被用于多种肿瘤的复合治疗中，但具有明显的剂量效应，容易出现心脏毒性。多柔比星（也称阿霉素，adriamycin）的临床前研究表明，其治疗效果要好于柔红霉素 （daunorubicin），但副作用却类似。如果能很好地控制给药，使血浆药物峰值浓度降低，则可以降低心脏毒性。从 19 世纪 80 年代开始，来自美国、日本、俄罗斯等的研究团队利用不同的方法将多柔比星包覆到红细胞中。Tonetti 在利用红细胞负载柔红霉素的实验中发现，戊二醛处理红细胞后明显减慢了药物的释放速度。

俄罗斯的研究团队利用红细胞负载蒽环类抗生素治疗淋巴瘤和白血病的试验研究，证实了利用红细胞包覆柔红霉素和多柔比星给药后，药物的血浆峰值浓度降低了 2 倍，血液中的半衰期延长，心脏毒副作用明显降低，不仅临床疗效更好，而且病人的耐受性也更好。数据显示，独立给药多柔比星时，药物浓度在 10 ～ 30 分钟迅速增加，在 12 ～ 24 小时后降到 0；红细胞包被多柔比星给药后，血药浓度快速上升阶段所用时间相近，而浓度低于 $0.1\mu g/ml$ 的时间会持续 3 天左右。

2006 年，一个新合成的蒽环类抗生素米托蒽醌（mitoxantrone）也被用于红细胞膜包覆，使用效果比多柔比星更好，然而其使用却由于心脏和神经毒性受到限制。该团队研究了红细胞包被米托蒽醌的制备条件，尽量降低毒副作用，为未来的临床研究提供了可能。

2. 萜类吲哚生物碱 长春新碱（vincristine）和长春碱（vinblastine）属于萜类吲哚生物碱 （terpene indole alkaloid），是一类从长春花中提取的，具有抗肿瘤和降血糖作用的药物。20 世纪 60 年代便已发现其抗肿瘤功能。这类药物可以结合到微管蛋白上，通过抑制微管聚合抑制肿瘤细胞和正常细胞的分裂。目前这两种生物碱是运用最广泛的化疗药物，然而却具有明显的副作用，限制了其使用剂量。比如长春碱会引起骨髓功能的抑制、胃肠道毒性及由于血管内药物外渗导致的水疱、深部溃疡 （deep ulcer）、组织坏死等；长春新碱的主要副作用是周围神经病变、低钠血症、白细胞减少症、血小板减少症、脱发等。此外，这两种药物本身也是诱变剂，可以导致癌症；长期使用引起的耐药性也很普遍。有研究通过低渗溶胀细胞的方法将这两种药物用红细胞包覆，一定程度上降低了血液中药物的峰值浓度，解决了其副作用较大的问题。体外实验还表明，包覆药物的红细胞在血浆中 37℃ 孵育时，长春新碱和长春碱从载体红细胞中释放的速度为 $100\mu g/h$，6 小时内的药物释放量约为 50%。然而，体内实验并不理想。因此，这些药物的药代动力学特性还不清楚。

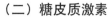

（二）糖皮质激素

糖皮质激素（glucocorticoid）是由肾上腺皮质分泌的类固醇激素。从 1940 年开始，天然及合成的糖皮质激素便开始广泛的应用，具有抗炎、脱敏、免疫抑制、抗休克（anti-shock）、缓解中毒症状等功能。然而，长期使用激素会有严重的毒副作用。常用的糖皮质激素包括氢化可的松（hydrocortisone）、泼尼松龙（prednisolone）、甲基泼尼松龙（methylprednisolone）和地塞米松（dexamethasone）。这些药物具有很好的口服生物利用度，主要通过肝脏代谢，由肾脏排出体外。药物在血液中会被快速清除（3～4 小时），为了维持药物剂量一天内需要多次给药。频繁或大量使用糖皮质激素，会导致激素依赖和严重的副作用，比如免疫抑制和糖尿病。红细胞药物缓释系统可以作为一种解决办法。

意大利的 EryDel 公司开展了利用红细胞负载糖皮质激素的研究，尤其是针对 21-磷酸-地塞米松（dexamethasone-21-phosphate，Dex-21-P）的研究。1997 年，D'Ascenzo 将 21-磷酸-地塞米松和 21-磷酸-泼尼松龙（prednisolone-21-phosphate）包覆到红细胞载体里，建立了地塞米松和泼尼松龙的缓释系统。红细胞内的磷酸化酶将 21-磷酸-地塞米松和 21-磷酸-泼尼松龙这些前体药物去磷酸化后，药物会逐渐自由扩散释放到血液中。之后，EryDel 公司开启了大量的自体红细胞包被 21-磷酸-地塞米松的临床实验。结果表明，这种给药方式比单独地塞米松给药具有很多优点。对长期持续低剂量用药的影响进行检测，发现铜绿假单胞菌（seudomonas aeruginosa）引起的肺和支气管的反复感染率降低，并且没有产生不良反应。

肠道克罗恩病（Crohn's disease）是一种类固醇依赖性疾病，不同年龄段的病人接受自体红细胞负载 21-磷酸-地塞米松药物治疗后，疾病得到很好的控制并且没有副作用。该药对溃疡性结肠炎患者同样有效，给与溃疡性结肠炎（ulcerative colitis）患者自体红细胞负载 Dex-21-P 药物后，能够达到临床缓解水平，同时没有副作用。EryDel 公司针对一些罕见的遗传病，如共济失调性毛细血管扩张症（ataxia telangiectasia，AT；也称 Louis-Bar syndrome）开启了三期临床实验（trials.gov NCT02770807），这种病目前尚没有有效的治疗方法。AT 是一种罕见的遗传性神经退行性疾病，是由于 ATM（ataxia telangiectasia mutated）基因突变导致，该基因编码的蛋白可以整合入双链 DNA 断裂，氧化应激，基因毒性（genotoxic stress）等细胞信号通路。这种疾病最初发现的症状包括小脑退化、血管扩张、免疫缺陷、辐射敏感、易患癌症等。二期临床实验的 22 位病人接受了 6 个月红细胞载体药物（Ery-Dex）的治疗，减缓了疾病的自然进程。为了开发红细胞负载地塞米松的新的药物剂型，EryDel 公司研发了一个自动装置（red cell loader，RCL），该装置允许小分子药物和蛋白质通过缓慢的低渗溶胀作用进入红细胞内部。

（三）红细胞包覆其他药物

也有利用红细胞载体包覆其他药物的研究，比如胰岛素、凝血因子IX、吗啡等。红细胞包覆胰岛素的研究目前还很少，可能与红细胞包覆胰岛素后胰岛素会失活或降解有关。研究表明,红细胞包覆后胰岛素含量仅残留 4.8% ~ 6%。如果把胰岛素降解的抑制剂同时包覆到红细胞中,胰岛素不易被降解,含量可能会维持相对稳定。研究还显示,虽然血浆中红细胞包覆胰岛素的半衰期（12 分钟）是单独注射胰岛素（7 分钟）的 2 倍,但是清除过量葡萄糖的能力却没有明显提高。

凝血因子Ⅸ可以通过可逆的低渗溶胀作用进入红细胞。Sinauridze 等研究了健康志愿者自体来源红细胞包覆凝血因子Ⅸ的药代动力学特性。虽然延长了血液循环时间,但却没有检测到凝血活性,还需进一步研究。

为了延长手术后的无痛期,利用葡萄糖低渗方法制备自体红细胞包覆吗啡进行研究。临床实验表明,红细胞包覆后比直接静注吗啡的无痛期延长了很多,达到 24 小时;直接静注药物时仅为 3.2 小时,两者的副作用没有明显不同。

第三节 红细胞膜表面负载

一、红细胞膜表面负载的发展过程

红细胞作为递送载体不仅可以在内部包覆药物,其细胞膜表面也可以进行修饰及药物负载,比如多肽、抗体、小分子化合物、纳米颗粒等。这类修饰一般用于靶向递送、抗体递送、提高免疫源性或引起免疫耐受,或者与病原菌和毒素的清除有关。对红细胞膜表面的修饰可以通过交联剂处理、双功能抗体处理、生物素化处理等来实现,也可以利用基因工程的方法构建表达特定膜蛋白的红细胞（表 16-3）。

修饰过程中交联剂的使用使红细胞膜表面糖蛋白的聚合或者构象发生改变;或者药物负载过程中渗透压的改变会导致细胞膜的损伤,这些都会导致细胞骨架发生变化,最终导致红细胞变形性和机械稳定性改变、红细胞更容易溶血、对补体反应激活后 IgG 的激活更敏感。磷脂酰丝氨酸（phosphatidyl serine,PS）翻转也使得细胞更容易被吞噬并黏附到内皮细胞表面。

早期研究一般用单宁酸（tannic acid）或氯化铬（chromium chloride）作为交联剂对红细胞表面进行药物负载。这类交联不仅特异性和可控性较差,还会改变细胞膜,明显降低红细胞载体的生物学特性。之后的研究者选择了更具特异性更可控的修饰方法,利用红细胞膜表面的氨基酸、巯基、糖基和脂质等基团进行修饰,然而这种修饰方法一定程度上也会影响红细胞的生物兼容性。人体中衰老或受损的红细胞会被肝和脾清除,如果对红细胞的修饰降低了红细胞的生物相容性,会使得红细胞被清理。这样的红细胞载体激活了补体反应,导致溶血,很快被清除。

1983 年,Samokhin 开始用生物素对红细胞膜进行修饰,利用生物素和亲和素的高亲和力进行药物负载。这一系统非常有效,每个红细胞最大可以负载 8 万 ~ 10 万个分

表 16-3 红细胞膜表面负载方法

偶联方法、偶联抗体	优点	缺点
氯化铬	效率高、负载量大	特异性差
生物素 - 亲和素	效率高、负载量大	大量负载引起补体反应溶血
CR1 抗体	不激活补体反应、无溶血被吞噬现象	依赖于 CR1 的表达水平，有个体特异性
抗糖蛋白 GPA 的 scFv 抗体片段	稳定性好、负载量大、无溶血、无红细胞集聚、不会被 RES 清除	膜刚性改变，红细胞在受到机械力时可能溶血
抗 Ter-119 的 scFv 抗体片段	效率高、红细胞生存率不受影响	未知
抗 RhCE 的 scFv 抗体片段	红细胞受到机械压力和渗透压改变时不受影响，红细胞生理学特性未改变	未知
电插入法在红细胞膜内插入跨膜蛋白	红细胞的体外实验为表现出异常	未知
通过 GPI 锚定到红细胞膜内的方法偶联蛋白	形成了功能性的结构	由于 GPI 锚定蛋白介导的胞吞作用导致药物提前释放
利用对 GPA 特异性结合的线性多肽序列 ERY1 偶联抗原	活性 CD4 和 CD8 T 细胞的清除	未知
转肽酶介导的配体共价键连接到幼稚红细胞表面人工表达的蛋白（Kell，GPA）上	诱导更精准的免疫耐受	耗时长，花费大

子修饰。然而，这样的方法在大量修饰红细胞后，同样会激活补体反应，加速红细胞溶解。因此，必须减少修饰量，或者阻断补体清除红细胞的过程。目前，应用最广泛的是利用多功能抗体将药物偶联到红细胞膜表面分子上。红细胞膜表面有大量抗原可以用作这样的结合位点，这样的方法修饰位点更加可控，对红细胞的影响更小。此外，还有一些其他的红细胞膜表面修饰的方法，如红细胞膜电插入法（electro-inserted）、非特异性氨基修饰法、酯锚定法等，但都没有得到广泛应用。

二、红细胞膜表面负载的类型及应用

（一）介导补体反应

红细胞表面的糖蛋白在其被巨噬细胞清理的过程中起到非常重要的作用。如 DAF、CD59、CR1 和一些信号分子 CD47 和 SHPS-1 等，都会参与清除红细胞的补体反应。补体系统可以介导调理素反应来破坏病原菌、肿瘤细胞和外来细胞；激活浸染部位的促炎级联反应。当补体反应扩散以后，有可能会影响到损伤部位周围的正常组织。DAF 和 CR1 可以抑制补体反应早期的激活过程，保护红细胞免于被溶解，同时减少促炎调节因子的产生。CD59 的作用是阻止红细胞溶血。红细胞膜表面 DAF 和 CD59 的缺失是导致阵发性睡眠性血红蛋白尿症的病理生理机制。

有研究者利用红细胞表面的 CR1（complement receptor 1）与抗原和配体偶联。也有研究将鼠红细胞特有的抗原，一个针对 TER-119 的单链抗体（scFv），连接到人红细胞表面补体调节蛋白 DAF 的氨基端。也有利用细胞膜表面的糖蛋白 A（glycophorin A，GPA）进行抗体配体药物偶联的，甚至将其应用于红细胞膜表面负载纳米材料的研究中。这些方法都或多或少的需要考虑补体反应介导的红细胞的溶血。

（二）介导血栓溶解

纤溶酶原激活剂（plasminogen activators，PA）包括组织型纤溶酶原激活剂（tissue type plasminogen activator，tPA）和尿激酶（urokinase），可以产生纤溶酶溶解血栓。临床常用作溶解血栓的突发处置方法。然而其使用会有出血风险，而且对大脑有损伤。当 tPA 负载到红细胞膜表面后，循环时间得到延长，并且降低了药物向中枢神经系统的扩散。

组织型纤溶酶原激活剂连接到识别 CR1 的抗体上，间接将 tPA 修饰到红细胞膜表面。小鼠模型实验中，在不影响红细胞寿命的同时，tPA 修饰的红细胞阻止了血栓形成。这种修饰方法每个红细胞最多可以有 10^5 个 tPA 分子修饰，且不会引起补体反应及溶血。与此同时，正常的止血方法也不会受到影响，tPA 的活性被血浆中的红细胞糖萼层抑制得很好，对预防血栓引起的脑缺血和卒中非常有效。

利用糖磷脂酰肌醇（glycophosphatidyl inositol，GPI）可以将 DAF 和 CD59 锚定到红细胞表面。利用此方法构建的锚定 CD59 的红细胞载体负载 tPA 后，阻止血栓形成的效果比游离 tPA 的药效高 10 倍。红细胞负载 PA 药物具有很多优点，避免了对中枢神经系统中促炎受体的激活，避免了血管内皮细胞受体信号的激活。而且，红细胞表面的细胞衣减弱了血浆中 PA 抑制剂的功能，降低了出血的可能性及因此导致的致死率。

（三）体内红细胞偶联药物

为了避免红细胞负载药物的再灌注过程，研究者构建靶向到原本身体血液循环中红细胞的药物。研究者尝试用 CR1 锚定到红细胞膜，然后将包含补体 C3b 的免疫复合物结合到红细胞膜的 CR1 上，最终转移到巨噬细胞，这一过程没有任何损伤。人的红细胞 90% 的 CR1 在细胞表面表达，每个细胞有 500 ～ 1500 个分子，提供了 C3b 免疫复合物的锚定位点。

Ron Taylor 在 1991 年将 CR1 的抗体与针对病原菌或其毒素的抗体联合起来，注射到体内后，引起了红细胞介导的病原菌清除过程。这样的红细胞并没有被巨噬细胞清除，仅是表面的 CR1 抗体复合物被巨噬细胞识别并被分离下来，而不损伤红细胞。这种方法可以用于清除病原菌、病毒和一些天然毒素。同样的方法也可以用于 CR1 抗体与 DNA 的偶联，加速了这种 DNA 抗体的清除，为狼疮的治疗提供了一种方法；如果 CR1 与细胞因子偶联，可以用于抗炎症治疗；如果与 tPA 偶联则可以用于预防血栓形成。

第四节 红细胞递送载体与免疫反应

红细胞膜表面依据修饰分子即抗原的特性，会引起一定的免疫反应，尤其是在同时使用免疫佐剂（adjuvant）的情况下。然而，也有研究表明小鼠接受了能够表达人糖蛋白 A（human glycophorin A，hGPA）的红细胞后，并未产生 hGPA 的抗体，而是对 hGPA 产生了免疫耐受。

有研究表明炎症可能是机体选择巨噬细胞清理红细胞还是产生免疫耐受的关键因素。如果红细胞被肝和脾的巨噬细胞快速清理，则会引起免疫耐受的症状，而如果红细胞被树突状细胞和单核细胞清理，速度相对较慢时，则可能与体液免疫更相关。

综上所述，各种方法修饰后的红细胞引起不同的免疫反应的原因可能是：用红细胞膜表面的哪些蛋白来作为抗原的结合蛋白；这些红细胞在血液中的半衰期；实验流程也会有影响，比如注射的红细胞量，实验持续的时间，给药的间隔时间等。很多变量都会导致最终的免疫反应结果。很难将红细胞膜表面的修饰方法与免疫激活还是耐受相对应。

一、癌症的免疫疗法

由于肿瘤细胞表面具有特异性的抗原（tumor-associated antigens，TAA），可以利用这种抗原激活免疫系统杀伤肿瘤细胞。Banz 研究利用红细胞包覆 TAA 治疗癌症。TAA 高效的靶向递送到 DC，诱导特异性的细胞毒性 T 细胞（cytotoxic T lymphocyte，CTL），可以抑制肿瘤的生长。小鼠的实验中，包覆抗原（卵白蛋白）的红细胞，与聚肌苷 - 聚胞苷酸 [polyinosine-polycytidylic acid，Poly（I：C）] 联合静注，能够被抗原呈递细胞有效识别。Poly（I：C）是一个可以激活 CD4$^+$ T 细胞对红细胞的特异性免疫反应的 Toll 样受体Ⅲ的配体。这样能够引起 CD4$^+$ 和 CD8$^+$ T 细胞的反应，在静注药物 30 天内，使具有卵白蛋白抗原的细胞溶解。为了增加抗原呈递细胞对这种细胞的吞噬作用，对红细胞表面进行了针对 TER119 的抗体的处理，然后静注到 C57BL/6 鼠中。RBC-OVA 和 Poly（I：C）混合注射增强了 T 细胞的反应。

另外，在两种黑色素瘤的小鼠模型中也验证了这种有效的肿瘤相关抗原的递送系统。人工将卵白蛋白抗原和酪氨酸酶 2 蛋白抗原（TRP-2）包覆到红细胞中，分别在 E.G7-OVA 和 B16F10 肿瘤模型中检测。在将 TRP-2 红细胞包覆药物与 Poly（I：C）混合注射后，成功引起了抗原特异性的 T 细胞反应，最终导致肿瘤生长受到抑制。

二、免疫耐受性的诱导

利用红细胞载体除了可以激活免疫之外，还可以诱导免疫耐受性，即降低免疫系统对抗原的攻击。这种方式主要用于治疗自体免疫疾病。机体的免疫系统会对自身抗原，异体移植的器官，以及在治疗中用到的过敏性药物进行攻击。提高免疫耐受性一般用免疫抑制药物来实现，比如，利妥昔单抗（rituximab）、甲氨蝶呤（methotrexate），或者抑制B细胞的功能来实现。

像前面提到的庞贝症的治疗依赖于持续的给药葡萄糖苷酶α，最终会导致体液免疫反应，不得不中断治疗。有报道将红细胞包覆葡萄糖苷酶的类似物AGA后，用BS^3/ZnCl$_2$处理，具有引起免疫耐受性的能力。Cremel将红细胞包覆卵白蛋白抗原后，经过钙离子载体（calcium ionophore）或BS^{3}的处理，静注到小鼠体内引起了免疫耐受，而且免疫系统没有被完全抑制。

ERYTECH制药公司，申请了两种专利：利用红细胞递送系统包覆抗原，激活针对癌细胞的细胞毒性反应，进行免疫治疗；以及针对酶替代疗法，如在庞贝症、法布里病等，诱导对这些酶的免疫耐受性，达到更好的治疗效果。

三、红细胞被动靶向递送

由于人体中衰老或受损的红细胞会被肝和脾清除，利用这一点红细胞递送载体可以靶向到这些部位，将药物被动地递送到肝和脾中。为了把药物递送到这些靶细胞，需要对红细胞进行处理来激活靶器官对红细胞的清除过程。比如：激活红细胞膜表面调理素反应、抗原抗体反应，或者补体C3b的作用，都会引起这种靶向递送。还可以通过钙离子载体处理红细胞，导致磷脂酰丝氨酸暴露在细胞表面；或者戊二醛处理后，氨基与细胞膜表面形成共价键，使细胞具有更好的刚性；或者利用交联剂BS^{3}引起的胺-胺交联，使得血红蛋白和膜蛋白结合；胞内己糖激酶的失活，导致细胞代谢停滞，ATP含量下降。

1. 药物在肝脏中的富集　由于红细胞被肝和脾清除的这一特性，许多被包覆药物可以特异性地递送到肝脏中。甲氨蝶呤是一种细胞生长抑制剂，是一种抗肿瘤药物。1978年，Zimmermann利用红细胞负载甲氨蝶呤，发现超过75%的药物定位到肝，而单独给药时仅有25%～30%药物会定位到肝。之后有研究者利用低渗的方法制备的红细胞包覆MTX，注射到狗的体内30分钟后50%的药物释放到血浆中。为了降低释放速度采用了戊二醛处理，戊二醛处理后的红细胞载体有50%停留在肝中。另外的一个研究证实NHS-生物素结合到载体红细胞表面后可以特异性地把MTX药物递送到肝。小鼠的体内实验表明给药1小时后，检测到37.2%的生物素出现在肝脏中；是单独给药MTX的3倍（11.7%），是未生物素修饰的1.8倍（20.4%）。

2. 红细胞载体治疗逆转录病毒感染　逆转录病毒是一类主要感染脊椎动物的RNA病毒。其中最具代表性的是HIV（human immunodeficiency virus）。目前，核苷类似物作为逆转录酶的抑制剂，是高效抗逆转录病毒治疗（highly active antiretroviral therapy，HAART）中最关键的成分。其中最常用的是叠氮胸腺嘧啶、双脱氧胞苷、2'，3'-双脱氧核苷类等。核苷类似物可以保护淋巴细胞，但是很难进入巨噬细胞，当红细胞内包覆GSH后，可以被巨噬细胞吞噬，保护巨噬细胞免于感染。因此，治疗这种免疫缺陷，红细胞载体同时负载抗逆转录药物和GSH后的治疗效果要比单独负载其中一种好很多。

3.红细胞载体药物治疗丙型肝炎　为了增强药物治疗丙型肝炎的治疗的效果，降低副作用，Skorokhod 通过低渗可逆溶胀制备红细胞负载干扰素（INF-α）和利巴韦林的递送药物（RBCs-INF-α-RIBA）。药物会靶向到肝脏的巨噬细胞，递送效率达到 40%。RBCs-INF-α-RIBA 药物具有以下功能：向肝脏释放大量 INF-α，获得更好的治疗浓度；激活肝巨噬细胞的自分泌刺激，增强了抗病毒功能；可以控制病毒在巨噬细胞中的复制。也有研究还向该系统中加入了波西普韦（boceprevir）药物。

4.巨噬细胞清除　巨噬细胞参与调控人体中许多的生物学过程。与许多疾病的发展有关，比如：自身免疫性溶血性贫血（autoimmune hemolytic anemia）、免疫性血小板减少症（immuno thrombocytopenia）、类风湿关节炎（rheumatoid arthritis）和败血症（sepsis）及 HIV 病毒感染后病毒的扩散。肿瘤相关巨噬细胞（tumor-associated macrophages）为癌症发展，肿瘤血管发生和肿瘤转移创造了有利条件。Rossi 研究了暂时清除巨噬细胞的方法，利用红细胞包覆双磷酸盐如：氯膦酸（clodronate）、唑来膦酸（zoledronate）特异性地递送到巨噬细胞。体内体外结果表明红细胞包覆唑来膦酸可以清除巨噬细胞。单次注射红细胞包覆药物后，肝和脾的巨噬细胞清除率分别达到 29% 和 67%。

 ## 第五节　红细胞递送载体与纳米材料

纳米材料在医药领域应用很广，尤其是药物递送和诊断。纳米颗粒的比表面积较大，可以结合大量配体，增加了其与靶分子的亲和力。而且纳米颗粒具有独特的光学和磁学特性，使得纳米材料具有磁定位特性，以及在近红外光下使癌细胞荧光成像的特点。人工纳米载体，具有很多红细胞载体没有的优点。然而，这类合成的纳米材料会被巨噬细胞、免疫系统清除，往往很难到达靶器官发挥作用。联合红细胞与纳米材料两种递送方法，可以增加纳米材料的生物兼容性，同时提高红细胞递送载体负载药物的能力。

一、红细胞载体递送纳米材料的分类

红细胞负载纳米材料的方法可以概况为 3 种：非特异性吸附、特异性结合、红细胞内包覆。为了增加红细胞的靶向作用，可以向细胞膜中特异性增加与炎症组织、癌细胞等结合的配体，以提高靶细胞的吸收效率。一般的靶向配体包括血管肽-2（angiopep-2）、叶酸（folate）、三苯基膦（triphenylphosphonium）及其他靶向肽 [SHp（CLEVSRKNC）、CDX（FKESWREARGTRIERG）和 RGD] 等。

Muzykantov 提出了搭便车（RBC-hitchhiking）的概念，通过把纳米载体吸附到红细胞膜上，静注后把药物运输到靶器官，获得了很好的结果。他们的结果表明，优化后的搭便车方法能够安全有效地将纳米载体通过血管递送到动物的特定器官中。比如，静注搭便车药物，可以使下游器官吸收脂质体的效率增加 40 倍。利用这种方法制备的纳米

凝胶药物颈动脉注射后，药物到达大脑的比例是 10%；而纳米药物单独给药的话只有 1% 到达大脑，相差 10 倍。

利用红细胞外膜充当伪装纳米载药系统身份的"外衣"，可以帮助纳米药物避开免疫系统的检测。这种类型的复合药物被称为红细胞伪装纳米材料，或仿生纳米颗粒。现阶段主要利用挤出法（extruding）和超声法来制备。红细胞经过低渗溶液的处理，在蛋白酶抑制剂的保护下，去除细胞内的细胞质；收集细胞膜，与纳米材料超声后，机械挤压使其通过多孔的挤压装置，制备红细胞膜伪装纳米材料。这种方法在脂质体的制备过程中经常使用，最终形成纳米级的包覆纳米材料的微囊泡（表 16-4，图 16-1）。

表 16-4　红细胞仿生微囊泡包覆纳米材料的应用

负载药物	核心纳米材料	应用模型
DOX	聚丙交酯酸（PLA）	急性髓细胞白血病细胞系 Kasumi-1
甲基蓝、顺铂	明胶纳米凝胶（MPNGs）	乳腺癌细胞系 4T1
DOX 和蟾蜍他灵（CS-6）	普鲁士蓝纳米颗粒	乳腺癌细胞系 MCF-7 cell、MDA-MB-231 cells，宫颈癌 HeLa 细胞
生长因子	聚乳酸 - 羟基乙酸共聚物（PLGA）	肝永生细胞系 THLE-2，急性肝损伤模型鼠
DOX	聚乳酸 - 羟基乙酸共聚物（PLGA）	颅内 U87 胶质瘤模型鼠
神经保护剂 NR2B9C	葡聚糖聚合物	大脑动脉闭塞模型鼠
紫杉醇、DOX	羧甲基壳聚糖	Lewis 鼠源肺癌细胞系模型鼠

这种仿生微囊泡具有出色的药物负载能力、生物兼容性和血液循环时间。红细胞伪装的 PLGA 纳米材料在血液循环中的时间为 9.6 小时，相比于 PEG 修饰的纳米材料 6.5 小时有大幅度提升。红细胞伪装降低了 RES 和免疫系统对纳米材料的清除速度。而且如果对这类仿生纳米材料进一步修饰后，可以调节免疫反应。被广泛应用于药物递送、解毒、疫苗、免疫调节等方面。一些文章也报道了红细胞包被后的纳米颗粒具有独特的光学特点，比如光耐性、强荧光性，可以用于体内成像、肿瘤的光裂解（photodestruction）、肿瘤切除时的荧光成像、光声成像等。

二、红细胞膜仿生纳米材料与炎症

动脉粥样硬化由脂类和免疫细胞的沉积到动脉管壁引起，逐渐形成了粥样硬化斑，使动脉管壁硬化狭窄。有研究团队利用红细胞包覆负载雷帕霉素（rapamycin，RAP）的 PLGA 纳米颗粒（RBC/RAP@PLGA），体外检查表明这种红细胞膜的伪装改善了纳米颗粒易被巨噬细胞吞噬的特点；体内的检测也表明，在 24 小时和 48 小时时，药物在血液中的滞留浓度分别提高了 31% 和 17%。相比于原纳米颗粒，这种膜包裹纳米颗粒在血液中长效的药物滞留提高了对粥样硬化斑的靶向性。损伤斑块有明显减少。

红细胞也被用于治疗急性肝损伤。急性肝衰竭和肝坏死是一种致死性的疾病。有研究者从干细胞中提取的生长因子，比如：胰岛素样生长因子 -1（insulin-like growth factor-1），基质细胞衍生因子-1（stromal cell-derived factor-1）和肝细胞生长因子（hepatocyte growth factor），然后利用红细胞包覆负载这些药物的纳米材料。结果表明红细胞的包裹对纳米颗粒（MRIN）负载药物的释放过程影响很小。而且这种药物静注到体内后具有更长的血液滞留时间，在靶器官中药物积累也更多。同时该药物通过下调促炎因子比如肿瘤坏死因子α(tumor necrosis factor-α，TNF-α)、白细胞介素-6(interleukin-6，IL-6) 和白细胞介素-1β（interleukin-1 β，IL-1β）来发挥抑制炎症的作用，从而保护肝脏。

缺血性休克严重影响人们的健康，该病是由缺血再灌注后 ROS 的爆发导致神经元的损伤引起的。有研究者为了获得更长的血液循环时间，和对缺血性部位更好靶向性，设计了一种药物，利用硼酸酯（boronic ester）制备了一种智能的 ROS 响应的纳米材料，负载神经保护性药物 NR2B9C 之后，包覆到红细胞（红细胞膜插入了缺血性部位的定位肽 SHp，CLEVSRKNC）内。负载的药物，由于胞内高水平的 ROS，可以特异性地在神经元中释放，并且使 N- 甲基 -D- 天冬氨酸受体（N-methyl-D-aspartate receptors）与突触后致密蛋白（postsynaptic density protein）分离。体外实验显示在有过氧化氢存在的条件下 SHp-RBC-NP 的药物 NR2B9C 释放量达到 50%，比无过氧化氢存在的条件下的释放量高 5 倍。体内药代动力学表明，该药物具有较长的血液循环时间，能够达到 48 小时，半衰期为 1.38 小时，比对照组高 3 倍。中动脉闭塞（middle cerebral artery occlusion，MCAO）模型鼠中也得到了验证，该药物 SHp-RBC-NP/NR2B9C 对缺血再灌注导致的神经损伤，起到缓解作用。

三、红细胞膜仿生纳米材料与癌症

事实上，构建细胞膜仿生纳米颗粒最初的目的便是为了提高纳米颗粒的生物界面容量（biointerfacing capacity），比如说：延长体内循环时间，这一点在对于逃避巨噬细胞吞噬和系统性清除是很重要的。有研究利用红细胞膜包覆负载抗肿瘤药物 Dox 后的 PLGA 纳米颗粒。通过这种方法延长了药物在血液中半衰期。同时通过脂锚定技术，把具有脂质尾部的配体，一个脑瘤靶向的多肽 CDX（FKESWREARGTRIERG），锚定到红细胞膜上，提高了治疗效率，减少了毒副作用。与此类似的，RGD 靶向多肽插入红细胞膜后，包覆负载了 Dox 和紫杉醇（paclitaxel，PTX）的羧甲基壳聚糖纳米颗粒（O-carboxymethyl-chitosan），提高了对肿瘤生长的抑制效率。红细胞膜包被研究已经成为了纳米材料表面修饰新的热点研究领域。

除了化疗药物方面，基于红细胞膜的药物递送系统也被应用于其他的癌症治疗手段中。包括光动力疗法（photodynamic therapy，PDT）、光热治疗（photothermal therapy，PTT）及免疫疗法。红细胞膜包覆上转换发光纳米材料（upconversion nanoparticle，UCNP），通过癌细胞和线粒体的双定位系统，使 PDT 精准地定位到线粒体上，在小鼠的模型中验证，得到了很好的肿瘤抑制效果。另外，有研究将红细胞膜包裹二氧化锰纳米颗粒，该纳米材料作为一种可以释放氧的前体，会使肿瘤处于超氧状态。红细胞膜因为超氧条件破裂时释放出大量的药物。该红细胞递送药物联合了 PTT 和化学治疗方法，

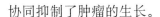

协同抑制了肿瘤的生长。

依据细胞毒性 T 淋巴细胞（cytotoxic T lymphocyte，CTL）的自然杀伤机制得到灵感。红细胞膜包覆负载了甲基蓝（methylene blue，MB）和顺铂（cisplatin）的纳米凝胶。这种人工细胞类似于 CTL，由于激发光导致 MB 的光热效应使得肿瘤细胞穿孔，随后释放 MB 和顺铂。这种人工红细胞药物联合了光热、光动力和化疗。对肿瘤的肺转移的抑制效果达到 97%，而且没有毒副作用。

 ## 第六节　红细胞递送载体的临床应用与展望

一、红细胞药物递送载体的临床应用

目前已经开发出许多基于红细胞递送系统的药物进入到临床实验阶段（表 16-5）。EryDel 公司根据二期临床试验的结果，开始了红细胞载体递送 21- 磷酸 - 地塞米松（Dex-21-P）的三期临床试验，这是一个为期 1 年的多中心随机双盲试验，针对毛细血管扩张性共济失调患者每个月给药 4 次。180 位患者分别来自于美国、欧洲、亚洲等 22 个中心。另外，Erytech Pharma 公司开始了利用红细胞包覆天冬酰胺酶（也称 GRASPA）治疗胰腺癌、白血病、三阴性乳腺癌的临床试验。在 PEG 天冬酰胺酶药物治疗急性淋巴细胞白血病患者后会引起过敏反应，红细胞包覆天冬酰胺酶作为这种情况下的替代药物也开启了临床试验。同时也可以与化疗联合使用治疗胰腺癌。除此之外，红细胞包覆胸苷磷酸化酶（thymidine phosphorylase）、苯丙氨酸解氨酶（phenylalanine smmonia lyase）

表 16-5　红细胞递送载体的相关临床研究

包覆药物	治疗疾病	实验人数 / 人	临床实验编号	开始时间 / 年
21 磷酸 Dex	激素依赖性克罗恩病	51	NCT01277289	2009
21 磷酸 Dex	毛细血管扩张性共济失调	22	NCT01255358	2010
21 磷酸 Dex	毛细血管扩张性共济失调	180	NCT02770807	2016
21 磷酸 Dex	毛细血管扩张性共济失调	50	NCT03563053	2018
天冬酰胺酶	急性淋巴细胞白血病复发	25	NCT00723346	2008
天冬酰胺酶	胰腺癌	12	NCT01523808	2012
天冬酰胺酶	急性髓细胞白血病	123	NCT01810705	2013
天冬酰胺酶	进行性转移性胰腺癌	141	NCT02195180	2014
天冬酰胺酶	对 PEG 天冬酰胺酶药物过敏的急性淋巴细胞白血病患者	55	NCT03267030	2017
天冬酰胺酶	三阴性乳腺癌	64	NCT03674242	2018
胸苷磷酸化酶	线粒体神经胃肠道脑肌病	20	NCT03866954	2019
苯丙氨酸解氨酶	苯丙酮尿症	12	NCT04110496	2019

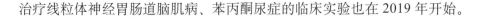

治疗线粒体神经胃肠道脑肌病、苯丙酮尿症的临床实验也在 2019 年开始。

二、红细胞递送载体的限制因素

尽管红细胞用于药物递送有非常良好的前景，但是依然有很多限制因素。红细胞来源于血液，因此，异体来源的血液会导致免疫反应。一定程度上限制了该方法的广泛使用。而且，红细胞载体药物需要一个消毒过程，大批量的制备红细胞包覆药物，其生产过程较为烦琐。需要建立一种自动化的制备过程。

许多药物还不能被红细胞包覆。一些低分子量的复合物很容易穿过红细胞膜，易被包覆也很容易脱离红细胞，这就要求在红细胞内有一种可以长效储存的方式。为了降低药物从红细胞内释放的速度，用不同的交联剂（包括戊二醛、BS^3 等）处理红细胞（主要针对膜表面的 NH_2- 或 HS.）。虽然这样处理确实降低了药物的释放，但是这样处理的细胞膜却很快会被 RES 识别并清除。另外一种解决办法是红细胞包覆药物的前体，比如磷酸化的药物，这样的药物不能通过细胞膜，但能够被红细胞内的磷酸酶去磷酸化，之后再逐渐缓慢释放。这些利用方法都要依赖于红细胞内部的酶，而这些酶会因来源于不同病人的红细胞而不同，很难得到稳定的结果。

如果红细胞作为生物反应器的话，这会有另外的问题。红细胞包覆的各种酶会对红细胞内的代谢过程有影响，如果与糖酵解有关，则直接影响红细胞的生存率。例如一些代谢产物 [如 NAD (P) 和 NAD (P) H] 同时参与到两个代谢过程中，那么糖酵解过程会受到影响，导致红细胞死亡。这个问题可以通过控制给药剂量，不致糖酵解受到严重影响来避免。有时红细胞内的反应速度取决于底物的进入红细胞的速度。这种情况会发生在基于谷氨酸脱氢酶或谷氨酰胺合成酶所建立的氨细胞。研究者通过导入一个相关的反应系统来克服这一问题。而对于红细胞包覆纳米材料的应用，目前只停留在实验阶段，离临床应用还有距离。

三、红细胞载体的一些新的应用

利用红细胞递送复合药物时，需要将这些复合药物包覆到红细胞内部。目前大部分方法都需要红细胞膜经过一个物理变化，这一变化会对红细胞具有一定伤害，影响其物理特性。另外，红细胞递送药物非常依赖于药物自身大小和物理特性。红细胞药物递送系统依旧需要进一步的发展。

Rubius 制药公司利用基因工程和红细胞的特点发展了新的红细胞载体药物，称为红细胞治疗（red cell therapeutic，RCT）。RCT 是利用基因工程的手段改造异体红细胞，使其表面或者内部表达生物治疗蛋白（或者酶类）。一般利用慢病毒载体改造异源造血祖细胞（CD34+），使其表达特定的靶向治疗蛋白分子。转化后的细胞可以在生物反应器中继续成熟成为网织红细胞。成熟的改造后的红细胞具有和正常红细胞相似的特点，而且负载了靶向治疗蛋白分子，可以用于疾病治疗。这种 RCT 的治疗方法可以用于酶替换治疗、癌症的免疫治疗以及自免疫疾病。目前，利用该技术开展了红细胞表达鱼腥藻苯丙氨酸解氨酶基因（phenylalanine-ammonia lyase）AvPAL 用于治疗苯丙酮尿的第一阶段的临床试验（NCT04110496）。

2019 年，Zhang 和 Moore 提出利用红细胞进行遗传修饰建立人工的抗原呈递细胞（RCT-aAPC），使其表达免疫调节信号分子，直接攻击肿瘤细胞。这样的细胞一方面负载肿瘤特异性抗原和共刺激分子，另一方面表达主要组织相容性复合体 Ⅰ（main histocompatibility class Ⅰ complex，MHC Ⅰ），可以引起肿瘤特异性的 T 细胞反应。利用这种方法，小鼠在给与 RCT-aAPC 7 天后，肿瘤生长抑制效率达到 60%。

Rubius 公司提出一种新的红细胞载体递送方法，思路来自于 2017 年永生红细胞。如果培养单能红细胞前体细胞，则不需要考虑分化问题。然而，不像干细胞，这种细胞的分裂次数是有限制的。所以，最好这种细胞可以永生化，通过某种方法使其不断分裂。因此，骨髓中通过遗传修饰的方法导入人乳头瘤病毒的基因（human papilloma virus gene），使其不断分裂。这样，红细胞前体也进行了相同的遗传修饰，构建了新的永生化的细胞系 BEL-A（bristol erythroid line adult）。这样便可以大量获得红细胞，解决红细胞载体材料的来源问题。

 小结

利用天然的生物学载体递送药物是一个具有很大前景的领域。红细胞由于其独特的生理特性具有很高的开发潜力。目前的红细胞载体的已经应用到疾病的治疗和诊断中。红细胞负载药物给药时可以避免单独多次给药时所不可避免的免疫反应。可以避免免疫系统和蛋白酶类对药物清除，增加血液中的半衰期，提高治疗效果。对于一些毒性药物，最大的优势是红细胞使药物缓慢释放，降低了峰值浓度，有利于降低不良反应。比如蒽环类抗生素对心脏的毒性。而且，红细胞膜经过处理后可以特异性地递送到巨噬细胞，树突状细胞，肝和脾，可以充分利用这一靶向特性。表格收集了所有的包覆底物。

尽管有这样许多的优点，但是红细胞载体目前用于临床的依然很少。可能的原因是红细胞包覆药物在大规模生产有一定困难，而且这种药物对于特定的病人需要个体化的用药。目前仅 ERYTECH 和 Erytech Pharma 两家公司开始了临床实验。未来可以期待红细胞包覆药物更广泛的应用。

（韩晓敏　马　强）

参 考 文 献

[1]　LI S, LIU J, SUN M, et al. Cell Membrane-Camouflaged Nanocarriers for Cancer Diagnostic and Therapeutic[J]. Front Pharmacol, 2020, 11(1):24-37.

[2]　CHAI Z, RAN D, LU L, et al. Ligand-Modified Cell Membrane Enables the Targeted Delivery of Drug Nanocrystals to Glioma[J]. Acs Nano, 2019, 13(5):5591-5601.

[3] SUN Y, SU J, LIU G, et al. Advances of blood cell-based drug delivery systems[J]. Eur J Pharm Sci, 2017, 96(1):115-128.

[4] KOLEVA L, BOVT E, ATAULLAKHANOV F, et al. Erythrocytes as Carriers: From Drug Delivery to Biosensors[J]. Pharmaceutics, 2020, 12(3):276-320.

[5] BAX BE. Erythrocytes as Carriers of Therapeutic Enzymes[J]. Pharmaceutics, 2020, 12(5):435-457.

[6] PROTASOV ES, BORSAKOVA DV, ALEXANDROVICH YG, et al. Erythrocytes as bioreactors to decrease excess ammonium concentration in blood[J]. Sci Rep, 2019, 9(1):1455-1471.

[7] FERNANDES HS, SILVA TEIXEIRA CS, FERNANDES PA, et al. Amino acid deprivation using enzymes as a targeted therapy for cancer and viral infections[J]. Expert Opin Ther Pat, 2017, 27(3):283-297.

[8] RAI V, TANDON PK, KHATOON S. Effect of chromium on antioxidant potential of Catharanthus roseus varieties and production of their anticancer alkaloids: vincristine and vinblastine[J]. Biomed Res Int, 2014, 2014(1):934182-934193.

[9] TRINEEVA OV, KHALAHAKUN AD. Study of Desorbtion and Exemption of Terpeno-indole Alkaloids of Vinkristin and Vinblastin from Erythrocitary Cell Carriers [J]. Drug Development & Registration, 2019, 8(2):16-21.

[10] FABRIZIO B, VITO A, ROSA VM, et al. Erythrocytes-mediated Delivery of Dexamethasone 21-phosphate in Steroid-dependent Ulcerative Colitis: A Randomized, Double-blind Sham-controlled Study[J]. Inflamm Bowel Dis, 2013, 19(9):1872-1879.

[11] ROSSI L, FRATERNALE A, BIANCHI M, et al. Red Blood Cell Membrane Processing for Biomedical Applications[J]. Front Physiol, 2019, 10(1):1070-1078.

[12] HENDRICKSON JE, TORMEY CA. Understanding red blood cell alloimmunization triggers[J]. Hematology Am Soc Hematol Educ Program, 2016, 2016(1):446-451.

[13] WCULEK SK, CUETO FJ, MUJAL AM, et al. Dendritic cells in cancer immunology and immunotherapy[J]. Nat Rev Immunol, 2020, 20(1):7-24.

[14] YUAN SH, GE WH, HUO J, et al. Slow release properties and liver-targeting characteristics of methotrexate erythrocyte carriers[J]. Fundam Clin Pharmacol, 2009, 23(2):189-196.

[15] ROSSI L, CASABIANCA A, FRATERNALE A, et al. Macrophage Protection by Nucleoside and Nucleotide Analogue Administration[M]. Erythrocytes as Drug Carriers in Medicine, 1997, 63-71.

[16] XIA Q, ZHANG Y, LI Z, et al. Red blood cell membrane-camouflaged nanoparticles: a novel drug delivery system for antitumor application[J]. Acta Pharm Sin B, 2019, 9(4):675-689.

[17] BRENNER JS, PAN DC, MYERSON JW, et al. Red blood cell-hitchhiking boosts delivery of nanocarriers to chosen organs by orders of magnitude[J]. Nat Commun, 2018, 9(1):2684-2698.

[18] FANG RH, KROLL AV, GAO W, et al. Cell Membrane Coating Nanotechnology[J]. Adv Mater, 2018, 30(23):1706759-1706793.

[19] WANG Y, ZHANG K, QIN X, et al. Biomimetic Nanotherapies: Red Blood Cell Based Core-Shell Structured Nanocomplexes for Atherosclerosis Management[J]. Adv Sci (Weinh), 2019, 6(12):1900172-1900185.

[20] ROSSI L, PIERIGE F, ALIANO MP, et al. Ongoing Developments and Clinical Progress in Drug-Loaded Red Blood Cell Technologies[J]. Biodrugs, 2020, 34(3):265-272.